实用外科疾病中西医诊疗学

SHIYONG WAIKE JIBING ZHONGXIYI ZHENLIAOXUE

U0314652

主编

陈晋广　丁旭东　刘　湘

杨　红　李　兵　朱　英

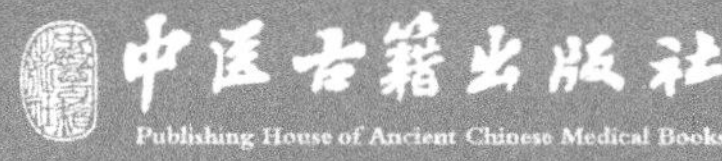
中医古籍出版社

Publishing House of Ancient Chinese Medical Books

图书在版编目（CIP）数据

实用外科疾病中西医诊疗学 / 陈晋广等主编 . -- 北京 : 中医古籍出版社 , 2023.10

ISBN 978-7-5152-2766-5

Ⅰ . ①实… Ⅱ . ①陈… Ⅲ . ①外科－疾病－中西医结合－诊疗 Ⅳ . ① R6

中国国家版本馆 CIP 数据核字 (2023) 第 184959 号

实用外科疾病中西医诊疗学

陈晋广　丁旭东　刘　湘　杨　红　李　兵　朱　英　主编

责任编辑　吴　頔
封面设计　石国炜
出版发行　中医古籍出版社
地　　址　北京市东城区东直门内南小街 16 号（100700）
电　　话　010-64089446（总编室）010-64002949（发行部）
网　　址　www.zhongyiguji.com.cn
印　　刷　北京市泰锐印刷有限责任公司
开　　本　710 毫米 ×1000 毫米 1/16
字　　数　368 千字
印　　张　25.5
版　　次　2023 年 10 月第 1 版　2023 年 10 月第 1 次印刷
书　　号　ISBN 978-7-5152-2766-5
定　　价　58.00 元

编委会名单

主　编	陈晋广	台州市中心医院 （台州学院附属医院）
	丁旭东	江苏省南通市海门区人民医院
	刘　湘	河北省中医院
	杨　红	北京市西城区展览路医院
	李　兵	北京市回民医院
	朱　英	昆山市中西医结合医院
副主编	孙小虎	天津医科大学肿瘤医院
	王月香	北京市平谷区中医医院
	魏建明	天津医科大学总医院
	李园园	武汉大学中南医院
	侯剑刚	复旦大学附属华山医院
	苟成仁	务川自治县人民医院

目　录

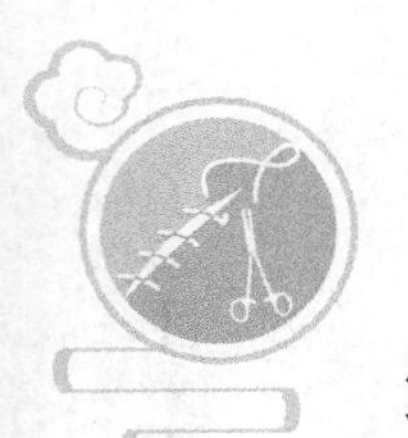

第一章　头颈外科

第一节　眼部外伤

眼外伤是眼球及附属器受外来物理或化学性伤害所致各种病理性改变，是造成目盲的主因之一。这是因物理性、化学性因素直接作用于眼部，引起眼结构和功能损害。据致伤因素可分为机械性和非机械性眼外伤。机械性外伤通常包括挫伤、穿通伤、异物伤等，受伤眼球内或眶内、眼睑内常有异物存留；非机械性伤包括热烧伤、化学伤、辐射伤和毒气伤等。本节主要叙述眼部机械性外伤的诊疗。

按轻重程度可分为轻、中、重3类：轻伤有眼睑擦伤及瘀血、结膜下出血、结膜及角膜表面异物、角膜上皮擦伤、眼睑Ⅰ度热烧伤、刺激性毒气伤、电光性眼炎等，中度伤存在眼睑及泪小管撕裂伤、眼睑Ⅱ度热烧伤、球结膜撕裂、角膜浅层异物等，重伤包括眼睑广泛撕裂缺损、眼睑Ⅲ度烧伤、眼球穿通伤、球内异物、眼球钝挫伤伴眼内出血、眼球Ⅱ度以上化学伤、辐射伤、眶骨骨折等。

一、眼外伤的一般特点

①以男性、青少年或壮年为多，常为单眼外伤。由此造成劳动能力或战斗力损失，并给个人、家庭和社会带来各种负担。②眼球钝挫伤、眼球穿通伤、球内异物、酸或碱化学伤等是常见的严重眼外伤，可以造成眼球屈光间质的混浊或光感受器神经组织变性坏死，引起视力丧失。③可同时造成眼多种组织或结构的损伤。在战时可发生复合伤或多处伤；在平时爆炸伤或车

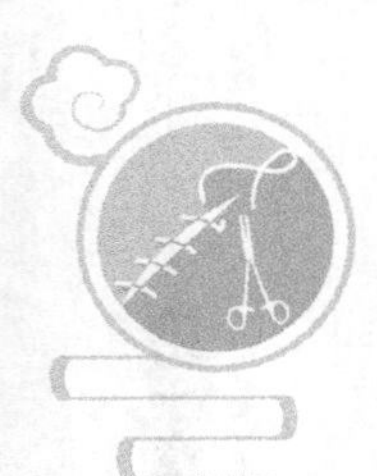

祸时，也会出现伤情非常复杂的情况。④伤后并发症多见。如创伤后眼内炎症、感染、增殖性病变，可继续损害视功能和妨碍组织结构的康复。⑤正确的初期救治对挽救伤眼极为重要。眼球对药物的透入性有限，对神经组织损伤目前尚无有效的治疗方法。

二、诊断检查

（一）详询外伤史

包括致伤原因，致伤物种类、方向、致伤时间、速度和距离等。鉴别为机械性或非机械性外伤，如为机械性伤，则进一步分清眼球挫伤、眼球穿通伤或附属器伤，有无眼球内或眶内、眼睑内异物存留；如为非机械性伤，则应区分为物理性、化学性等。

（二）须注意全身情况

如休克、颅脑外伤、感染等。合并全身外伤者，应协同有关科室诊治。

（三）局部检查

必须轻巧，不可压迫眼球，必要时滴表面麻醉剂。如合并颅脑外伤时，须先经神经科检查，否则不要散瞳。

（1）检查眼球表面异物时，应特别注意角膜、睑板下沟及穹窿结膜。

（2）对眼挫伤患者，应详查眼附属器及眼球前后各部。对眼球穿通伤患者，应详查伤口的大小、部位、深度，有无眼球内容物脱出、眼球运动障碍或异物存留，必要时绘图说明。热及化学烧伤应描述其范围和程度，磷烧伤时注意创面有无磷臭味，并应在暗处检查有无磷光。

（3）检查眼的视力及功能。除有明显眼球穿通伤，应尽可能检查眼底，必要时散瞳检查。

（4）凡疑有眼眶骨折或球内异物者，应做 X 线摄影、CT 或超声检查。发现有异物存留时应行异物定位。

（5）注意健眼视力、眼球前后各部情况，有无交感性眼炎等。

三、机械性眼外伤的类别

包括非穿通性外伤(尤其是眼钝挫伤)、穿通性眼外伤、异物伤等,这些外伤可引起交感性眼炎、眼钝挫伤。

(一)非穿通性外伤(尤其是眼钝挫伤)

为眼球受钝器打击后产生的损伤,常见者如下:

(1)睑皮下出血和气肿。睑皮下气肿为眼部钝挫伤合并眼眶内侧壁如筛窦的骨折,筛窦内气体进入眼睑内皮下造成。触之有捻发音,皮下有瘀血和气肿,一般能自行吸收,伴皮下气肿时应预防感染。

(2)角膜上皮剥脱。为预防感染可用抗生素眼膏并遮盖包扎受伤眼部。

(3)前房出血。为虹膜或睫状体出血所致,出血量多时可继发青光眼。患者应取半坐位卧床休息,使血液沉积在前房下方不致遮盖瞳孔。适当应用止血药,继发青光眼者应内服降眼压药,必要时行前房穿刺术。

(4)虹膜根部断离和外伤性瞳孔散大断离。范围小者好转一般不作处理,顺心断离范围大应行手术。小者缝合恢复原位,外伤致瞳孔散大使括约肌麻痹或撕裂常不易恢复。

(5)玻璃体出血。睫状体、脉络膜或视网膜出血所致者应少活动,适当应用止血药。

(6)视网膜震荡受伤。视网膜混浊水肿呈灰白色,可自行消失。严重外伤可引起视网膜破孔致视网膜脱离,需手术治疗。

(7)外伤性白内障和晶状体脱位。可引起继发性青光眼。

(8)脉络膜出血和破裂。受伤初期破裂常被出血遮盖,出血吸收后露出破裂处,呈灰白色裂痕,呈弓形凹面朝向视乳头。

(9)眼球破裂伤。重症钝挫伤可致眼球破裂,眼前部者好发于角膜巩膜缘部,眼后部者好发于视神经周围。眼前部者经常可手术缝合,而眼后部者多缝合困难。

(二)穿通性眼外伤

这是尖锐物体(如针、剪刀、刀、铁片、铁钉、铅丝或玻璃等)或高速飞扬

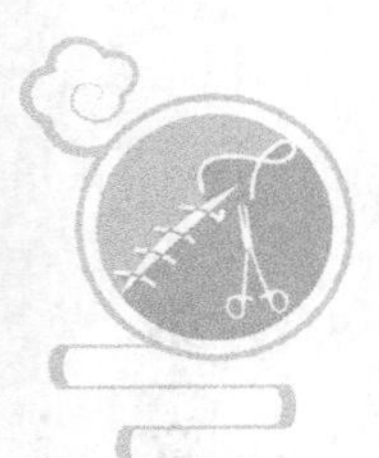

的小异物(常为小金属片)造成的眼球穿破。患者主诉受伤时即有一股“热水”由眼内流出,受伤后患者流泪、疼痛并有视力减退,或有失明。检查可见眼球前部有穿通的伤口,位于角膜、角膜缘或巩膜上。新发病例前房浅或消失,眼压降低,常有虹膜或其他眼内容物脱出或嵌于伤口内,合并前房积血或晶状体混浊。

四、治疗方案

眼外伤应作为急症处理。对眼部化学伤,应立即用清洁的水充分冲洗,然后再进一步详核。凡创口污染或创口较深者,应使用适量抗生素和注射破伤风抗毒素。

(一)浅层损伤处理

(1)对眼球表面异物,可先冲洗结膜囊。如异物仍未去除,应在表面麻醉下用无菌操作方法取出,取时尽量勿伤周围及深部组织。滴入荧光素等必须无菌,严防绿脓杆菌等污染。角膜深层异物,应作好内眼手术准备,必要时可由前层取出。多发性异物,原则上应分期将突出表面者挑出。

(2)眼睑或结膜撕裂伤要彻底清洁,细致缝合,尽量保存皮肤和组织,不可随便切除。术后第 5 天拆线。

(3)术后结膜囊内涂抗生素眼膏或碳胶眼膏,包盖伤眼。必要时包盖双眼。

(4)疑有感染者应予抗感染治疗。

(二)眼挫伤处理

(1)伤情重者卧床休息,进半流食。

(2)包扎伤眼。

(3)眼睑结膜裂伤及角膜浅层擦伤的处理同眼部浅层损伤。眼睑皮下出血初期冷敷,48h 后改湿热敷。

(4)泪小管断裂伤。对内眦部眼睑撕裂伤,应注意泪小管,如有断裂,须及时修复。

(5)前房出血,半卧位休息,可用云南白药或维生素 C、安络血等止血药，内服或肌肉注射。有眼压升高或大片血凝块时，应使用降眼压药，必要时作前房穿刺及冲洗。

（6）虹膜离断时可滴散瞳剂，范围太宽或有单眼复视时，可行手术治疗（虹膜根部缝合术）。

（7）晶体脱位。①部分脱位。如无明显症状可不处理；如复视严重无法解除，可考虑择期行摘除术。②全脱位。前脱位应手术摘除。后脱位到玻璃体内，可行玻璃体手术。

（8）外伤性青光眼。①由于前房出血及晶体破裂或脱位引起者行病因治疗。②挫伤性青光眼可先行药物治疗，口服降眼压药和应用可的松等消除虹膜和睫状体外伤性炎性反应。若反应消退后眼压仍不下降（3 ~ 6个月），可先考虑减压手术或激光治疗。

（9）外伤性低眼压可散瞳及用皮质类固醇治疗。有器质性损伤者可针对损伤情况手术，如睫状体分离缝合术。

（10）眼底及玻璃体出血应卧床休息，注意眼压，可早期应用止血剂。长期不吸收应考虑行玻璃体手术。

（11）视网膜震荡应滴散瞳剂，卧床休息，应用维生素 B_1、B_{12}、C 及皮质类固醇等。

（12）视网膜脱离应考虑手术治疗。如系玻璃体内机化物的牵引所致，可行玻璃体切割术及巩膜环扎术。

（13）眼眶挤压综合征。①合并颅底骨折、脑脊髓液鼻漏者，或合并全身挤压伤者，应请有关科室会诊，先抢救患者生命，并防止由鼻窦或创口导入感染。②注意有无眶壁骨折，如经 X 线、CT 或 B 超证明有眶骨骨折碎片或血肿压迫视神经而使视力锐降者，可酌情采取药物治疗或施行视神经减压手术。③对无明显骨折，而以眼眶组织水肿及眼底缺血病变为主者早期行脱水及皮质类固醇治疗，并用血管扩张剂和神经营养药物。

（14）眼眶骨折应请耳鼻喉科、颌面外科及神经外科共同处理。有眼睑皮下气肿，前筛窦受伤时，可用绷带加压包扎。

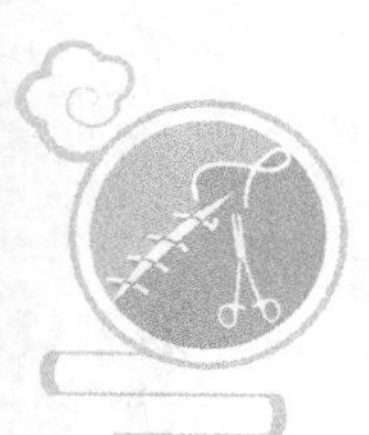

（三）眼球穿通伤处理

据有无眼内组织脱出于伤口，处理原则亦不同。眼球前部穿通伤无眼内组织脱出，伤口污染可能性小，可行伤口缝合。若前房出血要轻轻冲洗，然后缝合；并向前房内注入生理盐水或空气，以使前房形成，常须用散瞳药。局部及全身应用抗生素预防感染。有眼内组织脱出的伤口，有少许虹膜脱出、受伤时间较短者，尚可整复其脱出。时间较长（过一天）、脱出较多虹膜、有污染者，以切除为安全放心。其他处置与无眼内组织脱出者相同，缝合伤口和防止感染。具体如下：

（1）急症手术应详查创口。如有异物嵌顿，立即取出；如有虹膜脱出，时间短、创口小而清洁者，可经稀释的抗生素液冲洗后还纳，否则应将脱出部稍拉出后剪除。如有睫状体和脉络膜组织脱出，应经抗生素液冲洗后送回。

（2）角膜创口小于 3mm 且无眼内容物嵌顿者可不缝合，创口大者应直接缝合。位于睫状体区后的巩膜创口缝合后，为预防视网膜脱离，须在创口周围行凝固术或预防性巩膜外加压术。

（3）外伤性白内障。①抗生素预防感染，滴散瞳剂，预防虹膜粘连，滴皮质类固醇液减轻炎症反应。②晶体局限性混浊无并发症，可暂不手术；如果全部混浊，可作白内障手术。③皮质大量脱出应早期手术，作角膜缘切口将晶体摘除。

（4）眼球壁有较长裂伤和眼球破裂应作伤口缝合术。眼压过低可向玻璃体腔内注入消毒空气或黏稠剂。不提倡初期眼球摘除术。伤后无光感或预防交感性眼炎（发生率约 0.2%），不应成为初期眼球摘除理由。若眼球已无法修复，可考虑作眼球摘除。

（5）复杂眼球穿通伤通常以采取二次手术为宜。初期伤口修复应以恢复眼球完整性为主要目的。对各种并发症的处理可考虑行二期手术，如感染性眼内炎、脉络膜大出血、晶体破裂或脱入前房、球内铜质或铁质异物、视网膜破孔、视网膜脱离（直接损伤或牵拉性）、玻璃体出血等。根据病情，二期手术宜在伤后 1 ~ 2 周进行。初期缝合后应行眼部超声检查和视觉电生理检查，为再次手术作准备。

（6）局部和全身应用抗生素及皮质类固醇。

（四）眼球内异物处理

（1）眼球内异物应尽早取出。

（2）磁性异物应根据 X 线片或 CT 定位，选择巩膜外磁铁吸出或玻璃体手术摘除，后者用于眼后节及后球壁异物、非磁性异物。同时可处理玻璃体、视网膜并发症。

（3）如属铜质异物，在前房角或虹膜表面者可由角巩缘切口用镊子挟出，嵌在虹膜中者用镊子挟出或连同虹膜一起切除，在晶状体内者可连同作白内障囊内摘除术，在玻璃体者在手术显微镜下作玻璃体手术取出。

（4）眼球内玻璃异物采用玻璃体手术取出。如果异物已嵌入眼球壁机化包裹或异物性质活泼，无并发症，应权衡利弊，不勉强取出。

（五）交感性眼炎处理

（1）用 1% 阿托品滴眼散瞳，每日 3 次。

（2）全身及局部用大量皮质类固醇药物，如强的松或地塞米松等。

（3）全身或局部应用抗生素，口服消炎痛。

（4）发病后摘除诱发眼并不能缓解病情，已不提倡作伤眼摘除术。

五、预防和安全

伤后应注意眼睛卫生，勿受病菌侵犯而感染。预防儿童眼外伤首先要强调安全教育。家长和老师要对学生讲解眼外伤原因和危害，让儿童增强自我保护意识。其次是远离危险，家长要把刀、剪等危险物品放到儿童不能触及的地方；不买劣质、袭击性玩具；不让儿童玩一次性注射器，禁放烟花、鞭炮，避免接近牲畜、家禽。

一旦发生眼外伤，要及时、正确处理：①发生机械性眼外伤，一定要及时就医。②若遇开放性伤口，避免挤压和涂擦眼膏，应用硬纸盒盖简单保护后尽快送医院。③化学伤要尽快就近用清水冲洗，然后再送往医院。

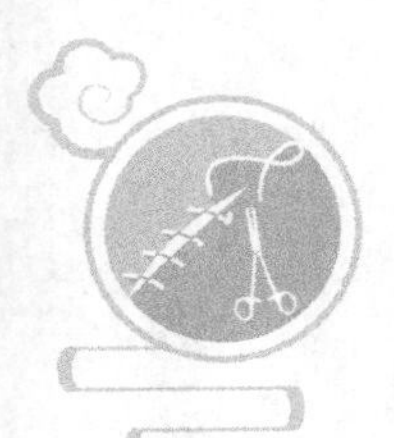

第二节 耳部疾病

一、慢性化脓性中耳炎

急性化脓性中耳炎治疗不当、细菌毒性过强、机体抵抗力过弱或并发乳突炎，以致持续流脓 1 ~ 2 个月以上者，都称为慢性化脓性中耳炎。慢性化脓性中耳炎发病率较高，国内曾普查小学生千余名，发病率为 0.5% ~ 4.3%，山东、河南、贵州调查农民发病率为 1.6%。英国调查小学生发病率为 0.9%。罹患者多青壮年，40 岁以后很少发生。

（一）病因

急性期延误治疗和用药不当等。继发于急性传染病，如猩红热、麻疹和肺炎等，中耳黏膜急性坏死，炎症侵及鼓窦、乳突，尤其是继发于耐药性较大的变形杆菌和绿脓杆菌感染，治疗非常困难。鼻、咽部慢性疾病和鼻窦炎、扁桃体炎及增殖体肥大等，炎性分泌物易于进入咽鼓管内，而且病变妨碍了咽口引流。

慢性疾病如贫血、糖尿病、肺结核和肾炎等，机体抵抗力减弱。患有过敏性疾病，如上呼吸道黏膜变态反应性水肿、渗出，累及咽鼓管和中耳。上鼓室发生胆脂瘤、听骨坏死或鼓室外侧壁破坏等。乳突发育不良，病变发生后很难消散等。

（二）临床表现

（1）流脓。因病变轻重有所不同，轻者为脓性、间歇性，时好时坏；重者呈持续性，为黄稠脓液且有臭味。

（2）急性发作中可有头痛、耳痛、头晕和发热，严重时可出现面瘫和脑膜炎等症状。

（3）早期鼓膜有中央圆形或肾形穿孔，偶可见松弛部及边缘部小穿孔。常由脓痂覆盖，很少流脓，如不仔细清除脓痂，甚易漏诊。

（三）诊断

根据病史、临床表现，诊断不难。外耳道及穿孔处肉芽组织应送病检，以排除肿瘤。必须清除脓痂和分泌物才能看清有无鼓膜穿孔，可用电耳镜和西格尔耳镜检查。有特殊臭味的脓液，可取少许用氯仿或丙酮溶解，如变为黄绿色，提示有胆脂瘤形成。可用音叉和电测听仪检查耳聋性质和程度。乳突 X 线摄片常规采用劳氏(Law)或麦氏(Meyer)位，观察有无骨质破坏，必要时可行乳突 CT 扫描，观察有无胆脂瘤骨质破坏。

(四)治疗

据国内本病脓培养，细菌多为金黄色葡萄球菌、嗜血性流行性感冒杆菌，而且抗青霉素强的革兰阳性菌不断增多，用一般广谱抗生素口服或静注已难奏效。特别是中耳乳突黏膜下血管已瘢痕纤维化，局部血液内药物达不到有效浓度，相反却使细菌产生了耐药性，故局部用药反较有利。可取脓培养做药敏，选用有效药物，仅适用Ⅰ或Ⅱ型慢性中耳炎。用药前一定要清除外耳道脓痂，患耳朝上侧卧滴药后用排气置换法，推压耳屏，最好用吸引器抽引干净，然后推压药液进入鼓室乳突腔内。有长期流脓的Ⅰ型中耳炎，经定期合理治疗后，1 ~ 2 个月内痊愈。用药不当和不坚持每日定时滴药，难达治愈目的。

1. 慢性单纯性及骨疡性中耳炎

中耳炎长期不愈的因素，如影响鼻通气的鼻甲肥大、鼻息肉、鼻中隔偏曲等，应予手术切除和矫正；慢性鼻窦炎应进行根治，慢性扁桃体炎和增殖体肥大应予切除，尤其是小儿增殖体肥大和发炎。切除后往往中耳炎加速痊愈。

鼓室成形术目的是清除病变、重建听力。50 年代 W ü llstein 及 Zllner 创用的鼓室成形术，现已被后人广泛应用。鼓室成形术可分为五型：

(1)Ⅰ型是鼓膜修补术。适用于鼓室内无肉芽、胆脂瘤、骨质无病理变化者，鼓膜修补成功，听力能显著提高。

(2)Ⅱ型是上鼓室乳突凿开术。适用于鼓膜边缘部或松弛部穿孔、有肉芽及胆脂瘤、骨质有病理改变者。

(3)Ⅲ型是鸟听骨式术。适用于病变轻重、听骨链中断而镫骨完整者。

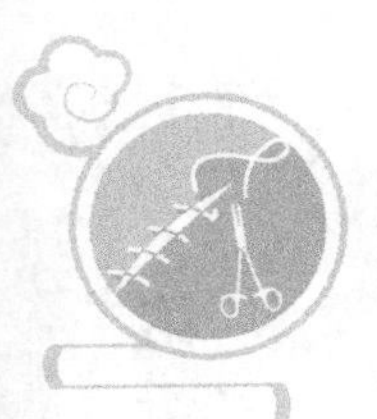

清除病变组织,用残留鼓膜或植皮与镫骨黏着,建成一新鼓室或听骨链成形,听力即得以提高。

(4)Ⅳ型是全鼓室与小鼓室修建术。适用于全部听骨破坏者。手术清除病变后,用残余鼓膜或植皮,建成一圆窗与咽鼓管相通的小鼓室,使两窗间音波阻力差增大,可改善声音传导以提高听力。

(5)Ⅴ型是小鼓室加开窗术。适用于听骨缺失,镫骨被肉芽和瘢痕组织固定者。除手术建立小鼓室外,再在水平半规管上开窗,使声波经新窗传入内耳,以提高听力。

国内鼓室成形术多采用Ⅰ、Ⅱ、Ⅲ和Ⅳ型,Ⅴ型者很少采用。

2. 严重骨疡性和胆脂瘤中耳炎手术

因患骨髓炎、肉芽及胆脂瘤等病变,应清除病变以达到干耳为主,在可能条件下再改善听力。有胆脂瘤者,必须彻底清除病变以预防发生颅内外并发症。现介绍几种代表性手术:

(1)鼓膜修补术。中耳炎干耳1~2个月后进行,据穿孔大小选择修补方法。①药物烧灼补贴法适于穿孔在3mm以下者,局部用包宁液棉球做鼓膜表面麻醉,亦可用1%利多卡因耳道皮下浸润麻醉,用30%~50%三氯醋酸小卷棉子将鼓膜穿孔边缘烧蚀成1~2mm白环,之后取消毒好的干羊膜片、鸡蛋内膜、蒜内衣、塑料薄膜或干纸片等,涂以生物胶或甘油,贴在穿孔表面,用酒精棉球堵塞外耳孔,亦可用小明胶海绵块塞在穿孔内。1~2周后取下贴补片观察,如穿孔边缘不见肉芽,可再进行一次烧灼。因鼓膜表层为复层鳞状上皮,具有较强的增殖再生能力。据Liton观察,每日可自鼓脐向外周移行生长0.05mm,一般小穿孔烧灼2~3次即可修补成功。②组织瓣膜移植修补术。适用于穿孔大于0.4cm者。移植材料种类繁多,经证实最好为自身中胚层组织,如颞筋膜、耳屏软骨膜和乳突骨膜等。鼓膜移植分内植、外植和夹层移植等法。除小儿外一般采用局麻。用耳道浸润麻醉后,在显微镜下用小刮刀或刮匙将穿孔边缘上皮刮除2~3mm,如穿孔大、边缘窄可由穿孔边缘向外耳道延长2~3mm,刮除耳道上皮,造成供皮创面。取少许蘸有青霉素的明胶海绵颗粒垫在鼓室内，取备好的移植片贴敷在刮好鼓膜表面，外用明胶海绵填塞，为外植法；如将鼓膜穿孔内层黏膜刮去，将移植片贴补在穿孔内，为内植法。两法效果相同，可随术者习惯选用。③夹层法。最适用于边缘部穿孔者，在靠近穿孔边之外耳道于距鼓环外 3 ~ 5mm 处，环形切开皮肤及鼓膜边缘表面，取筋膜或骨膜片植入耳道皮下及鼓膜表层与纤维层间，有助愈合。

（2）听骨链修复术。慢性中耳炎听骨坏死很多，最常见如砧骨长脚，术中应修复听骨链。如砧骨长脚坏死，可将砧骨体下拉与镫骨相接；如砧骨消失，应转移锤骨长突与管骨连接，亦可做人工砧骨连接。如只有镫骨足板，可做鸟听骨和小鼓室成形。近年曾有不少采用异体听骨及全听骨链移植成功者，但取材不便，难以普遍推广使用。

（3）上鼓室鼓窦凿开术。于局麻或全麻下进行。耳内切口，将外耳道上方皮片连同鼓膜后份翻向前下，暴露上鼓室外侧壁，用骨凿或电钻去除外侧壁；开放鼓窦入口，暴露所有骨质破坏和胆脂瘤病变。清除所有坏死黏膜、肉芽，清除坏死的部分听骨和胆脂瘤，剪去锤骨头。冲洗止血后，将外耳道皮片拉回压向鼓窦区，并可取颞筋膜或骨膜贴补于鼓膜穿孔之下，外用碘仿纱条填塞。此术亦称改良性乳突根治术。

（4）鼓室切开术。在保留外耳道后上壁和鼓室的基础上清除病灶，手术分为三种。①前径路法。病变仅限于上鼓室，而鼓窦正常者。耳内切口，将外耳道前、后皮片翻向前下以暴露上鼓室壁，凿开上鼓室，不打开鼓窦，仅清除鼓室前上及咽鼓管口病变，并进行鼓膜及听骨成形术。②后径路法。耳后切口，完成单纯乳突凿开术。清除乳突和鼓窦病灶后，在显微镜下用电钻自鼓窦向前下扩大，保留鼓沟及较薄外耳道后骨壁；于砧骨短突与鼓索神经之间，用小钻头磨去面神经隐窝后壁，暴露中鼓室的后上区。清理面神经隐窝和圆窗周围的病变，然后酌情进行鼓膜和听骨重建术。③联合径路。亦称保留外耳道后壁的乳突凿开术。1957 年杨森 (Jansen) 为了彻底清除病灶和改进听力，提倡用联合径路保留外耳道后骨壁法，治疗Ⅱ或Ⅲ型慢性中耳乳突

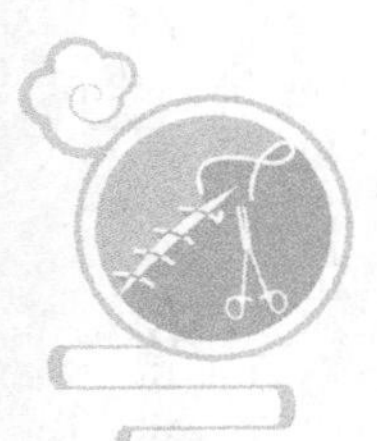

炎，但必须有过硬的显微耳科手术技术，否则中耳炎难以治愈。据 Jansen 报道 1000 例手术，胆脂瘤复发率为 2.2%。

（5）乳突根治术。于全麻下进行，亦可试用局麻。乳突很小，用耳内切口，一般用耳后切口。暴露乳突，用电钻或骨凿将整个乳突病变小房去除，彻底刮除肉芽和胆脂瘤。如进行根治应扩大鼓窦，去除外侧骨壁即断桥，削低外耳道后骨壁至不低于砧骨窝水平，否则易损伤面神经垂直段。在明视下手术，勿损伤脑膜板、乙状窦板、面神经和半规管。如疑有颅内并发症，即使骨壁完整，也应磨开骨板做探查。如病变不重，外耳道皮肤正常，可将外耳道皮片由鼓窦处纵行剪开，分成上下两瓣推向前方，亦可完全切除，然后清理鼓室病变。除保留镫骨及圆窗口外，鼓室内坏死黏膜、肉芽、坏死听骨、胆脂瘤及鼓膜张肌等，应予一并清除。如鼓室病变不重，听力损失不大，咽鼓管功能正常，可望二期进行鼓室成形术者，清理病变组织时可以略有保守，否则病变均应清除干净，尤其是咽鼓管鼓口病变黏膜、肉芽。清除不尽往往是术后继续流脓的主要原因。

一般乳突根治术后外耳道、鼓室鼓窦及乳突连成一大空腔。将保留的外耳道后壁皮片分成上下两瓣翻向乳突腔内，固定在耳后软组织上。另取大腿替尔皮片植于乳突鼓室腔内，外用碘仿纱条填塞。术后 9 ～ 10d 取碘仿纱条，用 4% 硼酸酒精滴耳，1 ～ 2 周后即可干耳。手术后遗留大空腔的缺点是遇冷热空气和水刺激可发生眩晕和头痛。另外，所植皮片很薄、供血不足容易发生上皮剥脱，产生溃疡，再度流脓，或上皮堆积形成胆脂瘤。

为消除术后空腔，20 世纪 60 年代曾盛行乳突腔填塞术，即保留完整的外耳道后壁皮肤，然后取附近带蒂颞肌瓣和胸锁乳突肌瓣填充于乳突腔内。亦有用自体肋骨、髂骨移植，甚至充填异体骨者。经远期随访，虽有个别骨头感染脱落或肌瓣吸收，腔隙复现，还有少数复发胆脂瘤者，一般术后均无痂皮产生，很少再发生感染，仍有采用价值。

乳突根治术常见并发症有：①损伤性面瘫。因解剖不熟、操作不当和先天性面神经解剖异常所致，可造成部分或完全性损伤，80% 位于鼓室段。②

损伤水平半规管或刮去镫骨，造成眩晕、恶心、呕吐等症状，如继发感染可致永久性全聋。③手术暴露脑膜板或乙状窦板引起脑膜炎等颅内感染。④损伤颈内静脉球和颈内动脉，造成大出血，偶见于大胆脂瘤破坏和严重骨髓炎病人。⑤骨桥未完全开放和外耳道后骨壁削低不够，造成外耳道肉芽增生，日后形成瘢痕狭窄甚至闭锁。⑥最常见的是胆脂瘤，若肉芽及骨炎等病变组织清除不尽，术后依旧流脓不止。

二、耳部肿瘤

（一）中耳癌

较少见，可原发于中耳，或继发于外耳道或鼻咽部，大多数有慢性中耳炎病史。外耳道乳头状瘤恶变也常侵入中耳，占耳部肿瘤 1.5%，占全身肿瘤的 0.06%。本病诱因很可能是中耳长期感染。据统计，88% 中耳癌患者有慢性化脓性中耳炎病史，发病年龄多为 40 ~ 60 岁。

1. 病因

病因及危险因素不明，因多数有慢性化脓性中耳炎病史，而疑与长期刺激有关。病理上以鳞状细胞癌为主，基底细胞癌、腺癌与肉瘤较少见。发病前常有生气、忧郁、悲伤等情绪刺激反应，以及疲劳、饮酒、妊娠和环境气压温度改变等诱因。据文献报道的种种病因不下 200 种，据统计：中枢性病变占 50%，蜗后病变占 17%，外伤 10%，特发性者 23%。

现将特发性病因分述如下：

（1）中耳炎和慢性化脓性中耳炎。预防这类疾病并及时根治是防止中耳癌的有效措施。

（2）病毒感染。患者发病前 1 个月内多有上呼吸道感染史。据报道上呼吸道感染中突聋发生率为 8% ~ 30%。血清学和病毒分离法已证实，能引起突聋的病毒有腮腺炎病毒、麻疹病毒、流感和副流感病毒、腺病毒Ⅲ型等，均可引起病毒性内淋巴性迷路炎。带状疱疹病毒可引起病毒性神经元炎和神经节炎。病毒进入内耳的感染途径：①通过血循环进内耳。②由蛛网膜

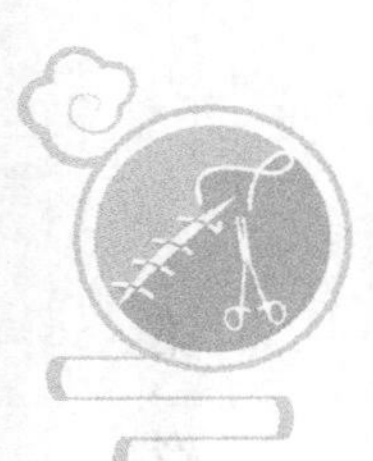

下腔经耳蜗导水管进入内耳。③经中耳黏膜弥散进入内耳。

感染后病毒大量增殖，与红细胞黏附，使血流滞缓和处于高凝状态；又因病毒可使血管内膜水肿，故甚易发生血管栓塞，导致内耳血运障碍，细胞坏死。

（3）内耳血管病变。患有糖尿病、高血压动脉硬化及心血管疾病者，内耳血管基质更易发生痉挛和血栓形成。由此可解释为何病人多因劳累、忧虑等因素而诱发。有人曾对突聋病人进行血脂、胆固醇和血流图等观察，尚未发现与发病有重要相关的因素。Wright（1975）报告 1 例心肺旁路手术后并发突聋，钟乃川（1980）曾报告西北高原 2 例红细胞增多症诱发突聋，即因内耳血管栓塞造成突聋的例证。

（4）内耳窗膜破裂。喷嚏、擤鼻、呕吐、性交和潜水等，可引起静脉压和脑脊液压力骤然升高，除可引起蜗窗、前庭窗膜破裂外，还可引起前庭膜、覆膜和内淋巴囊破裂，有潜在的先天性内耳畸形者更易发生。由此可引起淋巴液离子紊乱和细胞中毒。梅尼埃病内淋巴液过多，亦可以造成蜗窗破裂而发生突聋。

2. 临床表现

（1）耳痛。早期症状，常为持续性胀痛，可放射到颞、乳突及枕部，病人常因耳痛而分散注意力。晚期疼痛剧烈。

（2）听力减退。早期出现。或因原有中耳炎听力已减退但对侧听力良好。

（3）血性耳分泌物。早期常见耳部带血性分泌物，晚期若癌肿破坏血管，可发生致命性大出血。

（4）张口困难。早期可因炎症、疼痛而反射性引起下颌关节僵直，晚期则多因癌肿侵犯下颌关节所致。

（5）神经症状。癌肿侵犯面神经可引起同侧面神经瘫痪，侵犯迷路则引起迷路炎及感音神经性聋，晚期可侵犯第Ⅳ、Ⅴ、Ⅹ、Ⅺ、Ⅻ等颅神经，引起相应症状，并可向颅内转移。

3. 诊断及鉴别诊断

（1）诊断。可见外耳道深部或鼓室内有肉芽样或息肉样新生物，质脆易出血，病检可确诊。颞骨和颅底的 X 线平片或 CT 扫描有助于确定原发部位与破坏范围。仔细查找腮腺区和颈上深处有无转移淋巴结。

凡遇下列情况要高度怀疑中耳癌变：①外耳道深部或鼓室内有肉芽或息肉样新生物，切除后迅速复发或触之易出血。②慢性化脓性中耳炎流脓转变为流脓血性或血性分泌物。③耳深部持续疼痛与慢性化脓性中耳炎耳部体征检查不相称。④乳突根治术腔长期不愈，并有顽固性肉芽生长。⑤慢性化脓性中耳炎症状突然加重或发生面瘫。

诊断中耳癌，主要依靠临床检查，确诊靠活检病理诊断。诊断应当包括肿瘤所侵犯的范围，有无颅底和颅内结构的侵犯和破坏，有无腮腺和面神经侵犯，如有颈部淋巴结肿大，应当进行针吸细胞学检查以确定手术方案。常用检查手段：①耳镜检查。② CT、MRI 检查。可明确肿瘤侵犯范围。③全身检查。排除继发性和转移性癌肿。

（2）鉴别诊断。根据过去无耳鸣、耳聋史，突然发作性耳鸣、耳聋，短期内即达耳聋高峰，半数伴有眩晕，一般诊断不难。但有时应和梅尼埃病相鉴别，后者发病早期听力丧失很少，呈波动性听力曲线，听力损失不超过 60dB，而前者听力损失多在 60dB 以上。

此病听力曲线有高频、低频、高低频混合及全聋等四型。平坦型曲线占 70%，有复聪现象者占 60%。前庭功能减弱者较少，80% 属于正常。为排除听神经瘤，应做内听道 X 线摄片或 CT 桥小脑角扫描。还应进行全身系统检查，排除高血压、糖尿病和梅毒、血液病等，有条件者在病后 3 周内可进行病毒分离检查。

应详查鼻咽部以排除鼻咽癌。中耳癌的病人早期外耳道流出血性分泌物而且很臭，在外耳道或中耳有肉芽组织。常有耳痛及耳聋，半数病人有面神经麻痹，即口歪眼斜的现象。晚期可有眩晕和其他脑神经引起的症状。因此如耳部流脓长久不愈，并有经常流血，要及时到医院诊治，不要自认为是

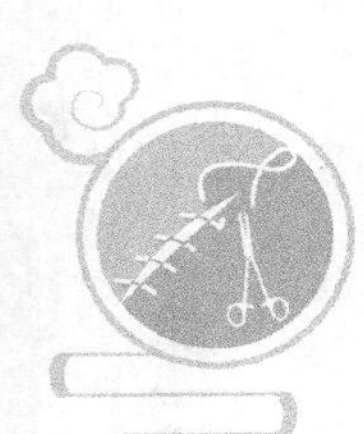

中耳炎而延误治疗。

4. 治疗

耳部恶性肿瘤多为鳞状上皮细胞癌、腺癌等，治疗主要是手术、放射治疗及化学药物等综合治疗。病理检查确诊者，应争取尽早手术彻底切除并辅以放疗。病变局限于中耳者，可行扩大乳突根治术，如肿瘤较广泛或侵犯邻近组织时，应行颞骨部分切除或全切术。需要时应考虑在手术前后进行放疗、化疗或中医药治疗。

（1）手术治疗。一般国内外医者都认为手术和放疗联合治疗是较好的结合。手术后给予大剂量抗生素预防感染，交替静脉注射高渗葡萄糖、甘露醇、速尿及地塞米松等预防脑水肿。1 周内隔日做脑脊液检查。

一般采用手术加放疗，晚期可予姑息支持治疗。常用手术切除方法有：①颞骨部分切除术。切除部分颞鳞和鼓部及全部外耳道和中耳，游离并保护面神经，适用于局限于中耳乳突腔内的肿瘤。②颞骨次全或全切除术。适于肿瘤已侵犯内耳、岩尖者。有淋巴结转移者应行颈淋巴结清扫术。中耳癌向腮腺、颌关节和脑膜扩展的应做相应范围切除，对缺损术腔可采用游离植皮或带蒂肌皮瓣修复（颞肌肌瓣、胸大肌或背阔肌肌皮瓣），以保护脑及脑膜、颈内动脉或颈静脉球等重要构造。

术后切口愈合、全身及局部无明显不良反应者，一般状况良好，术后 1 个月可出院。可在门诊放疗，在所属医疗单位就近随访，1 ~ 3 个月复查一次。因手术牵涉到颞骨内及颞骨周围的许多重要结构，因而手术复杂，可能产生较多并发症，如脑膜炎、颅内出血、脑脊液漏、脑疝等，可以危及病人生命。故中耳鳞癌预后不佳，手术治愈率仅为 25%，而手术死亡率高达 30%。对广泛侵犯颈部、岩尖、颅底或该区域重要结构的患者一般采用姑息疗法，可以放疗或颞骨次全切除加放疗。

（2）非手术治疗。①放射治疗。采用 ^{60}Co γ 射线和直线加速器。术前最适宜放疗剂量为 4000 ~ 6000rad/6 ~ 7 周，术后和单纯放疗应为 6000 ~ 6900rad/6 ~ 7 周（这里主要指 ^{60}Co γ 射线量）。②化学疗法。可补充手术或放疗不足，或用于对放疗不敏感者。亦有倡导术前化疗者，认为可减少术中癌细胞扩散。中耳癌以鳞状癌细胞最多见，故目前选用的化疗药物以环磷酰胺、5-氟尿嘧啶和博来霉素为主。合并用药的疗效较单独应用者好，可选用前两种药物合并使用，亦可三种同时应用。

（二）鼓室球体瘤

鼓室球体瘤是一种起源于化学感受器血管瘤样结构的良性肿瘤，属于颈静脉球体瘤，表现为单侧波动性耳鸣（肌源性及血管源性）、轻度传导性耳聋及耳部闷胀感，晚期有多组颅神经症状。本病多见于中年以上女性，有家族发病倾向。年龄越小，生物学特性越活跃，肿瘤生长越快；且年龄越小，越容易复发或远处转移。

过去由于其同嗜铬盐进行组织化学染色时呈阴性反应，故称为非嗜铬性副神经节瘤。近来形态学、超微结构及组织化学的研究证实，少数颈静脉球体瘤具内分泌功能细胞，其中含有一些与儿茶酚胺储存有关的嗜铬颗粒，可通过释放多巴胺及其衍生物而引起神经活动。因此，将此类肿瘤称为嗜铬性颈静脉球瘤或功能性副神经节瘤。

嗜铬细胞瘤可表现为恶性，病理上对良、恶性无法区别，主要根据是有否复发或远处转移。大部分为良性肿瘤，10%左右有恶性倾向。

1. 病因病理

本病起源于颈静脉球体顶部或舌咽神经鼓室支。肿瘤似血管性肉芽组织，色暗红，无明显包膜，略呈结节状或分叶状，肿瘤血管极丰富。显微镜下肿瘤为多角上皮样细胞团块围绕的薄壁血管结构。瘤细胞形态不一，胞浆丰富而透明，核圆形或椭圆形，极少分裂，嗜铬反应阴性，上皮细胞群间可见少量淋巴细胞、成纤维细胞与弹力纤维。

肿瘤生长缓慢，但容易侵蚀骨部，损害邻近重要组织，累及外耳道、中耳乳突、颈静脉孔、破裂孔、岩尖，并可进入颅中窝或颅后窝。少数可恶变转移。

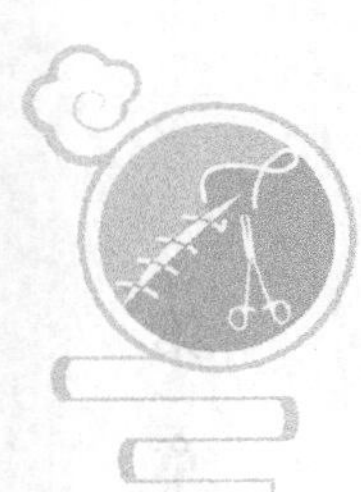

2. 疾病过程

颈静脉球体瘤的临床表现与肿瘤范围以及血管化程度密切有关。肿瘤通常生长缓慢,从出现最初症状到最后确诊可达十余年。

鼓室球体瘤起源于鼓岬表面,肿瘤沿抵抗力低的方向生长,首先充满中耳腔并包绕听骨链,出现传导性听力下降和搏动性耳鸣。肿瘤早期鼓膜完整,但呈深红色或蓝色,逐渐向外隆起。以鼓气耳镜向外耳道加压使鼓膜与肿瘤相贴,可见肿物搏动,与脉搏跳动一致,进一步加压,肿瘤颜色转白而停止搏动,此即布朗 (Brown) 综合征。肿瘤可穿破鼓膜而突入外耳道,出现血性或脓血性分泌物,耳道内检查可见出血性新生物,呈息肉样组织,触之易出血。肿瘤继续生长可进入面隐窝、面神经后气房以及通过鼓窦入口进入乳突,此时因面神经骨管受侵犯而出现周围性面瘫。肿瘤向前生长可进入咽鼓管,向下生长进入下鼓室,侵入颈静脉球窝,此时与原发于颈静脉球窝的颈静脉球体瘤难以鉴别,并可出现后组颅神经症状。肿瘤也可通过卵圆窗或圆窗进入内耳,出现感音神经性听力下降,但这种情况较少见。

原发于颈静脉球窝的颈静脉球体瘤通常在出现症状时肿瘤已相当大。肿瘤压迫颈静脉球窝的神经血管结构并沿颅底伸展侵犯舌下神经管时可出现咽下困难、声嘶、误吸和构音障碍等。肿瘤向上向前破坏颈静脉球窝可暴露颈内动脉管并进入中耳,产生传导性听力下降和搏动性耳鸣。侵入咽鼓管并沿管周气房或颈内动脉管生长可进入岩尖、海绵窦和中颅窝,出现面部麻木等症状。肿瘤沿颅底或迷路下气房生长可进入颅后窝,压迫小脑和脑干,出现共济失调和走路不稳。晚期肿瘤侵入颅内广泛,则出现颅内压增高症状甚至因脑疝而死亡。

颈静脉球体瘤临床上分为鼓室球体瘤和颈静脉球体瘤两类,初期症状不同,但肿瘤扩大后临床上不易区别。主要有以下表现:①一侧性、与脉搏一致的搏动性耳鸣。②渐进性听力减退。③耳漏。多为血性,若有继发感染可变为脓血性。④耳内胀满感。肿瘤压迫或继发感染可引起耳痛。⑤眩晕。

多为病变侵及内耳迷路所致。⑥神经症状。如肿瘤侵及面神经可出现外周性面瘫，侵犯其他脑神经可出现第Ⅰ、Ⅹ、Ⅺ、Ⅻ脑神经瘫痪和霍纳(Horner)综合征。

3. 诊断及鉴别诊断

（1）诊断。典型症状和体征是本病诊断的重要依据。X线断层摄片可显示下鼓室、颈静脉窝有骨质破坏，应用逆行颈静脉造影术能较精确地估计肿瘤范围和大小。选择性颈动脉造影尤其数字减影血管造影能显示肿瘤的血供情况。CT及MRI有助于判断有无颅内侵犯。为了避免大出血，活检应非常慎重，一般以不做为宜。

Fisch把发生在颞骨内的颈静脉球体瘤分为4期：A期，局限于中耳腔。B期，局限于鼓室乳突区，无骨质破坏。C期，肿瘤侵犯迷路下区和岩锥。C1以肿瘤侵犯颈静脉孔骨质和颈静脉球为主，颈内动脉管只有轻度受侵；C2以迷路和颈动脉管垂直段的破坏为主；C3有迷路下区、岩锥和颈动脉管水平段的破坏。D期，肿瘤侵犯颅内。D1表示侵入颅内部分的直径＜2cm，可一次性切除；D2直径＞2cm，可分二期切除；D3已不能手术。

C期指肿瘤仍在脑膜外，而D期肿瘤侵入脑膜内。

（2）鉴别诊断。本病需与慢性中耳炎、胆固醇肉芽肿、特发性血鼓室、中耳血管瘤、中耳癌、嗜铬细胞瘤及颈静脉球高位等相鉴别。

4. 治疗

据肿瘤范围采用手术切除、放射治疗、伽马刀治疗、冷冻或综合治疗等。

（1）手术治疗。应以肿瘤全部切除为原则，根据肿瘤部位和扩展范围，采取不同手术方法。肿瘤局限在鼓室者可采用的手术方式有：①鼓膜切开肿瘤切除术。同鼓室探查术。做耳内切口，剥离外耳道皮瓣，掀起鼓环，暴露鼓室，切除肿瘤（A期）。②下鼓室切开术。方法同上，同时用电钻开放下鼓室，切除肿瘤（A期）。③乳突根治术。主要适应于B期肿瘤，方法同乳突根治术。

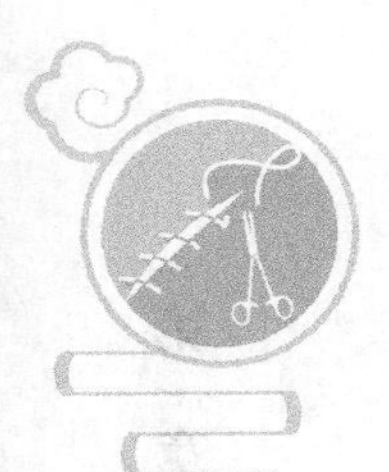

颈静脉球体瘤的治疗首选彻底手术切除。局限于鼓岬的小肿瘤可经耳道或下鼓室进路切除。充满中耳或侵犯乳突的肿瘤可经扩大的面隐窝进路切除。中大型肿瘤应在术前1～30天做血管造影,同时行肿瘤栓塞,以减少术中出血、缩短手术时间、减少术后并发症。若术中可能切断颈内动脉,应行血管内球囊阻塞试验或正电子发射扫描或氙灌注CT等,以评估脑侧支循环情况。中等大小肿瘤可采取经乳突、颈部联合进路暴露颈静脉球和颈静脉孔。大型肿瘤则需采用经颞下窝进路,术中需移位面神经。对侵犯岩尖的肿瘤需采用颞骨和颞下窝联合进路,术中切除部分或全部迷路。颅内侵犯2cm以上者,需采用耳神经外科和神经外科联合进路切除。术后颅神经麻痹症状并不少见,常需采取补救措施来改善吞咽呛咳和发音等。

颈静脉球体瘤往往侵犯迷路下区、岩锥(C1期)和颈动脉管(C2、C3期),晚期病例可侵入颅内(D期),需采用暴露颈静脉孔和岩锥的颞下窝进路手术。术前两天有条件者应做数字减影血管造影术以显示肿瘤的主要供血动脉,并做高选择性血管栓塞术,后者为术中减少出血、保证肿瘤完整而迅速切除提供良好条件。病变广泛者、全身情况不能耐受长时间手术者或年龄过大者应行放射治疗或伽马刀治疗。

(2)放射治疗。研究表明,放疗对颈静脉球体瘤并无杀伤作用,只能使神经血管纤维化。放疗既不能减缓肿瘤向周围血管、神经的侵犯,也不能减轻颅神经麻痹。放疗后手术并发症更多。因此大多数作者主张对颈静脉球体瘤应积极手术切除,尤其是年轻患者。对年老患者且肿瘤未危及重要神经功能者,可采取观察并定期进行MRI检查,或采取姑息性放疗。

5. 预后

本病介于良性与恶性肿瘤之间,肿瘤所在部位隐蔽,难早期发现。对放射线不敏感,手术难度高,尤其是病变广泛的肿瘤,术后残存率和复发率较高。

第三节　鼻咽部肿瘤

一、鼻腔及鼻窦乳头状瘤

鼻腔及鼻窦乳头状瘤是一种真性上皮肿瘤，分硬性和软性两类。前者来源于鼻前庭皮肤的鳞状上皮，质硬呈桑椹状；后者来源于鼻腔及鼻窦黏膜的纤维上皮组织。

（一）诊断要点

1. 病史

有鼻塞、涕中带血、头痛等。如侵及邻近组织，可有相应的改变，如面部畸形、流泪等。

2. 体征

（1）硬性者呈蕈样增生，多有蒂、单发、质硬，好发于鼻前庭及鼻中隔前下部。

（2）内翻性者多发生于一侧鼻腔侧壁、筛窦和上颌窦，外观似鼻息肉，但不透明，基底部宽、坚实。老年人有恶变倾向，需要注意。

3. 实验室及其他检查

X 线鼻窦片见鼻腔及鼻窦混浊，有的窦腔扩大，骨壁吸收或破坏。活组织检查可确诊。

（二）治疗要点

首要原则是手术彻底切除。

（1）鼻前庭或鼻中隔乳头状瘤切除后，根部电凝固。亦可应用 CO_2 激光切割、气化。

（2）鼻及鼻窦内翻性乳头状瘤，须行鼻侧切开或上颌窦途径切除，术后应定期复查。

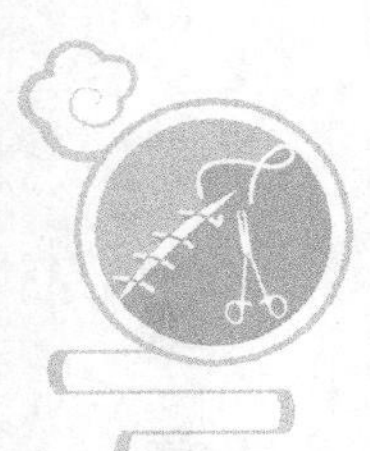

二、鼻腔及鼻窦恶性肿瘤

鼻腔及鼻窦恶性肿瘤较为常见，约占全身恶性肿瘤的2.05% ~ 3.66%，原发于鼻窦者较原发于鼻腔者多见。好发于上颌窦，次为筛窦、鼻腔，再次为额窦，蝶窦者罕见。

（一）诊断要点

1. 病史

（1）多发于中老年人。早期症状不明显，可出现涕中带血，进而单侧鼻内流脓血性鼻涕。进行性鼻塞，面颊部及上唇麻木疼痛、眼胀痛。

（2）晚期可出现邻近器官受累的症状，如顽固性头痛、复视、流泪、张口受限等。

2. 体征

鼻腔或中鼻道内息肉样或菜花样肿物，触之易出血，表面可有溃疡坏死，鼻腔外侧壁内移。可有面颊部及腭部隆起、眼球突出等。

3. 实验室及其他检查

X线鼻窦片及CT扫描可显示肿瘤部位及范围。鼻腔、鼻窦活检可确诊。

（二）治疗要点

1. 手术治疗

手术前后宜配合放疗或化疗，以提高疗效。

（1）上颌窦恶性肿瘤。酌情可施行登克尔(Denker)氏手术，或上颌骨全截除术及其他鼻窦手术。

（2）鼻腔恶性肿瘤宜采用鼻侧切开术或上颌窦径路手术。

（3）筛窦恶性肿瘤。采用鼻外进路筛窦切除术，或颅面联合进路筛窦肿瘤切除术。

2. 放疗

可采用钴-60（^{60}Co）或直线加速器进行放射治疗。

3. 化疗

适于年老体弱不宜手术、有远处转移者，或配合手术、放疗等，常选用氨甲蝶呤或博莱霉素，用颈动脉或颞浅动脉插管灌注治疗。

三、鼻息肉

鼻息肉为常见鼻病，好发于双侧筛窦、上颌窦、中鼻道、中鼻甲及筛泡部位，单侧者较少。鼻息肉不是肿瘤，应与鼻部肿瘤相鉴别。

（一）诊断要点

1. 病史

（1）一侧或双侧鼻腔渐进性鼻塞，后呈持续性鼻塞，伴嗅觉减退。

（2）合并鼻窦炎时，可有脓涕，伴头痛、耳鸣、记忆力减退等。

2. 体征

（1）在息肉较小时鼻外观无改变，巨大息肉可使鼻背饱满、增宽呈蛙鼻。

（2）黏液性息肉为表面光滑、灰色或淡红色的半透明肿物，呈鲜荔枝肉样。柔软，可移动，不易出血，无疼痛；出血性息肉表面光滑、充血，触之软而易出血；纤维性息肉呈苍白色，表面不光滑，触之较硬，不易出血。

3. 实验室及其他检查

X 线鼻窦片及 CT 扫描可显示鼻窦病变。注意与鼻腔恶性肿瘤、鼻咽纤维血管瘤、鼻腔内翻性乳头状瘤与脑膜膨出相鉴别。

（二）治疗要点

原则是手术摘除鼻腔及鼻窦内的息肉，同时治疗鼻窦炎并行免疫学治疗以减少复发。

（1）鼻腔内息肉行鼻息肉摘除手术。

（2）经鼻借鼻窦内窥镜摘除鼻腔及鼻窦内的息肉。

（3）近年亦有采用激光治疗鼻腔息肉者。

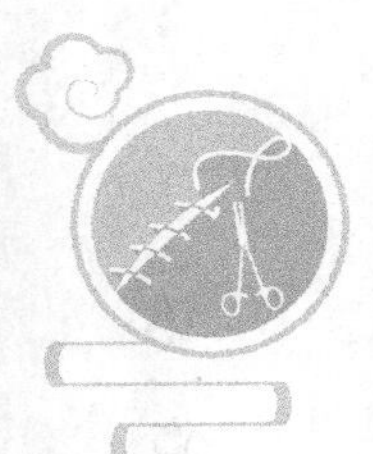

（4）病变累及鼻窦者可采用上颌窦径路手术或筛窦开放术。累及颅内者，则应采用颅面联合径路切除病变组织。

四、鼻咽血管纤维瘤

鼻咽血管纤维瘤又称鼻咽纤维血管瘤和青年鼻咽血管纤维瘤，是来源于鼻咽上后壁、后鼻孔上侧壁蝶骨和枕骨的骨膜或筋膜良性肿瘤。如肿瘤较大，可压迫周围组织引起严重后果。

（一）诊断要点

1. 病史

（1）出血。常有反复间断鼻出血或口中吐血，量多。

（2）鼻塞及压迫症状。鼻塞呈渐进性，开始为一侧性，渐成为两侧性。压迫邻近器官时可出现耳鸣、耳聋、头痛等症状。

2. 体征

（1）肿瘤向周围扩展可致外鼻畸形、鼻梁增宽、眼球突出和移位、颊部及软腭膨隆等。

（2）检查鼻咽部可见光滑圆形或呈结节状的肿物，其上可见显著血管纹。手指触诊质坚韧，易出血。

3. 实验室及其他检查

头颅 X 线片、断层片及颈动脉造影、CT 扫描，可明确肿瘤大小、范围、骨质是否有破坏，有无颅内侵犯。因易出血，故一般不取活检。本病应注意与鼻咽恶性肿瘤鉴别。

（二）治疗要点

主要为手术治疗。根据肿瘤大小采用鼻侧或腭进路。为减少出血，术前可放疗或口服己烯雌酚 2 ～ 4 周并冷冻等，以使肿瘤缩小，利于手术。此外，术前可行颈外动脉结扎术或行选择性动脉血管栓塞术。

五、鼻咽癌

鼻咽癌是指来源于鼻咽顶后壁上皮的恶性肿瘤，以鳞状细胞癌多见。

（一）诊断要点

1. 病史

（1）早期常鼻涕带血，多吸鼻后涕中带血，或擤出带血涕。伴耳鸣、耳闷、听力下降。

（2）晚期可出现鼻塞、鼻出血、颈上部包块、剧烈头痛、吞咽和发音困难等。

2. 体征

（1）鼻咽镜或纤维鼻咽镜检查。癌肿好发于咽隐窝附近，早期仅见局部有局限性血管扩张，表面粗糙不平，并有小结节及肉芽样肿物。肿瘤增大时可呈现菜花型、结节型、溃疡型及黏膜下型等。

（2）耳部检查可见鼓室积液。颈淋巴结转移者，颈上深部可触及肿大的淋巴结。晚期可融合固定，中等硬度，无明显触压痛。

3. 实验室及其他检查

X 线颅底片、CT 扫描、MRI 可明确病变范围及颅底骨质有无破坏。

（二）治疗要点

1. 以放射治疗为主

常采用钴-60 或电子加速器放射治疗，有颈淋巴结转移者可用深部 X 线照射。

2. 全身化疗或动脉插管治疗

常用药物有环磷酰胺、争光霉素等。

3. 手术治疗

鼻咽癌治疗首选放射治疗，效果比较好。手术不是首选，单纯采用手术也不可取。但符合下述情况可考虑手术治疗：①放疗以后原发病灶存在残余，表明癌肿退缩不全。②癌症复发，病人不适合再行放疗。③病灶较局限，无脑神经损害或颅底骨质的破坏。④没有远处转移。⑤病人全身情况较好。

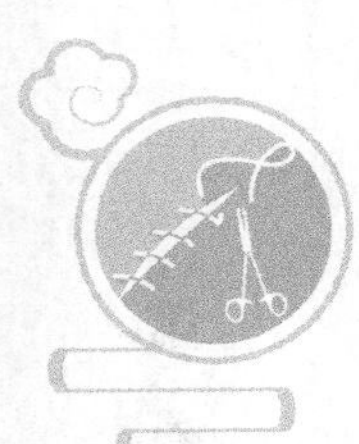

常用手术方法:

(1)如病灶位置在鼻咽顶后壁的上部,可紧贴着骨面分离,循椎前筋膜进行剥离。癌肿位置在鼻咽顶后壁的下部或是鼻咽侧壁,手术时一定要将包括咽鼓管隆突的鼻咽侧壁和病灶一起切除。手术时可使用刮匙,将癌肿较彻底地清除。切除病灶后,应电灼其基底部,并在前后鼻孔处填塞止血,同时缝合腭部的切口。

(2)还可由口腔硬腭的途径,使用跟纤维血管瘤切除术类似的方法。在进入鼻咽腔以后,暴露病灶组织,在癌肿四周的安全边缘位置做黏膜切口。因病人一般已经进行放疗,手术的切口较难愈合,做硬腭舌形粘骨膜瓣的时候应尽量防止穿孔。

手术基本上与鼻咽纤维血管瘤切除术相同,而去除前后鼻孔的填塞物可以早一些,一般在鼻咽癌手术后第5天开始逐渐抽出,在抽出纱条以前几天可在填塞处多滴一些石蜡油。

4.其他治疗

早期较局限病例行激光血卟啉治疗,可加强放疗效果。还可用X线刀、γ刀治疗。

第四节　颈部疾病

一、颈部创伤

颈部有呼吸道、消化道、大血管、脊髓和重要神经通过,受伤可引起大出血、窒息、瘫痪和昏迷,甚至迅速死亡。

(一)急救

首先是解除呼吸道的阻塞和制止大出血。其次是处理呼吸道或消化道的穿透伤,以减少感染和瘘的形成。

1.解除呼吸道阻塞

立即解除勒缢、血肿压迫气管和清除气管内血液等阻塞物,必要时可紧急进行气管切开术，同时给氧。显著内出血时（多表现为咳血）也可行气管切开术。

2. 制止大血管出血

紧急情况下可用拇指直接压迫血管主干。如颈总动脉或其分支出血，可于伤侧胸锁乳突肌中点、环状软骨平面，用手指对着第六颈椎横突压迫颈总动脉，可减少出血。或用沙布直接填塞创口压迫止血，然后用不环绕颈部的胶布固定。

（二）气管、颈部大血管及食管创伤处理原则

1. 气管伤

患者表现为呼吸困难，伤口有血和气泡喷出，如血液流入气管内，可很快引起窒息。如伤口小（如刺伤、枪弹伤），气管伤口出来的气不能外溢，可出现皮下气肿、纵膈气肿，必须迅速缝合气管破口，必要时做气管切开。如已发生上纵膈气肿，应立即在胸骨上缘切开颈根部加以引流，使纵膈气体外溢。

2. 颈部大血管伤

动脉伤多见于颈总动脉、出血猛烈，患者迅速死亡。如伤口小，血液不能流出，则形成大血肿，压迫气管发生窒息；以后形成假性动脉瘤。如大静脉同时损伤，可形成动静脉瘘。

处理：紧急时用拇指将颈总动脉压向颈椎横突；然后在胸锁乳突肌内缘显露血管，做血管修补，端端吻合或血管移植。结扎一侧颈总动脉，年轻人一般不会有严重后果，但 40 岁以上患者约 40% 偏瘫或死亡。颈外动脉、甲状腺上下动脉及椎动脉、颌外动脉均可结扎止血。

颈部大静脉的损伤，虽然也能引起大量出血，但其主要危险在于空气栓塞。尤其是颈根部大静脉，因静脉壁与颈筋膜有粘连，损伤后不易塌陷，反而促使空气进入。当空气进入大静脉时可听到吸吮声，患者有恐惧、呼吸急促、脉快而不规律、胸痛等症状。如大量气体进入心脏，可致心跳停止，患者死亡。

大静脉损伤后应立即用手指压迫，并加压包扎，以制止空气进入。手术处理：可将静脉结扎、修补或吻合，已有空气进入者，可将病人头、颈、躯干降

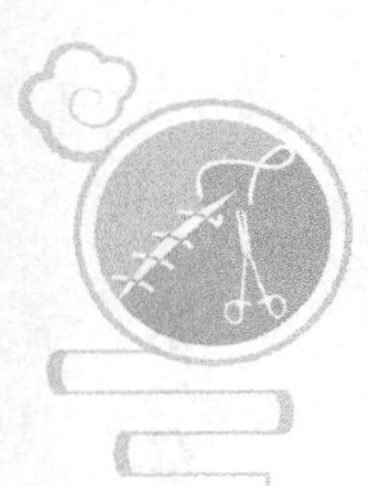

低。同时给予加压呼吸，并进行右心室穿刺吸出空气，有时能挽救病人生命。

3. 食管损伤

伤后可发生颈部皮下气肿。伤口不大时可让病人服甲兰液，如从伤口流出食物和唾液则可明确诊断，应立即禁饮食。并行扩创将食道伤口修齐，双层内翻缝合，术后必须做空肠或胃造瘘。如伤口狭小，分泌物不能自伤口排出，但分泌物和食物可直接进入纵膈。以致在 1 ~ 2 日内发生严重化脓性纵膈炎。此时，应立即行膈引流术。上纵膈可从颈根部引流，中、下纵膈可以从脊柱旁切开引流。取脓汁送培养，并做药敏试验，先使用大量广谱抗菌素，待培养回报后再调整抗菌素的使用。

二、常见颈部肿块

颈部炎症、肿瘤、畸形等均可表现为颈部肿块，临床上甚多见，不少是恶性肿瘤。颈部肿块鉴别诊断有重要意义。

（一）甲状舌骨囊肿或瘘

为未完全退化的甲状腺舌管或上皮所致。甲状腺舌管在胎儿发育至第三周出现，其上端在原口腔底部，下端发生在甲状腺，至胎儿第五周时退化。上端段残留为舌根部盲孔。囊肿通常位于颈部中线、舌骨下，呈园形，直径 2 ~ 3cm，表面光滑无压痛。

检查时囊肿固定，不能向上及左右推移，但吞咽或伸舌时肿块向上移动为其特征。大而浅表的囊肿透光试验阳性，较小囊肿可扪到一条索带连接舌骨。青春期因囊内分泌物潴留或并发感染，囊肿可破溃形成瘘管，瘘管可向上延伸，紧贴舌骨前后或穿过舌骨直达盲孔，由瘘口经常排出半透明黏液。经过一段时间后，瘘管可暂时愈合而结痂，不久又因分泌物潴留而破溃。这样时发时愈，在瘘口上方可扪及一条向舌骨方向潜行的索带组织。

治疗方法是将囊肿或瘘管全部切除。必须将囊肿或瘘管连同舌骨中段完整切除，并切除舌骨上方与其相邻的肌肉，直达舌根盲孔，方能保证不再复发。

（二）囊状水瘤

颈部囊状水瘤来源于颈内静脉和锁骨下静脉汇合处的颈淋巴囊，囊壁由内皮细胞和结蒂组织构成，呈多房性。由于输出淋巴管阻塞，淋巴液不能回流入静脉系统而积潴于淋巴囊内形成水瘤，囊状水瘤具有浸润性，可延伸至邻近间隙组织和器官。

颈部囊状水瘤多于新生儿期发现，有时可延至 1 ~ 2 岁方才就诊。临床特征是颈后三角区、锁骨上方有一软囊性肿块，界限不清，无触痛，透光试验阳性，不易被压痛。皮肤颜色无改变，囊状水瘤内有出血时，皮肤可呈黄色。

治疗方法是手术切除。一般应在出生后 1 ~ 2 月内早期手术，以免囊状水瘤增大而浸润周围组织。如就诊较晚，水瘤较大不能完全切除时，残留部分囊壁须用高浓度碘酒涂擦，以破坏囊壁内膜。倘水瘤侵入纵膈或腋窝，一期切除有困难可分期。

（三）慢性淋巴结炎

常见，多散发于头、面、颈部。肿大淋巴结常散见于颈侧区或颌下区，多如绿豆至蚕豆样大小，较扁平、硬度中等、表面光滑，能推动，有轻度压痛或无压痛。慢性淋巴结炎常须与颈部淋巴结结核、恶性淋巴瘤、颈部转移性肿瘤进行鉴别。为避免延误治疗，必要时应切除肿大淋巴结进行病理检查。

慢性淋巴结炎本身不需治疗，其治疗重点在于原发炎症病灶。

（四）颈部淋巴结结核

本病初起无疼痛，进行性肿大多颗淋巴结，累及单侧或双侧颈深淋巴结以及腮部、枕骨下、颌下与锁骨上淋巴结群，病期常为 1 ~ 3 月或更长。呈多颗淋巴结肿大、散在性并可推动。随疾病发展可融合成团块，固定、不能推动，最后干酪样坏死；形成寒性脓肿，破溃后形成慢性窦道。胸部 X 光片可能显示结核病灶。

本病全身可采用抗痨疗法，少数局限性可推动，而较大淋巴结，可以手

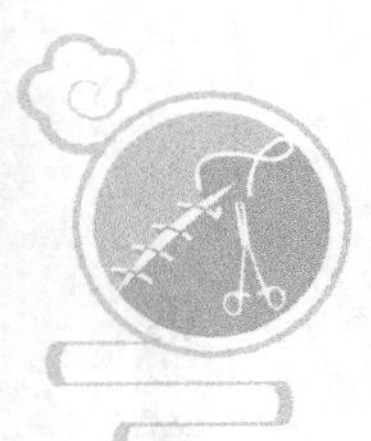

术切除。形成寒性脓肿而未破溃者，可穿刺吸脓并注入抗痨药物，已破溃形成慢性脓性窦道者，可切开刮除并用抗痨药物换药。

（五）颈部恶性肿瘤

1. 恶性淋巴瘤

包括淋巴细胞肉瘤、网状细胞肉瘤、何杰金氏病，为原发于淋巴结或淋巴组织的恶性肿瘤。多见于男性青壮年，肿大淋巴结常首先出现于一侧或两侧的颈侧区，散在、稍硬、无压痛、尚活动，以后肿大的淋巴粘连成团，生长迅速。腋窝、腹股沟淋巴结和肝脾肿大，并有不规则高热。血象检查对诊断虽有一定帮助，但明确诊断往往取决于淋巴结病理检查。

2. 转移性肿瘤

约占颈部恶性肿瘤 3/4，为寻找原发癌：

（1）首先问诊。原发癌症状有鼻堵、听力障碍、食物通过不畅、胃肠症状咳嗽等，再做可能原发灶的确诊性检查。

（2）从转移部位推断原发癌。仅有锁骨上淋巴结转移，原发癌多在锁骨下脏器，应将注意力集中在乳腺、肺、食道、胃肠等脏器。其他颈部淋巴结转移原发癌绝大多数是由头颈部管腔脏器（如鼻咽、上颌、喉、口腔等）和甲状腺而来，应对以上器官进行仔细检查。

（3）从头颈部癌好发转移部位推断原发癌。口腔癌淋巴转移多在颌下部与颈上部、下颌角附近。鼻咽癌转移 90% 以上在颈深上部，下颌角与乳突之间，继之颈中部、颈下部亦可累及。喉癌与下咽部癌多转移至颈动脉分叉处，下达胸锁乳突肌深部。甲状腺癌好转移至其邻近的锁骨上淋巴结以及颈后三角区内。

（4）从病理学诊断推断原发癌。上述方法仍不能确诊，可行细针穿刺细胞学检查，或淋巴结摘除病理学检查。分化型甲状腺癌，从转移淋巴结组织学所见多可确诊。鼻咽癌、舌根部癌多为低分化鳞状上皮癌与移行上皮癌。仅锁骨上淋巴结转移，证明为鳞状上皮癌者多为肺癌、食道癌或子宫颈癌。证明为腺癌者多为胃、肠癌与胰腺癌。

3. 治疗

颈部原发淋巴瘤可行放疗和化疗。口腔恶性肿瘤和鼻咽癌继发颈淋巴结转移,可同步放化疗,或是对具适应症者行手术治疗。

三、甲状腺疾病

(一)单纯性甲状腺肿

多见于高原山区,又称为地方性甲状腺肿,此病与缺碘有关,我国为高发区。一般幼年或青年期多为弥漫性肿,中年后大多形成结节性肿,常为多发性结节,单个结节较少。单个结节有癌变可能。

1. 诊断

(1)临床表现。①病史。具地区流行性甲状腺肿病史。②症状。多见于女性,一般青春期以后逐渐出现甲状腺肿大。早期无自觉症状,如肿块增大则有压迫症状:压迫气管有呼吸困难和喘息,压迫食管可有吞咽困难,压迫喉返神经会出现声音嘶哑。③体检。颈前甲状腺处有双侧甲状腺弥漫性肿大或结节性肿大,巨大者可突出于颈部或悬垂胸前。④临床分型与分度。可分三型:弥漫型,甲状腺均匀肿大,摸不到结节;结节型,可触到一个或几个结节;混合型,在弥漫性肿大的甲状腺摸到一个或几个结节。将病理性肿大分 4 度:Ⅰ度,看得见,甲状腺从超过本人末节拇指大到相当于 1/3 拳大;Ⅱ度,脖根粗,甲状腺由本人 1/3 拳大到相当于 2/3 拳大;Ⅲ度,颈变形,甲状腺大于本人 2/3 拳到相当于一拳大。Ⅳ度,甲状腺大于本人拳头,多带结节。

(2)辅助检查。①首选甲状腺功能检查。早期 T4 降低,但 T3 值正常或相对较高,甲状腺刺激激素 (TSH) 升高。失代偿时 T3、T4、TSH 值都降低。②同位素扫描。示甲状腺增大或变形,放射性图像分布不均匀。③ X 线检查。有助于了解有无气管狭窄和软化病变。

2. 治疗

(1)非手术治疗。①碘化物口服。适于青少年甲状腺肿、成人弥漫性甲状腺肿。常用碘化钾每日 1 片或每周用 2 ~ 3 次,至甲状腺肿消退。亦可用

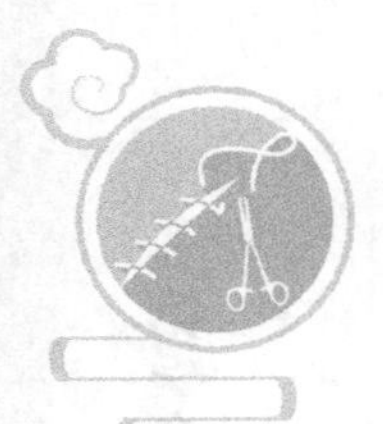

复方碘溶液、碘糖丸等。②甲状腺制剂疗法。常用剂量为30～60mg，每日2次，3～6个月为一疗程。

（2）手术治疗。甲状腺大部切除术适于：①药物治疗无效的甲状腺肿并伴气管、食管或喉返神经压迫引起临床症状者。②巨大甲状腺肿影响生活和工作。③结节性甲状腺肿继发功能亢进或疑有恶变者。

手术方式应按病变程度和结节所在部位，周围器官受压以及神经、血管改变，来决定基本术式，尽可能多地保存正常组织。术后间断服用甲状腺素片，以减少TSH分泌，防止复发。

（二）甲状腺功能亢进

本病简称甲亢，为临床内外科常见病。当药物或放射碘治疗无效或不宜内科治疗时，则由外科施手术治疗，可见甲亢诊疗必须内、外科协作。多见于女性，男女比例为1:3.5，最小者10岁、最大者70岁，4/5发生于21～50岁之间。

1.临床表现和检查诊断

（1）临床表现。①甲状腺肿大。甲状腺呈弥漫性对称性肿大，中等度硬继发性者呈结节性肿。上下极可触及震颤，听诊有血管杂音。②精神症状。神色紧张、精神过敏、坐卧不宁、易怒、多疑、失眠、手指震颤，有时做无聊动作，甚至精神失常。女性可有停经。③眼部症状。眼球突出、凝视，多为双侧，偶为单侧突出。眼球向下视时上眼睑仍然停止于上方，向上视时下睑也停留不动（Graefe征）；瞬目减少（Stellwag征），眼球辐辏不良（Mobius征），眼球突然上视前额无皱纹形成（Joffroy征）；眼球外突，眼裂开大，瞳孔无变化。毒性结节性甲状腺肿无此症状。④心血管症状。脉搏增速，每分钟达100～200次或更多，兴奋或运动后脉搏常急剧增快，睡眠时也不减少。患者感心慌，重症者可发生心房纤维颤动和心力衰竭。由于血流增速、小动脉扩张、外周血管阻力减低，舒张期血压下降。⑤消化道症状。食欲增加，多餐仍感饥饿。渐消瘦，体重减轻，全身软弱无力，可有呕吐和腹泻。⑥皮肤症状。皮肤薄嫩、多汗、湿润、自觉皮肤发热，胫前皮肤粗厚坚韧。⑦震颤。两手伸直，手指分开时可见细微震颤，舌震颤也不少见。

（2）辅助检查。①首选甲状腺 ^{131}I 吸收率，此法诊断甲亢符合率可达 92% ~ 98%。患者 3 小时 ^{131}I 吸收率＞ 25%，24 小时＞ 45%。②血清 T_3、T_4 增高，T_3 ＞ 2.3 ~ 3.9nmol/L，T_4 ＞ 180.6nmol/L。③促甲状腺素释放激素(TRH)试验。甲亢时注射 TRH 后血清 TSH 无增加，能证实甲亢诊断。④基础代谢率（BMR）和血清蛋白结合碘（PBI）。因特异性较差及检测结果的影响因素较多，目前已很少应用。

（2）临床分型与分级。分三个类型：①原发性甲亢（Graves 病）。甲状腺对称性弥漫性肿大，同时出现眼球突出。占甲亢的 4/5。②继发性甲亢（Plummer 病）。结节性甲状腺肿多年后出现甲亢，较少见。③高功能性（毒性）腺瘤。多为单发性甲瘤。

据甲亢程度，分三级：①轻度。脉率＜ 100 次 /min，BMR ＜ +30%。②中度。脉率为 100 ~ 120 次 /min，BMR 为 +30% ~ +60%。③重度。脉率＞ 120 次 /min，BMR ＞ +60%，并有并发症出现。

2. 非手术治疗

（1）药物疗法。适于病史较短、病情较轻、甲状腺肿大不明显者，以及青少年弥漫性毒性甲状腺肿、合并有恶性突眼者、部分妊娠的患者，作为术前准备。常用甲基或丙基硫尿嘧啶 300 ~ 600mg/ 日，分 3 ~ 4 次口服；他巴唑或甲亢平 30 ~ 60mg/ 日，分 3 ~ 4 次口服。

（2）放射性同位素碘疗法。适用于药物或手术治疗后复发者、年龄 2 岁以上病情不重的弥漫性毒性甲状腺肿、有严重并发症不适于手术治疗者。

3. 手术治疗

（1）手术适应证和禁忌症。①适应证。继发性甲亢或高功能腺瘤、中度以上原发性甲亢、腺体较大伴压迫症状、胸骨后甲状腺肿等以及抗甲状腺药物或 ^{131}I 治疗后复发者。②禁忌症。儿童甲亢和老弱患者、甲亢症状轻微者、急性突眼者等。

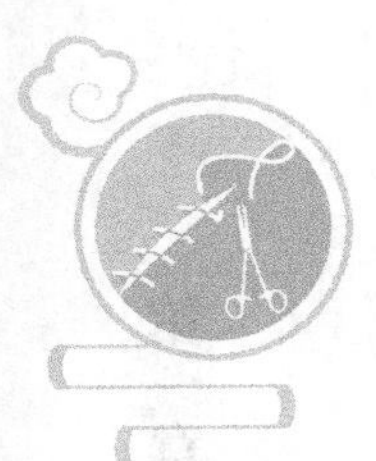

（2）术前准备。甲亢手术，必须进行严格的术前准备。①复方碘溶液。每次10滴，每日3次约2周。脉率90次/min以下，BMR+20%以下，睡眠好、体重增加、情绪稳定、腺体变硬即可施手术。②应用抗甲状腺药物。对重症甲亢者先用抗甲状腺药如硫氧嘧啶100～200mg，每日3次，BMR正常后再用复方碘溶液或同时服用复方碘溶液。③心得安。不能耐受碘剂者可用心得安40～60mg，每6小时一次口服，共4～6天至心率正常后手术。

（3）术式选择。宜施甲状腺次全切除术。

（4）术后处理。十分重要，大体应注意如下处理：①体位。全麻患者清醒后，颈丛或针麻患者回病房应取半坐位。②饮食。术后当天禁食，次日开始流食，以后酌情改进半流食或普食。③防止出血。密切观察呼吸、脉搏，术后当天每2小时测血压、脉搏一次，如遇术后大出血应立即拆除缝线并送手术室检查、止血。④防止甲状腺危象。口服复方碘溶液10滴，每日3次，共一周；或心得安40～60mg，每6小时一次，共服4～7天。⑤抗感染。预防性使用抗生素至体温正常后3天停药。⑥补液。术后静脉补液3～5天。

（三）甲状腺腺瘤

约占甲状腺肿瘤的90%，多见于40岁以下的女性，其中约20%并发甲状腺功能亢进，10%可发生癌变。

1. 诊断

（1）临床表现。①颈部肿块。多数单发，少数为两侧同时或先后发生。一般无痛、生长缓慢，当肿块较大或靠近气管时，可引起压迫症状。②体检。甲状腺一侧或两侧可触及单个或多个肿块，呈圆形或椭圆形，表面光滑、边界清楚，无压痛，可随吞咽上下活动。实性肿块较软，囊性肿块或囊内张力大则较硬，伴囊内出血者肿块迅速增大并出现疼痛。

（2）辅助检查。①首选B超检查，诊断本病的符合率达94%，对甲状腺囊性或实性结节鉴别正确率可达100%，对单发或多发结节正确率为99%。且可显示0.5cm以上病变，无创伤，简单方便。②细针抽吸活检。准确率为

90%，且快速、安全、可靠，为目前公认指导甲状腺结节外科治疗的最好方法。③红外热象仪。诊断甲瘤符合率达83%，甲癌为92%。当疑为甲癌时可选此项检查。④^{131}I甲状腺扫描。因只能作定位诊断，定性较差，渐被B超取代。

2. 治疗

（1）非手术治疗。①甲状腺素。用于甲瘤与甲状腺炎症难以鉴别时。30 ~ 60mg，每日3次。试验治疗3个月无效即手术，此法已较少应用。②囊肿抽吸注药。用于囊性结节。氟美松1mL（5mg）与2%普鲁卡因0.5mL混合液，或注入氢化泼尼松0.5mL（12.5mg），或0.66%碘溶液0.5 ~ 1mL，或四环素0.5%（用1%利多卡因5mL溶解后注入），治愈率80.6%。

（2）手术治疗。①首选腺叶切除术。可避免因单纯腺瘤摘除术不彻底而再手术，多数情况下还可用作根治性手术。②腺瘤摘除术。因腺瘤有一定癌变率和术后复发率而渐少用。

（四）甲状腺癌

占甲状腺恶性肿瘤95%以上，占全身各种癌肿的1.5%。甲状腺癌以女性为多，男女之比1∶2.58。以年龄计，从儿童到老年均有发病，但较多发生于青壮年，平均发病年龄40岁。

1. 诊断

（1）临床表现。①颈部肿块。无意中或普查时发现颈部肿块。多居甲状腺部，无痛或发热，肿块渐增大或近期突然增长迅速；有的甲状腺部无肿块，而颈部胸锁乳突肌中、下部前缘或锁骨上窝出现肿块；或因声音嘶哑、吞咽困难或呼吸困难而就诊。②体检。甲状腺肿块不随吞咽活动，质硬，各个结节表面高低不平，固定。少数患者甲状腺部无肿块，颈侧淋巴结肿大，硬、固定，为首发体征，此为隐匿癌。③髓样癌。有家族性倾向，可合并肾上腺嗜铬细胞癌、甲状旁腺瘤、多发生数膜神经纤维肉瘤，以及类癌综合征、库欣综合征，髓样癌–嗜铬细胞综合征。有顽固性腹泻，呈水样，多发生在餐后或夜间，泻前有腹部绞痛。血浆降钙素可升高到1000ng/mL（正常510 ~ 380ng/

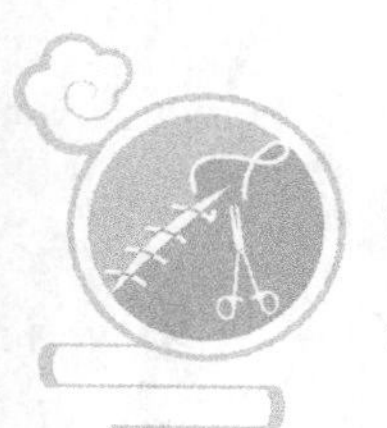

mL)。晚期癌肿侵犯食管者有吞咽困难,侵犯气管有呼吸困难,侵犯喉返神经出现声音嘶哑,侵及颈交感神经有 Horner 综合征。

(2)辅助检查。①首选细针抽吸细胞学检查。准确率达 90% 左右。②甲状腺扫描。约 10% 左右的冷结节为甲状腺癌,但温结节中也可能有极少数为癌,故对诊断帮助不大。③ B 超检查对病变的良恶性的判断帮助也不大。④ X 线检查颈部正侧位平片,可观察气管有无移位和受压,如见有细小砂粒状钙化影像常提示为癌,胸片可见晚期患者的肺转移。

2. 手术治疗

(1)手术治疗是甲状腺癌的首选治疗,只要全身和局部条件许可,就应彻底切除原发癌及其邻近转移灶。

(2)应根据病人具体情况,选择不同术式。①甲状腺全叶－峡部切除术。适用于肿块局限于甲状腺内,无淋巴结转移的低危患者。若曾做过放射治疗或是高危患者,则须加做对侧次全腺叶切除术。②甲状腺全叶－峡部－对侧次全腺叶切除术。用于肿瘤已侵及甲状腺包膜或峡部,颈淋巴结固定,无远处转移的低危患者。若为中高危患者,有同侧淋巴结转移时,加做改良根治术。③甲状腺－转移灶切除术。适用于肿瘤转移至肺、骨等颈外器官,此时需同时作颈淋巴结清扫。④双侧甲状腺包膜内全切除术。适于髓样癌治疗。⑤对未分化癌。在行甲状腺切除手术前、后做放射治疗。

(3)术后治疗。切除主病灶后采取化疗、放疗、中医中药、免疫疗法等综合措施,是当今治疗癌症取得共识的有效方法。①甲状腺素片。60mg,每日 2 次,长期服用。② ^{131}I 治疗。局部复发或有远处转移的滤泡状癌或部分乳头状癌有效。③放射治疗。手术切除不彻底或高危患者有效。

3. 非手术治疗

①放射治疗。未分化癌局部浸润严重而无法手术切除时,可用放疗暂时缓解,但局部复发率高。对切除不彻底的甲状腺癌患者,可加用 200kV 的 X 线照射 28Gy(2800Rad),或 ^{60}Co 照射 5OGy(5000Rad),可控制局部病灶,

提高生存率。伴有远处转移的甲状腺癌可用放射性碘治疗。②促甲状腺素(TSH)抑制疗法。一般给予 T_4 日 300 ~ 400μg,分 3 次服用,直至出现甲亢症状再适当减量。本法适于所有乳头状腺癌患者,但 TSH 抑制疗法对未分化或髓样甲状腺癌无效。③化疗。分化良好的甲状腺癌对化疗不敏感,仅用于分化不良者。可用氟尿嘧啶、环磷酰胺、博来霉素、阿霉素和长春新碱等。④其他。中医药治疗和免疫治疗等。

第二章 乳房疾病

第一节 乳房解剖和生理

成年女性乳房为一对称性的半球形性征器官，位于胸前胸大肌和胸筋膜的表面，浅筋膜浅层与深层之间。乳房基底部上缘平第2～3肋，下缘平第6～7肋，内侧达胸骨旁线，外侧至腋前线。乳房的形态大小，随年龄变化而不同。

女性乳房从青春期开始增生。有月经后，乳房的发育已接近成熟，未产妇的乳房呈半球形，中央有乳头，平对第4肋间隙或第5肋水平，但个体差异较大。妊娠期和哺乳期乳腺组织发育迅速，乳房增大，停止哺乳后，乳腺萎缩，乳房变小。男性乳腺约在一岁半开始渐渐退变，腺体虽有导管，但不分叶，也无腺泡。

一、乳房的解剖结构

女性乳房由皮肤、乳腺、脂肪组织、纤维性结缔组织等构成。其中，脂肪组织主要位于皮下。乳腺为复管泡状腺，属于皮肤附属腺，为汗腺组织的一种类型。

纤维性结缔组织包绕乳腺，并有纤维隔嵌入乳腺叶之间，将乳腺分隔成15～20个乳腺叶，以乳头为中心呈放射状排列。乳头周围有色素沉着的环行皮肤区，称乳晕区，有许多散在的小结节，其深面为乳晕腺。乳晕腺分泌脂状物质，对乳晕和乳头有保护作用。乳腺叶分成许多腺小叶，后者又由诸

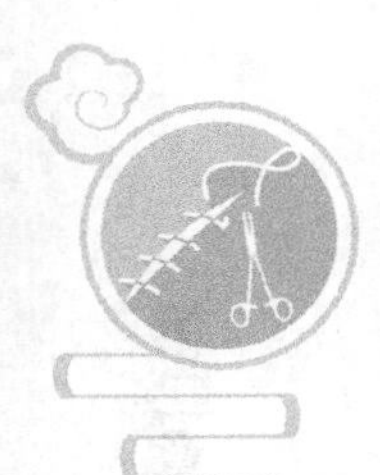

多腺泡组成。腺叶之间、腺叶与腺泡之间均有结缔组织间隔。腺叶间上连皮肤与浅筋膜浅层，下连浅筋膜深层的纤维束称为Cooper韧带，亦称为乳腺悬韧带，使乳腺保持一定的活动度。每个腺叶中各腺小叶与腺泡相通的乳管，向乳头方向汇集形成一个排泄管，即输乳管。输乳管在近乳头处逐渐膨大形成输乳管窦或壶腹，其末端又变细，分成6～8个，开口于乳头表面，此为输乳孔。

大乳管形成壶腹的膨大处，为导管内乳头状癌的好发部位。乳管内衬有上皮细胞，其基底层（生发层）明显增生时，可形成不同的病变，如囊性增生病和导管癌等。外上方呈角状伸向腋窝的腺体组织称为Spence腋尾区，在外科作乳腺癌根治切除时有重要意义，手术时的解剖境界必须包括上述范围。由于乳腺叶和输乳管围绕着乳头呈放射状排列，故乳房手术时应选用放射状切口，以减少对乳腺叶和输乳管的损伤。在乳腺内还有走向不同的结缔组织纤维束，连系皮肤和胸筋膜，称为乳房悬韧带，支持和固定乳腺和脂肪组织。当乳腺癌侵及乳房悬韧带时，韧带将缩短，牵引皮肤使之出现不同程度的凹陷，外观呈橘皮样改变，为乳腺癌病程中的一种特殊体征。

二、静脉、淋巴引流和神经

（一）静脉

乳房的静脉与淋巴管伴行，在乳腺癌的血行转移中有重要意义。乳房静脉分为深、浅两组。浅组静脉分横行和纵行两类，横行静脉由胸骨旁穿过胸肌，汇入内乳静脉；纵行静脉往锁骨上窝走行，注入颈下部浅静脉，尔后汇入颈前静脉。深组静脉则分为三条路径：

（1）经内乳静脉的穿支注入同侧无名静脉，这是乳腺癌经血行向肺转移的重要途径。

（2）直接汇入腋静脉，再进入锁骨下静脉和无名静脉，此为血行肺转移的又一条途径。

（3）直接注入肋间静脉，再经肋间静脉与椎静脉的交通支，入奇静脉和上腔静脉,此为乳腺癌经血行转移到脊柱、骨盆、颅骨的途径。

(二)淋巴引流

乳房淋巴网相当丰富,淋巴液主要引流途径有:

(1)乳房大部分淋巴液经胸大肌外侧缘的淋巴管引流,注入到腋窝淋巴结,再引流进入锁骨下淋巴结。

(2)乳房上部淋巴液透过胸大肌淋巴管,流入锁骨下淋巴结,再汇入锁骨上淋巴结。

(3)部分乳房内侧淋巴液,经肋间淋巴管流向胸骨旁淋巴结,再引流到锁骨上淋巴结。

(4)经两侧乳房间皮下的交通淋巴管,一侧乳房淋巴液可流向对侧。

(5)乳房深部淋巴网可与腹直肌鞘和肝镰状韧带的淋巴管相通,从而可将乳房深部的淋巴液引流往肝脏。

(三)乳房部位的神经

乳房内的感受器与皮肤、皮下组织等都是受特定神经支配的。尤其乳头是一种特殊的敏感感受器,因丰富的神经末梢支配,受催乳素及催产素反射性分泌,保持泌乳等功能。同时乳头的血管及平滑肌,还受交感神经纤维支配。可能运动神经也支配调节乳腺分泌。

乳腺癌手术时,如第 2 肋间神经的皮肤侧支被损伤,上臂的后内侧皮肤将有麻木感。外科手术还须慎重处理下列几支重要神经:

1. 胸背神经

乳腺癌根治术清除腋窝淋巴结时,最好常规保留胸背神经,避免术后出现上臂活动障碍。

2. 胸长神经

这条神经的径路上一般并无淋巴结分布,所以通常不必切除。此神经损伤可造成前锯肌瘫痪而使上肢不能举高,或不能使肩胛骨紧贴胸廓,使肩胛下角及肩胛骨内缘特别明显地突起,称为翼状肩胛。但如确有该处特殊的淋巴结受侵犯,手术时还是应切除此神经。术后锻炼上肢,一般不会引起上

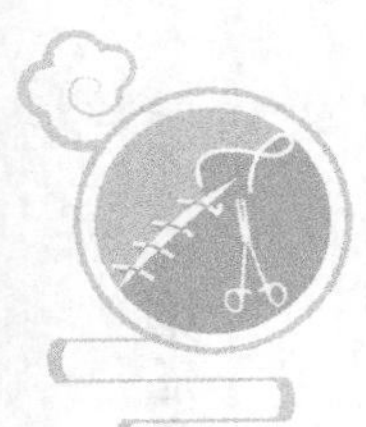

肢严重功能障碍。

3. 肋间臂神经

乳腺癌根治术中自胸壁分离胸小肌时，应对该神经予以确认与分离，避免与血管一起被结扎，否则术后多引起患侧上臂疼痛。

4. 臂丛神经

在清除腋窝淋巴结时，一般无须拨动臂丛神经，以保证其不受伤。在乳腺癌根治术中遇有神经穿过肿大淋巴结区时，应注意臂丛神经区只需将神经周围淋巴摘除，不完全剥离裸露。

5. 胸前、胸背神经

在这些神经周围，如有肿大淋巴结不易分离时，宁可整块切除，不可遗漏淋巴结。

6. 肋间神经外侧皮支

不宜将此神经与血管扎在一起。

三、激素和乳腺生理

乳腺的生理活动，受到性激素、垂体前叶激素、肾上腺皮质激素的制约和影响。垂体前叶产生的乳腺促激素，直接影响乳房的生理活动；同时，卵巢和肾上腺皮质又间接地影响乳房。在卵巢卵泡刺激素和促肾上腺皮质激素的作用下，卵巢和肾上腺皮质均分泌雌激素，促使乳房的发育和生长。

在女性妊娠和哺乳期间，因胎盘分泌大量雌激素，加上脑垂体分泌生乳素的作用，乳腺腺管延长，明显增生，腺泡分泌乳汁。哺乳期后，乳腺又退变而处于相对静止状态。平时在月经周期的不同阶段，乳腺的生理状态也在各种激素的影响下，呈现周期性变化。而在妊娠和哺乳期间，激素的活动达到高峰，此时乳腺的变化最为明显。

第二节 急性乳腺炎及乳腺脓肿

急性乳腺炎是乳房急性化脓性感染，为乳腺管内和周围结缔组织炎症，常在短期内形成脓肿。绝大部分发生于产后哺乳的妇女，尤其以初产妇多见。虽然本病哺乳期任何时间均可发生，但以产后 3 ~ 4 周最为常见，故又称产褥期乳腺炎。

乳腺脓肿可位于乳腺不同的部位，可单发，也可为多发。其中，乳晕旁脓肿或瘘，见于乳晕旁感染性肿块。这些肿块通常的处理是切除、引流，并使用抗生素，但易复发。泌乳导管的阻塞常是脓肿或瘘形成的原因。完全治愈需依赖于炎性组织(包括感染性肿块、瘘道及终末病变导管)的完整切除。

一、致病因素

急性乳腺炎初产妇患病可占 50%，初产妇与经产妇之比为 2.4∶1。可见，该病的发生除细菌侵入外，还有乳汁淤积和产后全身抵抗力下降两大诱因。

(一)细菌入侵

本病病原菌多为金黄色葡萄球菌，少数为链球菌，通常是细菌由乳头皮肤破口或乳晕皲裂处侵入的结果，也可因直接侵入导致感染。病菌多沿淋巴管入侵，如沿淋巴管蔓延至乳腺小叶间及腺小叶的脂肪及纤维组织中，可引起乳房急性化脓性蜂窝组织炎。亦有少数病例产后发生其他部位的感染，细菌经血循环播散至乳房，引起并发症而导致本病。

(二)乳汁淤积

乳汁有利于侵入细菌的繁殖。乳汁淤积的原因有：

(1)乳头过小或内陷而又未能在产前及时矫正，使婴儿吸乳困难，甚至不能哺乳。

(2)乳汁过多，排空不完全。有时产妇不了解乳汁分泌情况，使多余乳汁不能及时排出而保留在乳内。

(3)乳腺管阻塞使排乳困难。乳管本身炎症、肿瘤及外在压迫，均可影响排乳及正常哺乳。

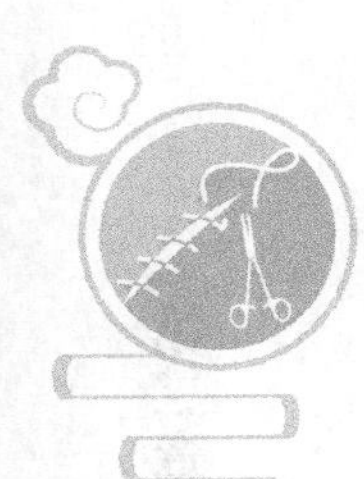

(三)乳头皲裂

分娩后产妇未能掌握正确的哺乳技巧或婴儿的含吮不正常,或过度地在乳头上使用肥皂或乙醇干燥剂之类刺激物,以及婴儿口腔运动功能的失调等,均可造成乳头皲裂,使细菌沿乳头小裂口入侵,并经淋巴管到达皮下及乳叶间组织而形成感染。乳头皲裂时哺乳疼痛,不能使乳汁充分吸出而致乳汁淤积,也为入侵的细菌创造了繁殖条件。

二、临床表现和检查诊断

(一)临床表现

常见为哺乳期妇女出现一侧乳房局部胀痛,皮肤红、肿、热,或有肿块、压痛,甚至出现寒战高热、全身疲乏无力。局部形成脓肿时有波动感。而轻重程度不同的乳腺炎各有特点:

1. 轻度感染

初期感染尚轻时,表现为急性单纯性乳腺炎,出现乳房肿胀疼痛。因乳汁淤滞、排泄不畅,静脉和淋巴的回流不畅,患处出现边界不清的压痛性硬块或硬结。皮温高、表面皮肤红热,同时还可出现发热、发冷等全身症状。此阶段如能正确处理,则炎症可消散。

2. 严重感染

炎症继续发展,则上述局部皮肤红、肿、热、痛症状加重,硬结明显,触痛更重。此时疼痛呈搏动性,患者全身症状明显,可出现寒战、高热、头痛、无力、脉搏加快等。局部红肿,表浅静脉扩张,患侧腋窝淋巴结常肿大,并有明显压痛。白细胞计数明显增高及核左移。

3. 形成脓肿

这时炎症局限化,形成急性乳房脓肿。炎症肿块多在数日内软化形成脓肿,表浅脓肿可见皮肤红肿,中心可触及波动,表浅的脓肿波动感相对明显。乳晕区或其附近皮下形成的小脓肿,常伴发乳头部乳腺导管的炎症和导管阻塞,而引起导管扩张,扩张和阻塞的导管可致此区域的脓肿反复发作或出现慢性排脓。

深部脓肿局部红肿不明显，但患区发硬，有深压痛，需穿刺才能明确诊断。乳房脓肿可以是单房性的，也可因未及时引流而扩展为多房性的；浅表脓肿或向外溃破而穿过皮肤，或脓肿破溃入乳腺管形成乳头溢脓；同一乳房也可同时存在数个病灶而形成多个脓肿。深部脓肿除缓慢向外溃破，还可穿行至胸肌（如胸大肌）及乳房深部的疏松组织中，形成乳房后脓肿，此时应禁止哺乳。严重的急性乳房炎可导致乳房组织大块坏死，甚至并发败血症。

（二）辅助检查和诊断

1. 实验室检查

为首选。可有白细胞计数增多、中性粒细胞增高。并发脓毒血症时，白细胞总数常在 1.5×10^{10}/L 以上，中性粒细胞常达 0.8 以上。

2. 穿刺

试穿抽出脓液即可确诊。脓液行涂片检查，一般可见革兰阳性球菌，亦可行抗酸染色查抗酸性杆菌，以有助于确定致病菌种类。还应送检做细菌培养及药敏试验，指导临床选用抗生素。试穿无脓可将抽吸物涂片送检。

3. 局部穿刺抽脓

乳房深部脓肿如炎症明显而未见波动，可行穿刺抽脓术，有助确定乳房深部脓肿位置。

4.B 超检查

可提供脓肿范围及脓腔形成与否等信息。

5.X 线钼靶摄片

可见乳房皮肤肿胀增厚，间质阴影增生扭曲，血管阴影明显增加。应用抗生素后，炎症有明显改变。

6. 血液细菌培养

急性乳腺炎并发脓毒败血症时，一般应隔天 1 次，抽血做细菌培养，直到阴性为止。抽血时间最好选择在预计发生寒战、高热前，可提高阳性率。对临床表现极似菌血症而血液培养多次阴性者，应考虑厌氧菌感染的可能，可抽血做厌氧菌培养。

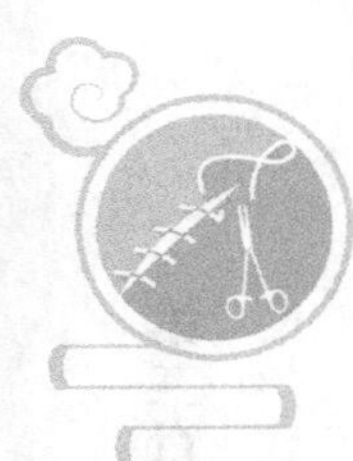

三、预防和治疗

(一)预防

关键在于防止乳汁淤积,同时避免乳头损伤,并保持局部清洁。妊娠后期,尤其是初产妇应经常用温肥皂水洗净两侧乳头;如乳头内陷,一般可借经常挤捏、提拉予以矫正(个别需手术矫正)。

要养成定时哺乳,婴儿不含乳头而睡等良好哺乳习惯。每次哺乳应将乳汁吸空,如有淤积,可借吸乳器或按摩帮助排空乳汁。哺乳后应清洗乳头。发现乳头有破损或破裂,要及时治疗。注意婴儿的口腔卫生并及时治疗其口腔炎症。

(二)非手术治疗

在急性乳腺炎的初期,须去除乳汁淤积因素,消除炎症。患侧乳房应暂停哺乳,同时采取措施促使乳汁通畅排出。可采取以下措施:局部理疗和热敷、局部封闭、全身抗感染、中医药治疗等。

在非哺乳期的妇女,脓肿或脓肿周围可以表现为较小的炎症硬结。这种情况下,局麻下穿刺抽吸脓液和抗生素治疗能较好和快速地取得治疗效果。但在急性乳腺炎脓肿形成期,一般须及时切开引流,排出积脓。

(三)手术治疗

1. 切开引流

如脓肿较大或脓肿位置较深,脓液不能被完全抽吸或是脓肿还没有完全成熟,则必须及时在全身麻醉下施行手术,切开引流并取脓肿壁组织活检。在切开脓肿壁并排除脓液后,应当用手指探查脓腔以去除坏死组织和明确周围腺叶内是否还有其他脓肿存在并处理之。排除脓液,清理脓腔后松弛地放置一纱条作为引流。具体如下:

(1)麻醉。表浅脓肿多采用局麻,深部脓肿或乳房后脓肿以静脉麻醉为宜。方法:以长针头注射器从乳房基底边缘上、下方及外侧分别向乳房后刺入;以 0.5% 普鲁卡因作扇形浸润;再围绕乳房基底边缘作皮下浸润,总量约 100mL。穿刺时针头应与胸壁平行,以免刺破胸膜。如切口部位麻醉不完全,可在切口沿线行皮内及皮下浸润。若脓肿范围较小,亦可于炎症周围的正常组织内行菱形浸润麻醉及切口沿线的皮内和皮下浸润。

（2）脓腔穿刺。切开前先行脓腔穿刺,尤其深部脓肿更为重要。穿刺点选在水肿最明显、压痛最甚处。抽取少量脓液,进行涂片或细菌培养。抽出脓后,暂不拔针头,以针头作引导,行脓肿切开。

（3）切开脓肿。①切口大小选择。应据不同部位脓肿,采取不同方向的切口,但切口长度应基本与脓腔基底大小一致。皮肤切口小,会影响引流;而皮肤切口过大,会引起延迟愈合。②切口方向。据脓肿部位选择不同切口方向。位于乳房腺叶间的脓肿,切口应循乳管方向行放射状切开,且不要切入乳晕内。腺叶间脓肿多有间隔,为数个脓肿所组成,故在切开皮肤及皮下组织后,用血管钳插入脓腔撑开,再用食指探查脓肿,并将脓腔间隔分开,使之成为一个脓腔,以便引流。同时也了解了脓肿的范围及大小,必要时可行对口引流。

位于乳晕下的脓肿,为防乳晕下皮脂腺损伤,应沿乳晕边缘作弧状切口。切开皮下,用血管钳插入脓腔撑开,且勿过深,以免切断输乳管,造成乳瘘。位于乳房后的脓肿或乳房周边脓肿,可在乳房周边（即乳房基底的胸乳皱处）作弧形切口,经乳房后间隙引流,以免损伤乳腺管造成乳漏,又利于引流。

（4）引流脓液。逐层切开皮肤、皮下组织,结扎出血点。深层组织,可用中弯钳沿针头钝性分离入脓腔,见脓即可将针头拔出;然后用手指插入脓腔,探知脓腔大小及打开脓腔各间隔,以便引流。一些脓腔较大的脓肿,有时切开后仍然引流不畅,探查脓腔时可于脓腔最低位加作切口,钝性分离乳腺组织,使两切口创腔相交通,即对口引流。行对口切开应注意深部的切口应与皮肤切口大小近似,防止皮肤切口大,深部切口小,难以充分引流。

（5）放置脓腔引流物。切开后用干纱布或吸引器将脓腔内的脓液清除,亦可用盐水冲洗干净。然后再用干纱布由脓腔底至切口处折叠放入脓腔,宜稍紧。干纱布引流有利于止血及吸尽脓液、扩大创道,较凡士林纱布或盐水纱布优越。

（6）换药。切开引流后 2 ~ 3d 首次换药。换药时可先用盐水将纱布引流条浸湿，再轻柔地徐徐拔出。用盐水棉球或盐水纱布将分泌物揩干，用盐水纱布引流，一则便于引流，二则便于肉芽新生，有利于吸附脓苔及坏死组织，对创面刺激小，较凡士林纱布为佳。此次放置引流条要稍松，太紧会影响引流效果及肉芽生长。引流条应放置脓腔底，防止造成残余脓肿。同时应记录引流条的放置数目，取出时要仔细检查，避免遗留而影响创面愈合。

（7）乳管损伤的补救。术中一旦误将输乳管切断（哺乳期可见创面有乳汁流出），可行缝合结扎，以防乳瘘发生。

（8）乳晕区小脓肿处理。对乳晕区或附近皮下形成的小脓肿，合适和有效的治疗是在病变扩张的导管表面做一放射状椭圆形切口，通常能触及来自于乳头朝向乳房周围的一条索状组织。小范围椭圆形切除皮肤和乳房组织。辨清导管和病变的组织，然后完整切除，才能取得治疗效果。如果切口没有被严重污染，可一期缝合皮肤，如此区域被严重污染，延缓 4 ~ 6 天缝合皮肤是明智的选择。要是病变的乳腺导管没有被完整切除，脓肿和瘘管将再发生。

（9）注意事项。①为避免手术损伤输乳管形成乳瘘，应按轮辐方向放射状切开，切口至乳晕处为止；深部脓肿或乳房后脓肿可沿乳房下缘作弧形切口，经乳房后间隙引流。这样既可避免乳管损伤，也有利于引流排脓。乳晕下脓肿应作沿乳晕边缘的弧形切口。②若炎症明显而未见波动，不应消极等待，应在压痛最明显处进行穿刺，及早发现深部脓肿。③脓肿切开后，应以手指深入脓腔，轻轻分离其间的纤维间隔以利彻底引流。④为使引流通畅，可在探查脓腔时找到脓腔的最低部位，另加切口作对口引流。

2. 脓腔冲洗

（1）适应证。①炎症局限，脓肿形成，全身中毒症状不明显。②炎症已转为慢性。③单发性脓肿，没有脓腔间隔。④对麻药过敏或不能进行全麻的患者。

（2）工具。20mL 注射器一具，6 号针头 2 个，16 号采血针头 1 个。1%

或 0.5% 普鲁卡因注射液，以及 0.9% 灭菌盐水等。

（3）预备。在脓腔中心行常规消毒，用 0.5% 普鲁卡因作局麻，注意应在脓腔壁较厚的部位穿刺（在脓腔壁太薄处穿刺，针眼不易愈合）。

（4）操作。穿刺脓腔，抽尽脓液。然后注入无菌生理盐水或抗生素稀释盐水，再抽出弃之，再注入盐水。如此反复操作，使脓液及坏死组织被冲洗抽出。以促脓腔肉芽生长，减少毒素吸收及促进脓腔的早日愈合。

（5）冲洗后。穿刺后一般注入无菌生理盐水。但如脓腔周围炎症浸润明显，可用 80 万 ~ 120 万单位青霉素（须作皮试），以 10 ~ 20mL 生理盐水稀释，再加入 1% 普鲁卡因液 1 ~ 2mL，注入冲洗后的脓腔内。每天冲洗后，注入 1 次，可以不再全身用抗生素。

此法患者痛苦小，乳腺组织损伤少，亦不影响乳汁的分泌功能，也避免因切开排脓而形成瘢痕，甚至乳房变形。在脓腔冲洗同时，可伴用中药内服。

3. 激光打孔

确定脓肿位置后，在脓肿波动最明显的部位打孔并吸出脓液，再将抗生素推入脓腔。此方法创伤小，患者容易接受，同时也免受换药之痛苦。

第三节　乳腺良性病变

一、乳腺囊性增生病

本病是以乳腺小叶、小导管及末端导管高度扩张形成的囊肿为特征，伴有乳腺结构不良病变的疾病。又称为慢性囊性乳腺病、囊肿性脱皮性乳腺增生病、纤维囊性乳腺病等，为女性的多发病、常见病，常见于 25 ~ 45 岁女性。

与单纯性乳腺增生相比较，本病乳腺典型增生和不典型增生共存，存在恶变危险，应视为癌前病变。这是区别所在。因恶变危险性较正常妇女增加 2 ~ 4 倍，临床症状和体征有时与乳腺癌混淆，对本病应有正确的认识和适宜的处理措施。

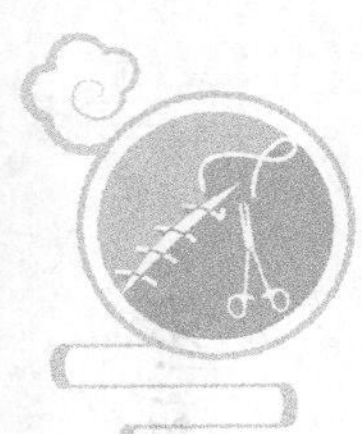

（一）病因和病理

1. 致病因素

本病的病因和发病机理尚不十分明了。目前多认为与内分泌失调及精神因素有关。黄体素分泌减少、雌激素相对增多，均为本病的重要原因。

2. 病理改变

主要为乳腺间质的良性增生，增生可发生于腺管周围并伴有大小不等的囊肿；也可发生在腺管内而表现为上皮乳头样增生，伴乳管囊性扩张。尚有一种小叶实质增生的类型。在本质上，这是一种生理增生与复旧不全造成乳腺正常结构的紊乱。世界卫生组织（WHO）将本病统称为"良性乳腺结构不良"。在我国，囊性改变少见，多以腺体增生为主。

（二）临床表现

本病有三种表现较为突出。

1. 乳房肿块

乳腺肿块常为主要症状，其形状不一，可为单一结节，亦可为多个结节，但一般具多发性。单一结节常呈球形、边界不甚清楚，可自由推动，有囊性感多个结节常累及双乳或全乳，结节大小不等，囊肿活动往往受限。硬度中等有韧性，其中较大的囊肿位于近表面时常可触及囊性感；尚有呈条索状沿乳管分布者，结节或条索直径多在 0.5 ~ 3.0cm。可单侧或双侧发生，外上象限多见，左侧乳腺较为显著；且大小、质地亦常随月经呈周期性变化，月经前期肿块增大，质地较硬，月经后肿块缩小，质韧而不硬。

扪查时可触及肿块，大小不一，与周围组织界限不清，多有触痛，与皮肤和深部组织无粘连，可被推动，腋窝淋巴结不肿大。根据肿块分布范围可分出弥漫型，即肿块分布于整个乳腺三个象限以上；根据形状可分为片块型和结节型等，或混合型，即存在几种不同形态的肿块，如片状、结节状、条索状、颗粒状等。

2. 乳房胀痛

本病乳痛多不明显，常见为单侧或双侧乳房胀痛或触痛。病程为 2 个月至数年不等，大多数患者具有周期性疼痛的特点，月经前期发生或加重，月经后减轻或消失。不过，与月经周期的关系并不十分密切，缺乏此特征并不能否定病变的存在。

偶有多种疼痛表现，如隐痛、刺痛、胸背痛和上肢痛。有的患者在愁闷、忧伤、心情不畅，以及劳累、天气不好时，肿块变大、变硬、疼痛加重；月经来潮后或情绪好转后肿块变软、变小。临床经验提示有此变化者多为良性。若肿块增大迅速且质地坚硬，提示恶变可能。

3. 乳头溢液

5% ~ 15% 的患者可有乳头溢液表现，多为自发性乳头排液。乳房内大小不等的结节实质上是一些囊状扩张的大、小乳管，乳头溢液即来自这些囊肿，呈黄绿色、棕色、浆液血性或血性溢液，偶为无色浆液性。如果溢液为浆液血性或血性时往往标志着有乳管内乳头状瘤。

此外，尚有病程长、发展缓慢等特点。

（三）诊断依据

根据上述临床表现及体征，诊断本病并不困难。但要注意的是，少数患者（2% ~ 3%）可发生恶变。因此，对可疑患者要注意随访观察，一般每 3 个月复查一次。对单侧性且病变范围局限者，尤应提高警惕。如有疑问时可行有关辅助检查，协助诊断。

1. 细针吸取细胞学检查

乳腺囊性增生病肿物多呈两侧性，多肿块性，各肿块病变的进展情况不一。采取多点细针吸取细胞学检查，常能全面反映各肿块的病变情况或性质。特别疑为癌变的病例，能提供早诊断意见。有时最后确诊还应取决于病理活检。

2. 乳头溢液细胞学检查

少数患者有乳头溢液，肉眼所见多为浆液性、浆液血性、血性。涂片镜检可见导管上皮细胞、泡沫细胞、红细胞，少许炎症细胞及脂肪、蛋白质等无形物。

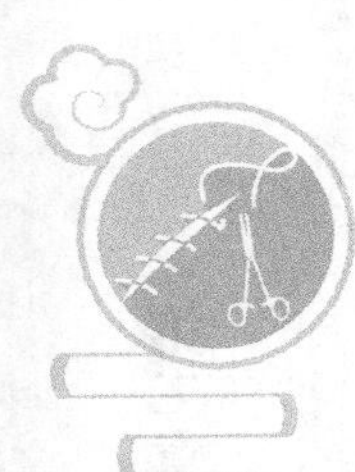

3. 钼靶X线摄影

钼靶X线片上显示病变部位呈现棉花团或毛玻璃状、边缘模糊不清的密度增高影，或见索状结缔组织穿越其间。伴有囊性时，可见不规则增强阴影中有圆形透亮阴影。乳腺囊性增生病的肿块，需与乳腺癌的肿块鉴别，前者无血运增加、皮肤增厚和毛刺等恶性征象。若有钙化也多散在，不像乳腺癌那样密集。

4.B超检查

近年来，B超诊断技术发展很快，诊断率不断提高。对本病检查时，常显示增生部位呈不均匀低回声区和无肿块的回声囊肿区。

5. 近红外线乳腺扫描

本病在近红外线乳腺扫描屏幕上显示为散在点、片状灰影，或条索状、云雾状灰影，有血管增多、增粗；在呈网状、树枝状等改变基础上，常见蜂窝状不均匀透光区。

6. 磁共振成像检查（MRI）

典型MRI表现为乳腺导管扩张，形态不规则，边界不清楚，扩张导管的信号强度在加权像上低于正常腺体组织。病变局限于某一区，也可弥漫分布于整个区域或在整个乳腺。本病的MRI像特点通常为对称性改变。

（四）治疗

因对本病的发生机理和病因尚无确切了解，目前治疗上基本为对症治疗。有人采用雄激素治疗本病。部分病人发病后数月至1～2年后自行缓解，多不需治疗。症状较明显、病变范围较广泛的患者，可以胸罩托起乳房。在对患者的随访观察中，一旦发现有短期内迅速生长或质地变硬的肿块，应高度怀疑其癌变可能，必要时行活检或患乳单纯切除，术中冰冻切片查到癌细胞者，应按乳腺癌处理。具体如下：

1. 药物治疗

（1）中西药治疗。对疼痛明显、增生弥漫者，可服中药治疗。以疏肝理气、活血化瘀及软坚化结为原则，如乳癖消片、乳结消颗粒、乳康片等。还可口服中药小金丹 6 ～ 9g，每日 2 次；或逍遥散 3 ～ 9g，每日三次。或用 5% 碘化钾 5mL，每日 3 次，均可缓解症状。

这些年来类似的药物产品较多，如乳块消、乳癖消、天冬素片、平消片、囊癖灵、三苯氧胺等，治疗效果不一。

（2）激素治疗。中药治疗效果不佳，可考虑激素治疗，通过激素水平的调整，达到治疗目的。常用药物有黄体酮 5 ～ 10mg/d，月经来潮 5 ～ 10d 服用；丹他唑 200 ～ 400mg/d，服 2 ～ 6 个月；溴隐亭 5mg/d，疗程 3 个月。增生腺体检测雌激素受体阳性者，口服他莫昔芬（三苯氧胺）20mg/d，2 ～ 3 个月。激素疗法不宜长期应用，以免造成月经失调等不良反应。

2. 手术治疗

（1）手术目的。明确诊断，避免乳腺癌漏诊和延误诊断。

（2）适应证。患者经过药物治疗后疗效不明显，肿块增多、增大、质地坚实者；肿物针吸细胞学检查见导管上皮细胞增生活跃，并有不典型增生者；年龄在 40 岁以上，有乳腺癌家族史者宜选择手术治疗。

（3）手术方案选择。根据病变范围的大小、肿块多少采用不同的手术方法：①肿块切除。片块型或属于癌症高发家庭成员，肿块直径＜ 3cm 者，可行包括部分正常组织在内的肿块切除。②乳腺区段切除术。病变仅限于某局部，病理结果显示上皮细胞高度增生、间变及年龄在 40 岁以上者，可行此术。③经皮下乳腺单纯切除术。有高度上皮细胞增生且家族中有同类病史，尤其是一级亲属有乳腺癌者，年龄 45 岁以上，应行此术。④乳腺根治术。35 岁以下，有不同类型中等硬度孤立肿块，长期治疗时好时坏，应进行多点细针穿刺细胞学检查，阳性者应行乳腺根治术。阴性者可行肿块切除送病理检测，根据病检结果追加手术范围。

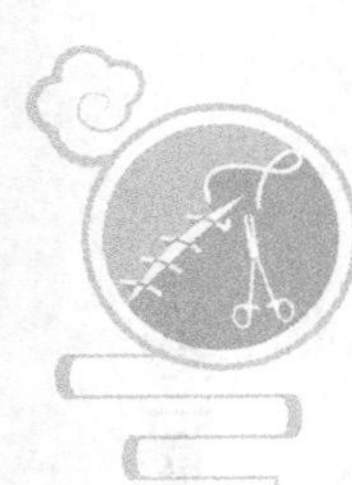

（五）预后

近年来，对乳腺囊性增生病的研究，已深入到分子生物学水平，并多方探讨各种癌前病变与乳腺癌发生的关系。国内有应用全乳腺大切片技术结合癌胚抗原(CEA)、C-erbB-2基因产物、DNA含量、S期细胞比率以及细胞增殖指数多项指标的联合检测研究，证实导管上皮重度不典型增生和中度乳头状瘤病是乳腺癌密切相关的癌前病变，提示只有恶性肿瘤才会较多出现。1 ~ 2项指标呈高水平表达，可视为可疑早期癌变；若2项以上指标呈高度表达者，应考虑按早期癌对待。该项研究从分子学水平提出乳腺囊性增生病向癌演变的依据。

二、乳房纤维腺瘤

本病在乳房疾病中，发病率仅次于乳腺囊性增生病和乳腺癌。在乳房良性肿瘤中，包括纤维瘤和纤维腺瘤约占四分之三，好发于20 ~ 25岁的青年女性。

（一）病因

本病多因雌激素过度刺激而发生，常见于20 ~ 25岁性功能旺盛期女性。在妊娠和哺乳期，或绝经前期，因雌激素大量分泌，可使肿瘤迅速生长。

（二）临床表现

乳房纤维腺瘤的好发部位，以外上象限为多，约75%为单发，少数为多发。特征是无痛性孤立肿块，在病史叙述中，多为无意中发现。肿块直径约1 ~ 5cm，呈园形或椭园形；偶有巨型纤维腺瘤，直径可在10cm以上。生长速度较缓慢，但在妊娠期可迅速增大。扪诊肿块表面光滑、边界清楚、质地坚韧、与皮肤和周围组织无粘连，极易被推动，腋窝淋巴结不肿大。

（三）预防和治疗

1. 预防

（1）爱护乳房，坚持体检。每个不同年龄段的女性都应坚持乳房自查，每月的月经干净后进行。30岁以上的女性每年到乳腺专科进行一次体检

40岁以上女性每半年请专科医生体检一次，做到早发现、早治疗。

（2）保持良好心态和健康的生活节奏，克服不良的饮食习惯和嗜好，平日有规律地工作和生活是预防乳腺疾病发生的有效方法。

（3）正确对待乳腺疾病，不可讳疾忌医。发现乳房肿块后，立即找乳腺专科医生检查并配合治疗。尽管乳腺纤维瘤是良性肿瘤，但也有恶变的可能，特别是妊娠哺乳期间瘤体增长很快或年龄偏大病程较长，或伴有乳腺增生或多次复发者，应提高警惕，及时就诊，防止病情变化。每个女性朋友应特别关注自己的乳房，做到早预防、早发现、早治疗。

2. 治疗

乳房纤维腺瘤虽属良性，但亦有恶变或肉瘤变的可能，一经发现应予手术切除。手术可在局麻下进行，在肿块部位皮肤作放射状切口。肿瘤显露后，将瘤体连同包膜完整切除，并常规送病理检查，以排除恶性病变的可能。具体如下：

（1）术前准备。术前评估应包含超声检查、细针穿刺细胞学检查、钼靶X线片检查等。

（2）手术方案。大多数纤维腺瘤有光滑的纤维包囊，但腺瘤与乳腺腺体的交界面并不总是明确的，这种情况下，一薄层的腺体组织要一起切下，否则肿瘤易复发。良性肿瘤切除易犯的错误之一是病变定位不准确，这常发生于局麻下较深位置的肿瘤切除。除非是肿瘤表浅、易于触及，对于难触及的肿块，尤其是经乳晕的美容切口，离病变较远时，易于因定位不准而误切。

对于较大的纤维腺瘤，须考虑是否为分叶状的肿瘤，分叶状肿瘤无论良恶性其显著的特点之一就是易复发。因此，对于直径超过4～5cm的腺瘤或长得较快的肿块，需手术切除肿块及周边1cm的正常腺体。

（3）手术过程。①切口。选择常见的美容切口，如乳晕旁弧形切口和乳房下皱襞切口等。但如果肿块距离太远，这样的切口也不可取；如果肿块离乳晕超过2～3cm，则直接在肿块表面做切口。切口走向应顺纹，通常是与乳晕平行的弧线。②局部麻醉。沿切口位置将皮肤拉起，注射1%利多卡因

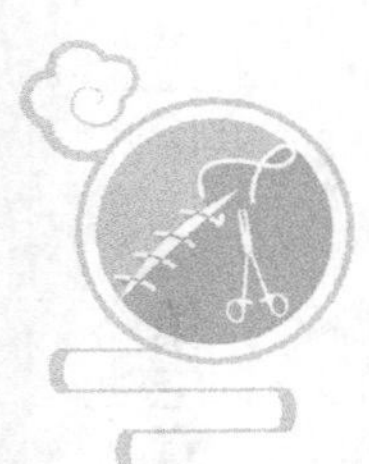

（不含肾上腺素），扇形浸润皮肤、皮下及乳腺组织，注意不要注射到肿块上，而是沿周边浸润注射。切除过程中必要时可做肿块基底注射。注射后等麻醉起效，并确保操作轻柔，锐性切除比电切除易于耐受，轻微镇静也有利于保证麻醉效果。③切除。切开皮肤后，用手术刀切开脂肪层直达腺体，再切开腺体，到达肿块。切的过程中注意探查肿块，电凝止血，确保术野清晰。除非肿块十分表浅，否则可用 2–0 的丝线“8”字缝合并在病变表面组织或在肿块上进行牵拉，以便手术操作。当腺瘤包膜显露时，游离并切下；如果包膜与周围腺体有粘连，可与一薄层腺体组织一并切除。④修复。不必尝试去缝合创面，因为缝合将导致新的“肿块”形成，日后的体检将触及这些肿块，非常不利于判断其性质。事实上创腔缺损将由渗液、出血等充填，然后逐步被正常组织充填。皮下组织可由 3–0 丝线缝合，最后用 5–0 丝线间断缝合皮肤。不必留引流条。

（4）术后处理。为确保手术区压力均匀，可建议患者穿胸衣，此后第一周内可在胸衣内垫上厚厚的纱布敷料。

三、乳管内乳头状瘤

本病可见于任何年龄的成年女性，但以 40 ~ 50 岁者多见，男性少见。本病属良性，但 6% ~ 8% 的病例可发生恶变，故应早期手术治疗。

（一）病因病理

病因尚未确定，一般认为本病与雌激素过度刺激造成局限性乳头状生长有关。四分之三病例发生在大乳管近乳头的膨大部位。瘤体甚小，可为单个或多个，常为多发性者，带蒂并有许多绒毛，血管丰富且壁薄、质脆，极易出血。较大瘤体阻塞输乳管时可产生肿块和疼痛。

发生于乳腺边缘部位的中、小导管或末梢导管者，可累及多个乳腺小叶的不同导管，其生物学特性倾向于癌变，癌变率高达 30% ~ 40%，可视为癌前病变。

（二）临床表现

多数患者无不适。本病临床特点（可能是唯一症状）是在非月经期乳头血性或浆液性溢液，或血性和浆液性溢液交替出现，血性者通常为鲜红色，可有一个或多个乳孔溢液，呈间歇性和自主性。但有些患者较少有乳头溢液。

瘤体较小，因而不易扪及肿块。少数如触到肿物，多在乳头附近位于乳晕区，为圆形小结节，质较软，边界不清、质地不均，不与皮肤粘连，可推动。轻压肿物时，即可自乳头相应的开口处溢出血性或咖啡样液体。多在偶然中发现内衣血迹而就医。患乳一般无疼痛，偶可因肿瘤阻塞乳管而出现疼痛，一旦积血排出，疼痛可消失。这种情况可反复出现。

（三）诊断和辅助检查

如在乳晕区内扪到数毫米大小、质软、可被推动肿块，轻按可从乳头排出血性溢液，则多可确诊。如未能扪及肿块，用指压法以食指尖围绕乳头作顺时针方向按压乳晕区，可见乳头相应部位的单侧单支乳腺导管口有溢液，也可作出诊断。有些病例虽可扪及结节，但按压时并无溢液。常规辅助检查如下：

（1）X线检查。乳腺管造影常可显示肿瘤所在部位及大小，有报道诊断符合率可达93.7%。

（2）溢液细胞学检查。于乳头溢液中可见红细胞和上皮细胞，有时可见到癌细胞。

（四）治疗

手术时可先循乳头溢血口插入细探针，尔后沿探针切开乳管，寻找肿瘤，予以切除。也可由探针注入少许美兰注射液，然后根据染色所示的乳管分布范围和方向，作腺体的楔形切除，切除病变乳管及周围组织。切除标本应送病理检查，如见有恶变应按乳腺癌处理。主要有下述三种情况：

1. 单个乳管内溢液

按乳晕顺序轻压，明确出血的乳管开口后，即用一钝性针插入出血之乳

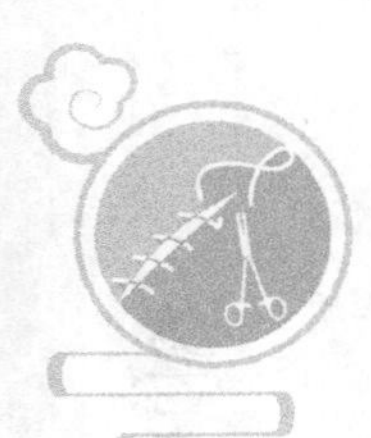

管内，切除该乳腺管及其周围的乳腺组织。

2. 多乳头孔溢液

年轻人可行区段切除，按病理诊断再决定是否补加治疗，老年人可考虑患乳单纯切除术。

3. 双侧乳头溢液

应先排除内分泌紊乱和血液病，不应贸然行双侧乳房切除术。

第四节　乳腺恶性肿瘤

乳腺恶性肿瘤或乳腺癌绝大多数源于乳腺上皮组织，少数可源自乳房各种非上皮组织，偶可见到混合性的癌肉瘤。乳腺癌的发病率以西方国家为高，东南亚国家较低。据统计，我国发病率仅次于宫颈癌，人群发病为23/100 000，占全身各种恶性肿瘤的7% ~ 10%。

乳腺癌的发病年龄多在40 ~ 60岁，病因尚不完全明了，已证实的某些发病因素仍存在争议。多数学者认为，绝经前后雌激素水平升高是刺激发生乳腺癌的明显因素。有乳腺癌家族史的女性，发病率较无家族史者高出15倍，提示遗传因素的重要作用。其他因素还包括：高脂饮食和肥胖、胸部多次接受X线透视或摄影照射、患有某些乳房良性疾病。

一、病理类型

乳腺癌的病理分类方法较多，从临床实际出发，比较简明、实用的方法是按肿瘤细胞的分化程度进行区分，可有低分化和高分化两大类。癌细胞分化程度越低，恶性程度越高，转移快；反之恶性程度低，转移较慢。

分化低的乳腺癌包括硬癌（此型最多见）、髓样癌（此型较少见）、弥漫性癌（炎性癌，很少见）、黏液癌（胶样癌，很少见）。分化高的乳腺癌有腺癌（较少见）、导管癌（管内癌，不常见）、乳头状癌（乳头状腺癌，不常见）、湿疹样癌［佩吉特(Paget)氏乳头病，很少见］。

二、转移途径

（一）直接浸润

癌细胞直接侵入皮肤、胸肌筋膜、胸肌等周围组织。

（二）淋巴转移

可经乳房淋巴液的各引流路径扩散。其路径主要有：

（1）癌细胞经胸大肌外侧缘淋巴管侵入同侧腋窝淋巴结，进而侵入锁骨下淋巴结以至锁骨上淋巴结。转移到锁骨上淋巴结的癌细胞，又可经胸导管（左）或右侧淋巴导管侵入静脉血流而向远处转移。

（2）癌细胞向内侧侵入胸骨旁淋巴结，继而达到锁骨上淋巴结，之后可经同样途径血行转移。这两个转移途径以前者居多。后一转移途径虽少，但一经发生，则预后较差。

（三）血液转移

乳腺癌细胞经血液向远处转移者多发生在晚期，但基于对乳腺癌术后患者远期疗效的调查和统计，有学者认为乳腺癌的血行转移可能在早期即已发生，以微小癌灶的形式隐藏在体内，成为日后致命的隐患。癌细胞除可经淋巴途径进入静脉，也可直接侵入血液循环。最常见的远处转移依次为肺、骨、肝。在骨转移中，则依次为椎骨、骨盆和股骨。好发血行转移是乳腺癌突出的生物学特征，这是本病治疗失败的主要原因所在。

三、临床表现

（一）早期和中期

乳腺癌最早的表现是患乳出现单发的、无痛性并呈进行性生长的小肿块。肿块位于外上象限最多见（45% ~ 50%），其次是乳头、乳晕区（15% ~ 20%）和内上象限（12% ~ 15%）。肿块质地较硬，表面不光滑，边界不清楚，活动度差。因多无自觉症状，肿块常是病人在无意中发现的。少数病人可有不同程度的触痛或刺痛，以及乳头溢液。肿块的生长速度较快，侵及周围组织可引起乳房外形改变，出现一系列体征。

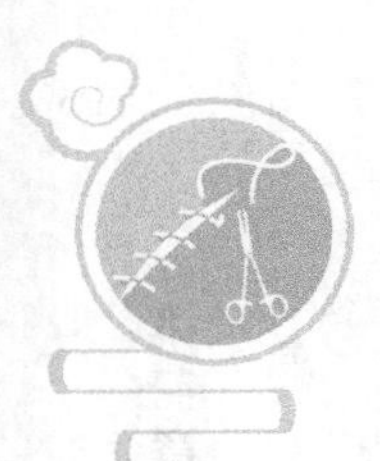

如癌组织累及连接腺体与皮肤的Cooper氏韧带,使之收缩并失去弹性,可导致肿瘤表面皮肤凹陷;邻近乳头的癌肿因侵及乳管使之收缩,可将乳头牵向癌肿方向;乳头深部的肿瘤可因侵入乳管而使乳头内陷。癌肿较大者,可使整个乳房组织收缩,肿块明显凸出。癌肿继续增长,表面皮肤可因皮内和皮下淋巴管被癌细胞堵塞而引起局部淋巴水肿,由于皮肤在毛囊处与皮下组织连接紧密,淋巴水肿部位可见毛囊处出现很多点状凹陷,形成所谓"橘皮样"改变。这都是乳腺癌的重要体征。

(二)晚期

乳腺癌发展至晚期,表面皮肤受侵犯,可出现皮肤硬结,甚者皮肤破溃形成溃疡,此种恶性溃疡易出血,伴有恶臭,经久不愈,边缘外翻似菜花状。癌肿向深层侵犯,可侵入到胸筋膜、胸肌,使肿块固定于胸壁而不易推动。乳腺癌淋巴转移多表现为同侧腋窝淋巴结肿大,初为散在、无痛、质硬,数目较少,可被推动;以后肿大淋巴结数目增多,互相粘连成团,与皮肤或腋窝深部组织粘连而固定。如腋窝主要淋巴管被癌细胞栓塞,可出现患侧上肢淋巴水肿。胸骨旁淋巴结位置较深,通常要在手术中探查时才能确定有无转移。晚期锁骨上淋巴结亦肿大、变硬。少数患者可出现对侧腋窝淋巴结转移。乳腺癌远处转移至肺时,可有胸痛、气促、胸水等;椎骨转移时,出现患处剧痛甚至截瘫;肝转移时,可出现黄疸、肝肿大等。

(三)特殊类型乳腺癌

需要注意炎性乳腺癌、乳头湿疹样癌等特殊形式的乳腺癌,其发展规律和临床表现与一般乳腺癌有所不同。炎性乳腺癌并不多见,一般发生在青年妇女,尤其是在妊娠期或哺乳期。此型癌发展迅速,病程凶险,可短期内迅速侵及整个乳房,患乳淋巴管内充满癌细胞栓子。临床特征是患乳明显增大,皮肤充血、发红、发热犹如急性炎症。触诊扪及整个乳房肿大发硬,无明显局限性肿块。癌细胞转移早且广,对侧乳房亦常被侵及,预后极差,患者常在发病后数月内死亡。乳头湿疹样癌很少见,恶性程度低,发展缓慢。原发病灶在乳头区大乳管内,逐步移行至乳头皮肤。初期症状是乳头刺痒、灼痛,呈变性湿疹样改变,乳头和乳晕的皮肤发红、糜烂、潮湿。有时覆有黄褐色鳞屑样痂皮,揭掉痂皮又出现糜烂面。病变皮肤发硬,边界尚清。随病变发展,可出现乳头凹陷、破损。淋巴结转移出现很晚。

四、诊断和鉴别诊断

乳腺癌的发病在乳房肿块中所占比例很大,加之不少良性肿块也有恶变的可能,故对女性乳房肿块应仔细检查,以防漏诊或误诊。在检诊病情的过程中,应注意把握:①述及有重要意义的病史。②肿块的性质及其与周围组织的关系。③有特定意义的局部或全身体征。④区域淋巴结的情况等。

对起源于良性病变的癌肿,症状和体征在早期易被掩盖或混淆,应特别注意鉴别。对于性质待定而高度可疑癌肿的乳房肿块,活组织检查具有重要的鉴别诊断意义。还应仔细进行乳腺癌的临床分期,用以说明乳腺癌发展的不同程度和阶段,以便有依据地选择治疗措施和概略地估计预后。

(一)临床分期

目前国内比较权威的外科教科书仍大都沿用1959年全国肿瘤学术座谈会的建议,在临床上将乳腺癌分成下列四期:

1. 第一期

癌瘤全部在乳房组织内,直径不超过3cm,与皮肤无粘连。无腋窝淋巴结转移。

2. 第二期

癌瘤直径不超过5cm,尚能推动,与覆盖的皮肤有粘连,同侧腋窝有数个散在而能推动的淋巴结。

3. 第三期

癌瘤直径超过5cm,与覆盖的皮肤有广泛的粘连,且常形成溃疡。或癌瘤底部与筋膜、胸肌有粘连。同侧腋窝或锁骨下有一连串融合成块的淋巴结,但尚可推动。胸骨旁淋巴结有转移者亦属此期。

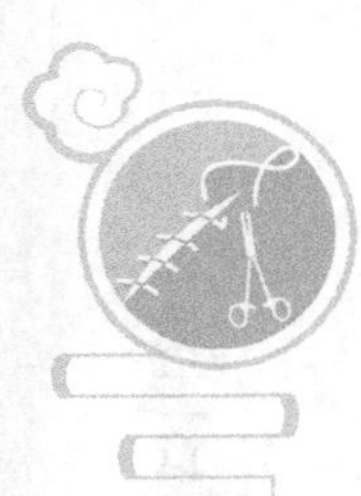

4. 第四期

癌瘤广泛地扩散至皮肤，或与胸肌、胸壁固定。同侧腋窝的淋巴结块已经固定，或呈广泛的淋巴结转移（锁骨上或对侧腋窝）。有远处转移者亦属此期。

必须指出，以上分期仅凭术前检查的结果为依据，实际上并不完全可靠，应结合手术后不同区域淋巴结的病理检查结果进行校正，才能较可靠地分析疗效和估计预后。

（二）TNM 国际分期

TNM 国际分期法由国际抗癌协会提出，经 1969 年和 1972 年两次修订。T 指原发癌、N 指局部淋巴结、M 指远处转移，三个字母右下角可再附加 0、1、2、3、4 等数字，以表示其变化的程度和某一癌瘤的目前临床情况。我国于 1978 年 12 月正式推荐采用国际抗癌协会提出的 TNM 国际分期法。这一分期法在国际上已被各国临床工作者普遍接受，并在国内外医学杂志和学术交流中统一地规范使用。

1.T（原发癌）

T_0 为乳腺内无或未触及癌瘤。T_1 指癌瘤直径≤ 2cm，无乳头内陷、无皮肤粘连、无胸大肌和胸壁粘连；T_2 指癌瘤直径≤ 5cm，可有轻度皮肤粘连和乳头内陷，但无胸大肌和胸壁粘连；T_3 指癌瘤直径＞ 5cm，皮肤明显粘连。

T_4 指癌瘤直接侵犯胸壁和皮肤。T_{4a} 指癌瘤固定于胸壁，T_{4b} 指患侧乳腺出现溃疡、橘皮样水肿或有卫星结节。T_{4c} 兼 T_{4a} 和 T_{4b} 两种乳腺病理改变。T_{4d} 为炎性乳癌。

2.N（局部淋巴结）

N_0 为同侧腋窝未触及肿大淋巴结。N_1 指同侧腋窝触及淋巴结，直径≤ 2cm；N_{1a} 指可触及淋巴结但估计没有癌转移，N_{1b} 指可触及淋巴结并有癌转移；N_1（＋）指未触及的淋巴结中已有癌转移，N_1（－）触及到的淋巴结中无癌转移。

N_2 指同侧腋窝淋巴结直径＞ 2cm，融合成块或淋巴结与周围组织粘连

N_3 指同侧锁骨下或锁骨上存在可能触及的淋巴结，上肢水肿。

3.M（远处转移）

M_0 指无远处转移。M_1 指有远处转移。M_{1a} 指癌组织侵犯整个乳腺皮肤，M_{1b} 指对侧腋淋巴结及对侧乳腺受累，M_{1c} 指 X 线或临床证实有肝、骨、肺、胸膜转移。

根据以上标准，乳癌在临床上可分成 5 期。

4. 浸润癌

Tis 指非浸润癌，而乳腺浸润癌又分为 4 期：Ⅰ期，$T_1N_0M_0$、$T_1N_{1a}M_0$、$T_1N_{1b}M_0$、$T_1N_{1c}M_0$；Ⅱ期，$T_2N_0M_0$、$T_2N_{1a}M_0$、$T_2N_{1b}M_0$、$T_{1-2}N_{2-3}M_0$；Ⅲ期，$T_{3-4}N_{0-3}M_0$；Ⅳ期，$T_{1-4}N_{0-3}M_1$。

简言之，Ⅰ期癌肿≤ 2cm，无腋淋巴转移；Ⅱ期癌肿≤ 5cm，已有腋淋巴转移；Ⅲ期，凡癌组织有锁骨上、下淋巴结转移或患侧上肢有水肿者；Ⅳ期，凡癌组织发生远距离转移者。

五、治疗

（一）概述

乳腺癌的治疗方法和措施较多，包括手术、放疗、化疗、内分泌治疗等。目前大都采用以手术为主的综合治疗。

1. 手术治疗

根治性切除乳腺癌的手术疗法已有百年历史，目前仍是乳腺癌治疗的主要手段，而且对早期尚无腋窝淋巴结转移的乳腺癌疗效最为满意。据统计，五年生存率可达到 80% 左右。乳腺癌手术目前倾向于尽量保留乳腺的小范围手术，并视病情采取综合治疗，减少病人的创伤和痛苦，提高病人的生存质量。

传统的乳腺癌根治术是将整个患侧乳房、胸大肌、胸小肌及同侧腋窝淋巴脂肪组织整块切除。由于位置在内侧象限的癌肿，胸骨旁淋巴结转移机率较大，因而产生了乳腺癌的扩大根治术式，即在传统根治术基础上，切除患侧第 2 ~ 4 肋软骨及相应的肋间肌，将胸廓内动、静脉及胸骨旁淋巴结一并清除。

大量研究提示，乳腺癌根治切除或扩大根治切除并不能有效地提高患

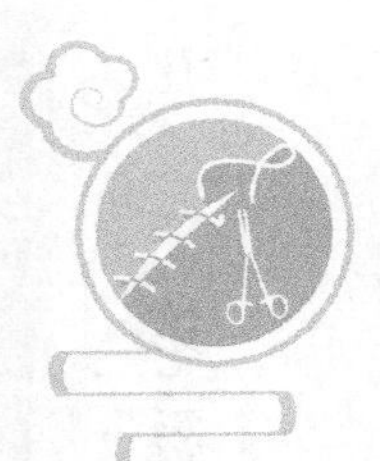

者五年或十年生存率,而对患者的生理和心理的致残却是明显的。术后生存率及预后并不决定于手术方式,而与癌肿的生物学特性和机体的免疫反应,尤其是局部淋巴结转移的程度,有密切关系。因此,目前外科多采用保留胸肌的改良根治术,即将患乳切除加腋窝淋巴结清扫。近年国外又兴起了对早期乳腺癌施行保留乳腺的部分乳房切除术,术后辅以局限性放疗。有报导认为具有与改良根治性手术相同的效果。不过,根据近年出版的《中国常见恶性肿瘤诊治规范》,乳腺癌治疗无论选用何种术式,都必须严格掌握以根治为主,保留功能及外形为辅的原则。

鉴于上述原则,有关乳腺癌术式的选择,以下方案可作为一般临床参考:

(1)对于一期和二期尚无淋巴结肿大者,可采用改良根治切除术,术后根据有无淋巴结癌转移,决定是否加用放射治疗。

(2)对于二期晚及三期乳腺癌,可采用根治性切除术,术后根据腋窝淋巴结转移的数目及范围,决定是否加用放疗和化疗。

(3)对于三期晚的乳腺癌,或因重要脏器功能不全、年老体弱、合并其它疾病不能耐受根治性手术者,或局部病灶晚期破溃、出血者,可选择患乳单纯切除的姑息性手术,术后可配合放疗或化疗。

(4)对于四期乳腺癌则不宜施行手术,可根据情况采用内分泌药物、化学药物治疗,必要时辅以放射治疗。

2. 其他治疗

包括放射治疗、内分泌治疗、化学药物治疗等方法,多与手术治疗配合运用。其中,内分泌治疗不良反应比化学治疗少,疗效较持久,凡不宜手术或放射治疗的原发晚期乳腺癌,雌激素受体测定阳性者,可单独或合并内分泌治疗。激素的效用与患者年龄,特别是否已经绝经有很大关系,故所用药物及手段因月经情况而异。

(二)乳腺癌局部切除术

1. 适应证

(1)触诊明显的包块或可疑包块(尽管乳房X线检查正常),且包块直径小于3cm。

（2）触诊阴性，但乳房X线检查显示可疑包块。包块可活动，与皮肤、胸肌无粘连。

（3）包块为非中央型，距乳头距离大于3cm以上。

（4）原位癌。

（5）腋窝淋巴结检查阴性（N_0、N_{1a}）的保留乳房早期乳腺癌。

2. 手术风险

（1）乳腺癌病人切除标本内未发现癌组织。

（2）病理学检查假阴性，或残留癌。

3. 手术策略

（1）触诊阳性的包块。局部切除大多数可触及的包块，需要活组织穿刺病理检查来明确诊断。切口选在包块上方，用左手检查，用示指和中指扪及包块并固定，右手持手术刀切开皮肤。局限性包块在乳房小的女性身上容易较早发现，得到早期切除，除了包块在腋窝者外。如包块不能准确定位，则可行从皮下脂肪到胸大肌筋膜包括包块在内的乳腺部分切除。

（2）触诊阴性的乳腺。对于触诊阴性但乳房X线检查发现可疑星状结节或簇状微钙化病灶，术前必须经X线检查或超声进行准确定位。还应做病变组织活检，对大多数这样的病例，组织活检可提供病理学诊断。放射科医生把带状导丝的套管针放置在X线检查可疑的组织内部或周围，外科医生则以导丝尖端来定位病变组织并进行切除。

由于大多数触诊阴性的乳腺病变组织一般非常小，为把病变组织完全切除，我们通常连同周围正常组织一并切除。术中若未见病变组织，就应切除导丝定位周围更多的组织，因为这样的患者大多乳房比较大，术中不易触及病变组织。在这种情况下，常使在术后病理检查中从局部切除的组织发现病变组织变得较为困难。在施行该术式切除包块的过程中要特别注意，仔细解剖以免术中导丝脱落或被切断。如果导丝被切断，必须找到导丝的断端，必要时可用金属探测器协助寻找。一般来说，手术中轻柔地进行操作，使用手术刀和电刀（剪刀例外）就不会切断导丝。

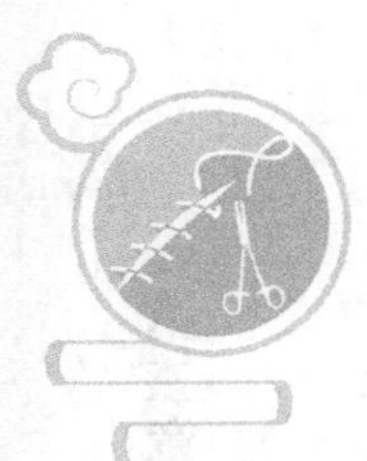

（3）切除范围和缝合。合适的乳腺癌局部切除术，要求切除的癌组织外周有完整的正常组织包绕。切除组织要进行定位和标记，以便病理检查得到阳性结果时，还可作为进行二次切除术的病理学依据。可用两条丝线标记病变位置，短线标记病变上缘，长线标记病变下缘。局部切除乳房后，不要用丝线缝合乳腺实质，而采用可吸收的缝合材料，因为丝线缝合容易在术后形成可触及包块，不易与病变组织鉴别。

4. 手术技巧和方法

（1）触诊阳性包块局部切除。①切开。取组织活检时，切口应选在包块表面。切口沿朗格尔 (Langer) 线，即与皮肤皱褶平行的弧线。对于乳腺中部的包块，可选择沿九点方向切口。其他部位的包块取弧形切口。同时应考虑术后进行病理检查。应选择容易切除包块的切口，切口应该够长，能兼顾完整切除包块周围 1cm 厚正常组织和皮瓣不过度回缩两方面。手术不涉及腋窝时可选择局部麻醉。用手术刀沿亚甲蓝标记的切口切开皮肤和皮下组织，牵开皮肤和皮下组织，充分暴露视野。用左手示指按在包块上，在肿瘤一侧切开，深度达到能触摸到肿瘤底部为止。可锐性切开或电切，而不用电凝，以保护肿瘤的边缘，便于病理检查。应尽量避免用血管钳钳夹肿瘤组织，否则病理检查时会影响肿瘤边缘的确定。用“8”字缝合来牵拉肿瘤可减少组织回缩，便于术后病理检查，要完整切至肿瘤之下，并保证切除后肿瘤深面有一定厚度的正常组织，有时可以直接切至胸大肌或胸小肌筋膜。切除时左手示指可从肿瘤下穿过作为引导。之后要仔细用电凝止血，细微的出血也会导致术后血肿。②关闭。大多数病例不需缝合乳房实质，术野止血完全，可不放置引流。用 3-0 型号 PC 线缝合皮下，用 5-0 型号 PDS 线进行皮内缝合。

（2）触诊阴性病变切除。触诊阴性病人在 X 线引导下于病变组织放置指示导丝后，由放射科移至手术室。比较定位 X 线资料和原有资料，判断导丝的深度和尖端所在位置。可用按压导丝尖端使导丝尾端振动的方法来确定尖端所在位置。

如果导丝尖端的位置可触及或确定，则沿乳晕皱褶做弧形切口，切除导丝尖端周围乳腺组织。如果导丝尖端距乳晕较远，可以在两者之间做切口，将导丝尖端拉入切口内切除乳腺组织。除非病人乳房比较小，切除乳腺组织范围都要足够大，一般切除不小于 5cm × 3cm × 2cm 大小的乳腺组织。以导丝为标志切除的乳腺组织要做乳房标本 X 线检查，并与原先 X 线资料进行对比，以确定病变组织已被完整切除。未做乳房标本 X 线检查前不能进行缝合。极少数情况下，乳房标本 X 线检查没见可疑病变组织，则需仔细触摸乳腺切面周围组织并切除可疑部分，然后再做乳房标本 X 线检查。如乳房标本 X 线检查还是未发现病变组织，则终止手术，并在术后 2 ～ 3 个月复查 X 线片。若发现病变，则行二次导丝引导下的乳房部分切除。

如导丝尖端的位置不能确定，切口选择在导丝入皮肤处，或者选择在导丝入皮处与估计尖端所在位置的中点。沿导丝方向切除以导丝为轴、直径 2cm 的乳腺组织，边切边触摸导丝位置，以免导丝暴露；在导丝的末端切除直径应为 3 ～ 4cm，最后导丝连同乳腺组织一并切除。然后严格止血，以可吸收线垂直褥式缝合皮下，皮内缝合皮肤。

（3）局部切除术术后处理和病理学检查。局部切除指病理学检查证实切除的早期病灶边界清楚、完整，并且切除病灶周围被正常组织所包裹的术式。对术前穿刺检查发现癌组织的病人，局部切除术相当于肿块切除术。对术前病检发现癌组织而术后病检未发现癌组织的病人，应进行二次局部切除术。二次手术切口应选择距原切口 1cm 处的椭圆切口，完整切除上次手术形成的腔隙，如底部深至胸肌筋膜，则切除胸肌筋膜。彻底止血后不放引流条。用 4–0 可吸收线缝合皮下，4–0 的 PDS 线进行皮内缝合，加压包扎。如果二次局部切除术明显影响乳房美观，则应考虑行乳腺癌改良根治术和乳房重建术。

5. 术后处理

在切口上方放置厚纱布，嘱病人术后 7 ～ 10 天 24h 穿胸衣。纱布厚度要能产生足够的压力达到抑制静脉回流、减少术野渗液的目的。

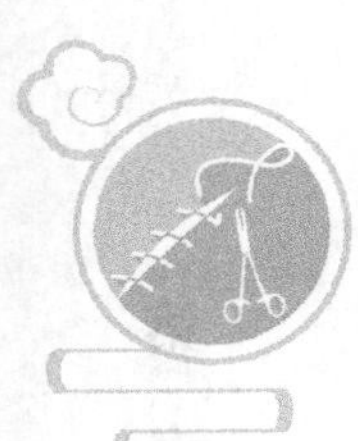

6. 并发症

有导丝残留体内、血肿、术后感染等。

(三)乳腺癌根治术

1. 适应证

大多数乳腺癌病人可采用根治术治疗。适应症包括:

(1)不能行保乳手术的浸润性乳腺癌。

(2)Ⅰ期、Ⅱ期患者,还有部分Ⅲ期病人(如经新辅助化疗降期者)也可选择根治术。

(3)部分没有手术禁忌症的Ⅳ期患者也可采用。

如病人体质虚弱或年龄较大、心肺等功能不能耐受麻醉,也不建议做根治术。有些病人对于外形有严格的要求,也不适宜采用根治术。

2. 术前准备

(1)胸部X线检查(钼靶、CT)。

(2)明确肿瘤分期及病变范围。

3. 手术风险

(1)术中或术后皮瓣局部缺血。

(2)损伤腋动脉或腋静脉。

(3)损伤臂神经丛。

(4)损伤胸外侧神经导致胸大肌萎缩。

(5)术前不充分的活组织检查可能未检测到病灶,术中应仔细辨认、解剖,以免遗漏。

(6)在处理内乳动脉时,如果不慎,可能损伤胸壁导致血气胸形成。

4. 手术策略

常规技术游离皮瓣后,可用两种方法完成根治术。一种是将胸大肌与乳房切除后,再清扫腋淋巴结(类似改良根治术);另一种是清扫腋淋巴结后,再切除乳房。当乳腺切下后垂向外侧,自身重量就成了牵拉力。前者好处是有可能减少因牵拉所致肿瘤细胞种植。目前没有证据表明上述两种方法孰优孰劣，全凭个人主观选择。

5. 手术技巧和方法

（1）切口。患者取仰卧位，患侧上肢固定于手板上外展 90°，铺双层消毒巾，患侧的肩、胸部置薄布垫高 5cm，碘伏全面消毒胸部、上腹部、肩部和上肢。将整个上肢用双层无菌单包好，以保证绝对无菌，因为在手术过程中需要将上肢弯曲。

我们常用无菌的梅奥 (Mayo) 仪器放在患者头侧，可方便地使术者放置血管钳和纱布垫，同时也可以帮助患者在手术过程中弯曲上肢。在距原发肿瘤边缘 3cm 处用无菌记号笔作标记，据肿瘤位置用前述方法确定切口内侧和外侧范围。此外沿肿瘤大致画出切除范围，应包括所有乳房组织、乳头和乳头周围的皮肤。如不需植皮，可行椭圆形切口。用手术刀沿切口预定线切开全层皮肤，遇出血，用电凝止血。过多皮肤切除可用植皮术来补救。

（2）皮瓣游离。用 2 ~ 3cm 宽的拉钩牵开皮肤，继续切开下面的组织，助手用皮钳向上牵引皮瓣，术者用手向下压住乳房组织，形成一个解剖层面。用适当的电切切除连接于皮下与乳房之间的游离皮瓣时，不要将乳腺组织遗留在皮瓣上。遇出血用电凝控制出血，良好的止血，可以减少创伤。

皮瓣的游离范围超过乳腺组织下达肋弓上方，内侧至胸骨缘，外至背阔肌前缘，在本手术中是第一次显露。用无菌纱布覆盖在手术区域。向上游离皮瓣直至锁骨下 3cm，无论选择何种切口，必须良好地暴露腋窝，范围从锁骨至腋静脉跨过颈阔肌的位置。最后一步是将颈阔肌前方所有脂肪组织清除，以清楚地显露切口的外侧缘。

（3）腋窝显露。腋淋巴结清扫并不一定要切除胸大肌的附着束，保留胸大肌的锁骨头附着束，有利于保证上胸壁较好的外形。将胸大肌的锁骨头附着束与胸骨束间沟分开，用左手示指伸到胸大肌的胸骨束后方，电凝切除之，此过程将切除一些胸廓前外侧的动、静脉和神经。胸大肌残端应保留 2 ~ 3cm。将乳腺及筋膜向外切除直至喙突，显露胸小肌止点。其尾部有腋动、静脉和臂丛神经，被脂肪、淋巴组织及一层筋膜覆盖。

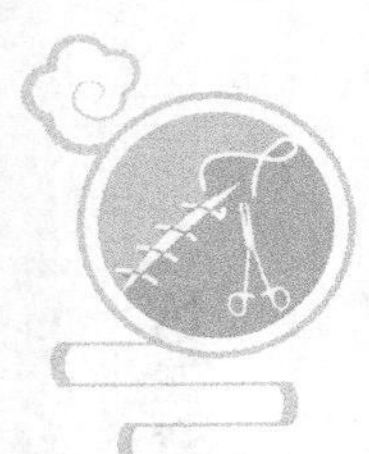

清除这层筋膜就打开了腋腔并暴露出胸小肌。用示指挑起其止点束，在喙突处切断。钝性切除腋静脉表面的脂肪垫并向下牵拉，暴露出腋静脉。

（4）腋静脉处理。没必要清除腋动、静脉和臂丛神经上方的脂肪。牵起腋静脉鞘，用剪刀沿其长轴打开其外膜，自背阔肌前缘一直走向近处。横越腋静脉的有血管和一些神经分支。仔细分离、结扎细小血管分支，剩下孤立的腋静脉。在此需用标签标明标本的相应位置。

（5）胸壁处理。用手术刀在腋静脉的前方切开锁胸筋膜，这时开始清扫胸壁上方的淋巴、脂肪组织，一直向外清扫，直到肩胛骨前方。用纱布钝性将标本向下游离，此时可显露出胸长神经，保留此神经，在肩胛下血管旁找到并分离胸背神经，直至其进入背阔肌处。如背阔肌前缘尚未完全显露，就沿其前缘切开，此时整个腋窝清扫出来的组织应该离开了腋静脉、胸壁和背阔肌。

（6）标本离体。始终使胸长神经保持在盲视下，距其 1cm 外平行胸壁切开前锯肌旁筋膜，向内切达胸肌交汇处切断胸肌的肋骨附着点，残端应保留至少 0.5cm 以便止血。否则血管缩到胸腔，增加了手术难度，并且还有可能导致血气胸。

（7）关闭创腔、引流。与下述改良根治术相同。

（8）全厚皮植皮。缝合皮瓣时如皮肤张力太大，就不要勉强缝合，测量出缺损皮肤大小，决定能否从另一皮瓣切下多余皮瓣，去除脂肪后移植在缺损处。为去除用来移植皮瓣上的脂肪，可将皮瓣展开，一端钉在无菌的板上，用钳子拉起脂肪，用大刀片将脂肪刮去；如有脂肪残留，还可用弯剪刀剪去。皮肤处理好后，按预先测量的大小和方向将皮片移植到缺损区进行缝合。首先缝合 6 针以稳定皮片，然后锁边缝合皮片到皮瓣上。用皮钉来钉也可以。

用 10 号手术刀在皮片上刺多个孔，以便渗液可以及时溢出。用单层碘伏纱布覆盖移植的皮片，再用小棉球或纱布碎屑铺在纱布上，用事先留下的缝线捆住纱布以固定之，避免皮片移位。最后用胶带固定，确保皮片上的所有敷料不移位。

（9）中厚皮植皮。如胸壁没有足够的皮肤用于移植，也可以用刀片在大腿前外侧取中厚皮植皮。先用肥皂水清洗和碘伏消毒供区皮肤，吹干皮肤，用压舌板压平皮肤。控制取皮厚度为0.4mm，开始取皮。移动取皮刀时，须均匀用力，由护士和医生协作配合，直到取到足够的皮片，暂时保留在生理盐水中。覆盖供皮区，缝合皮片到胸壁缺损处。

6. 术后处理

只要没有感染迹象，就可让敷料维持5 ~ 7天，随后揭开敷料，敞开创面或者较松地覆盖一层纱布。更换供区纱布敷料，但不要动内层敷料。1 ~ 2周后待伤口愈合再揭下内层敷料。如果创面有积血或渗液，用注射器抽吸，有助于缓解疼痛。

7. 并发症

（1）植皮区感染，偶见供区感染。

（2）植皮区皮下积血或渗液。可采用术中仔细止血和供皮刺孔引流渗液等措施来避免。

（四）改良式乳腺癌根治术

1. 适应证

（1）全乳房切除术通常适用于不能行保乳手术的原位导管癌。

（2）乳腺癌根治术适用于不能行保乳手术的浸润性癌。

（3）单纯乳房切除术偶尔作为保乳手术失败而采取的补救措施。

2. 术前准备

与根治术相同。

3. 手术风险

与根治术相同。

4. 手术策略

（1）注意事项。大多数患者在术前已通过组织学或细胞学明确诊断为恶性肿瘤。术前没有上述资料的患者需要做术中活组织检查、冰冻切片。手术只是治疗的一个步骤。在这种情况下，对活检切口的设计和定位应遵循易于行乳房切除术的原则。

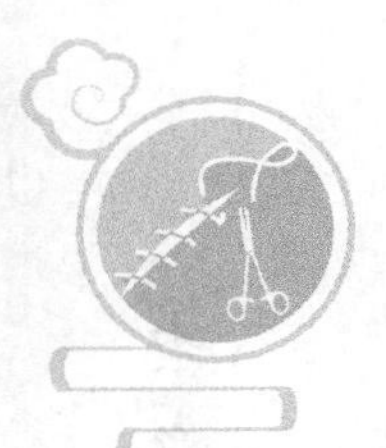

直径＞4cm的肿瘤，取材活检时，只需切除肿瘤边缘的部分组织，无须切取过多组织。如活检取材过多，将使活检术成为乳房切除术。小的肿瘤（直径＜3～4cm）取材活检时，可以将肿瘤全部切除，这样做的理论优势在于行乳房切除术时不会将残余瘤栓挤入淋巴系统和血液循环系统，避免了肿瘤扩散。在乳房手术中迅速有效地止血是非常关键的，然而电刀在使用中有一定弊端。术中使用电凝引起过热，可导致确定肿瘤组织雌激素受体和组织边缘较为困难。因此，在切除肿瘤边缘的乳腺组织时只能用电切，这样就不会导致过热。术中若遇出血，用电凝凝固出血点；若肿瘤较小，使用电凝时务必谨记电凝对样本的破坏。

（2）单纯（全）乳房切除术。本术式无须进行腋窝淋巴结清扫，仅通过小切口即可以完成。切除范围不超过乳房外侧缘。术中注意切除靠近腋窝的脂肪组织中1枚或是数枚淋巴结，但是没有必要行腋淋巴结清扫术。通过皮瓣重建关闭切口。

（3）改良式乳腺癌根治术。目前本术式指全乳房切除术和腋淋巴结清扫术。最初改良式乳腺癌根治术指切除所有乳房组织、胸大肌筋膜、胸小肌，以及进行腋淋巴结清扫术。如今大多数外科医生保留胸小肌，有些医生游离胸小肌，有些医生分开胸小肌。

（4）乳腺癌腋窝淋巴结。手术者通常将腋窝淋巴结分三组，以胸小肌为解剖标志。Ⅰ组沿胸壁和腋神经血管束外侧缘分布，包括乳腺外侧组、肩胛下组和腋静脉淋巴结组，以胸小肌外侧缘作为该组的上界。Ⅱ组位于胸小肌深面，Ⅲ组位于胸小肌浅面。

由此可见，胸小肌与腋神经、血管束交错，在实施完整的淋巴结清扫术时，必须将胸小肌显露清楚、分离或切除。胸大肌与胸小肌之间的淋巴结定义为罗特尔(Rotter)淋巴结。尽管大多数外科医生不再游离或切除胸小肌，但若术中暴露不佳，则应毫不犹豫地切除胸小肌。

（5）切口与游离皮瓣。①皮瓣厚度。极薄的皮瓣作为典型的霍尔斯特德(Halsted)根治术的重要组成部分，对于处于进展期的患者来说是非常必要的。此外,即使很薄的皮瓣也可能包含有潜在的乳腺组织。皮瓣的厚度取决于皮肤与乳房之间皮下组织的多少,通常这层皮下脂肪与乳房的脂肪层之间是相对缺乏血供的。肥胖患者一般皮下脂肪的厚度为 1 ~ 2cm,而较瘦的患者这层脂肪可能只有几毫米。游离皮瓣的关键是尽可能地切除所有显而易见的乳房组织。留下皮下脂肪层可保证皮瓣的活力,对需要后续治疗的患者来说也容易恢复,且并不增加局部复发率。Cooper 韧带从乳腺延伸至皮下组织,形成不连续的条索状白色纤维束,在黄色的脂肪组织中易于辨认。以 Cooper 韧带底为界横行切断皮下组织可确保将乳房组织切除干净而又可以将皮下组织完整留下。②切口的选择。如准备即时或稍后行乳房再造术,行乳房再造术者可计算出伤口的位置、方向和大小。注意乳房切除术中的皮肤保护方法。一般来说,横行切口掩饰效果最好,即使患者穿上低领衣服,切口也不明显。对于肿瘤位于 3 点和 9 点位置,横行切口较为实用;但若肿瘤位于乳房较上或较下的位置,切口就要有所变化。最佳线路为以肿瘤所在部位或活检切口为中心,做圆形切口,切口各距肿瘤边缘 3cm 以上。可能的话,尽可能用横行切口。沿肿瘤做圆形切口后,尽可能多地保留皮肤,以避免缝合时张力过大。肿瘤切除后,切除剩余皮肤,如准备做重塑手术,就不必切除多余的皮肤。肿瘤位于乳房不同位置有各种不同的切口可供选择。另外,切口设计应避免造成“狗耳朵”畸形,这可以发生在任何一种根治术中,皮肤集聚在一起使许多妇女认为这是肿瘤残余,会给患者带来不安。其实,这很容易避免,只要在缝合时切除多余皮肤,尽量让切口平整即可。

5. 手术技巧和方法

(1)活组织检查(术前未能明确诊断)。其切口位置位于肿瘤上,方位与拟行乳房切除术的切口一致。若肿瘤直径为 2 ~ 3cm,则活组织检查的切口长 3 ~ 4cm。沿切口进入到皮下脂肪层,用牵引器撑开皮下脂肪层,用电刀切开皮下脂肪层与乳腺组织之间组织,直至显露切除面的直径约为 3 ~ 4cm。

如肿瘤容易确定,用电刀沿肿瘤周边切除肿瘤组织,直至病灶完全切

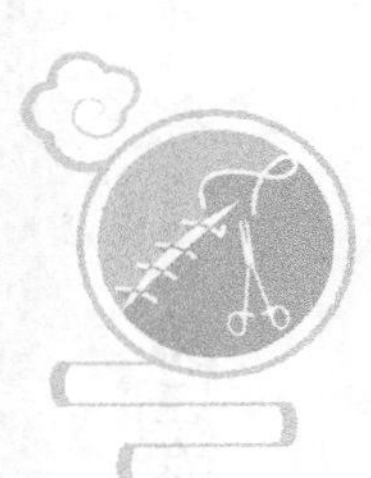

除,用手指触诊切除后留下的腔隙,有时取部分腔壁做活检以保证诊断准确性非常必要。若有团块状组织,则一并切除,以确保活检所需标本量。当病理学医生在对标本进行冰冻切片时,要用电凝确切止血。但应确保标本的一部分符合雌激素受体测定要求。

如病变处于早期,皮下层用 4-0 的 PDS 线连续缝合或用 5-0 的尼龙线间断缝合。如病变明确为恶性肿瘤,切口用粗丝线连续缝合关闭。更换手术衣、手套、手术器械,患者重新消毒后行单纯乳腺(全)切除或乳腺癌根治术。

(2)切口与游离皮瓣(与根治术相同)。

(3)清扫胸肌筋膜。在仔细检查每一处出血点、做到确切止血后,用手术刀切除覆盖在胸大肌表面的筋膜。沿胸大肌内侧缘,在胸大肌表面用手术刀或电刀锐性分离胸肌筋膜直至胸大肌外侧缘。在游离血管过程中,若遇出血,需牢靠止血。不论用电刀还是血管钳,操作都必须精细,尤其在沿血管走行解剖时血管易回缩到胸壁,可能导致胸腔内出血,这时要高度注意。特别在对待体型较瘦的患者,在这一过程中极易发生血胸、气胸。电凝或止血钳不易控制出血时,须缝扎止血。

分离胸肌筋膜直至胸大肌外侧缘,钝性、锐性结合解剖法将包绕胸大肌的筋膜切除,向上牵引胸大肌。这样做保证了切除乳房、胸肌筋膜、腋淋巴结的完整性。如果只是行单纯切除术,只需切除到腋尾就可以了。

(4)显露腋静脉。用拉钩拉开胸大肌,显露胸小肌。胸内侧神经及其分支沿胸小肌起点外侧缘分布。切除该神经一般无严重后果,但是必须认清胸外侧神经的主干,该神经位于胸小肌起点的中部,走行于胸大肌的背面,切除该神经可导致胸大肌挛缩。紧贴于喙肱肌下方的是臂丛神经和腋血管,用手术刀切除喙肱肌前下侧的脂肪和筋膜,沿喙肱肌下缘中部切除直至肩胛肌喙突,此为胸小肌的止点。紧贴于胸小肌的止点电凝游离胸小肌,若不准备切除Ⅲ组淋巴结,可不用游离胸小肌,分开胸小肌后方的组织,用拉钩拉开胸小肌即可。

应充分游离胸小肌,以便良好地暴露腋静脉。游离胸小肌直到显露出头静脉与腋静脉的脂肪垫,通常温柔的钝性解剖有利于将脂肪垫拉开,显露腋鞘。将顶部和外侧缘切除的标本作好记号，胸小肌跨过腋窝的位置也作好标记。腋窝清扫术上界达锁骨与腋静脉的交点，用电凝切除锁骨与腋静脉之间所有的淋巴和脂肪组织。在平行于腋静脉下方 1cm 处用手术刀切除锁胸筋膜，不要将腋静脉向头侧牵拉，这可能损伤位于腋静脉后方的腋动脉。如怀疑淋巴结向腋神经、血管浸润，立即取材活检以明确病变范围。由中间向外侧逐步切除肋内肌的淋巴组织。遇胸小肌附着处，可沿胸小肌边缘 2 ~ 3cm 处用电凝切断胸小肌；如果胸小肌没有游离，可不必切除，将上肢恢复到外展 90° 。沿胸外侧缘可清楚地看到 1 ~ 2 支从肋内肌发出支配上肢内侧皮肤感觉的神经。由于这些神经穿过需切除的组织，即使可导致上肢内侧皮肤感觉障碍，也要将其分开。用无菌纱布垫由上向下擦去肩胛下区的疏松脂肪。

切断胸小肌是为显露胸长神经，胸长神经在腋前线沿肋弓走行，由上向下分布支配前锯肌。胸背神经分布范围与肩胛下静脉一致，伴胸背动静脉向下、向外侧走行支配背阔肌。这两支神经紧贴于切除范围的边缘，若无淋巴转移，应注意保护该神经。清除附着于腋静脉与背阔肌之间的淋巴组织。在胸长神经远端有许多小静脉跨过胸长神经，以此为标记，注意保护胸长神经。在前锯肌前方将肩胛下肌群的筋膜连同标本全部从胸壁上清除。

（5）冲洗、关闭切口。用无菌水充分冲洗术野，不仅可以冲掉血凝块，发现小的出血点，也可以将可能遗留在术野的肿瘤细胞冲走。检查剖面是否有出血，仔细止血。冲洗完毕后腋静脉和胸壁旁各放置负压引流管一根，另戳孔将引流管引出，固定在皮肤上。

可用 PDS 线连续皮内缝合以关闭切口。细尼龙线间断缝合或者使用皮肤钉缝合时必须无张力，否则可发生术后皮瓣坏死。通常从中间和外侧缝合时张力不会太大。千万不要将皮瓣缝合成“狗耳朵”畸形，对此可通过将皮瓣修整成三角形加以避免。术后引流管存在负压吸引，同时可加压包扎。

6. 术后处理

（1）留置两根引流管，直到引流液逐渐减少至 30 ~ 40mL/d，或术后留置 7 天。

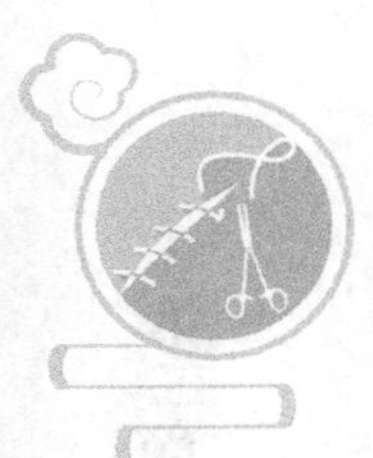

（2）鼓励患者早期下床活动，但术后 5 ~ 7 天患者患侧上肢不可外展，因为这样会影响皮瓣与胸壁的附着，加重皮下液体积聚。患者可以用患侧上肢做日常活动，但不要外展；有一系列标准化的活动和锻炼来确保患者恢复。物理治疗也是很有帮助的。

（3）术后采用适当的阶梯式治疗，以保证患者引流以及身心康复。

（4）术后 2 周内不要拆除伤口皮钉或缝线。这是因术中游离皮瓣，破坏了皮瓣血液供应，而皮瓣的血供恢复较慢，因此，愈合时间较长。

（5）皮下积液较多时，可用无菌注射器吸净积液。

（6）建议患者术后进行辅助化疗及参加临床试验。

（7）监测患者是否出现局部复发或对侧乳房发生肿瘤。

（8）当患者早期治疗完成后，每年应对患者随访。

（9）注意观察是否有淋巴水肿，对此若不及时发现、及早治疗，将会导致残疾。警告患者做过手术的上肢要避免受伤，包括晒伤。一旦有手受伤或受到感染，立即使用抗生素治疗 7 ~ 10 天。在医生指导下使用弹力绷带以防止发生永久性的上肢浮肿。

7. 并发症

（1）切口感染。皮肤无缺血坏死，一般不会发生切口感染。但如缝合切口后，术野内留有死腔，发生积血、积液又未能得到充分引流，可致切口血供障碍而发生感染。

（2）皮瓣缺血。这是严重并发症，如缺血持续 2 周以上，可发展为皮瓣坏死，甚至蜂窝织炎。这一过程阻碍了大量残余的淋巴液通过淋巴管从上肢回流至体循环，淋巴回流受阻加重了上肢淋巴水肿。但这些都可加以预防避免缝合时张力过大、游离皮瓣时不要过分切断血管、不要将皮瓣游离得太薄以及保留足够宽的皮瓣蒂等，均可减少皮瓣缺血的发生。

当术后第 5 天、第 6 天皮瓣出现发紫，预示皮肤发生坏死。若发紫皮瓣压之不褪色，则提示皮肤组织失活而不是发绀。一旦这些变化出现，患者需及时手术。可在局麻下，切除失活皮肤、缺损处植皮。术后只要不发生感染，伤口可一期愈合。及时手术可以减少对侧支淋巴管的破坏。当然，最有效的预防措施是在第一次手术缝合发生切口张力过大时，就进行植皮。不要勉强缝合。

（3）皮下积液。当皮瓣未很好地与胸壁粘连，在术后前几周内易发生皮下积液。较肥胖的患者更易发生。治疗主要是每 3 ~ 5 天吸尽积液，一般不会持续几个月。若持续时间较长，最好在局麻下切开，留置一根引流管，因为反复多次的抽吸易发生感染。

（4）淋巴水肿。上肢淋巴水肿常见于肥胖患者或曾接受过放疗者、曾发生过皮肤坏死者、切口感染者或蜂窝织炎者。治疗蜂窝织炎要及时应用抗生素。淋巴水肿没有任何感染的征象，一旦确诊，立即用弹力绷带包裹上肢和前臂，压力维持在 50mmHg，持续 6 周。弹力绷带失去弹性后要及时更换，当上肢的周径增加 2cm 以上就应该接受该治疗。一般来说，只要不是长时间水肿，通过上述治疗一般能够控制住。及时使用抗生素、早期使用弹力绷带加压对预防和控制水肿是很有帮助的。

如水肿持续几个月，皮下纤维组织将发生增生，进而转变为不可逆的淋巴水肿。通过对已发生皮下纤维化的组织进行间断压迫、放松，有一定帮助。但几乎没有被确诊为永久纤维化的患者，愿忍受每天几小时的间断压迫、放松而又看不到水肿有明显好转趋势。

第三章 普通外科

第一节 消化道出血

一、病因和部位

消化道指人体食管至肛门的肌性管道，其中包括食管、胃、十二指肠、空肠、回肠、盲肠、结肠及直肠。消化道出血可由多种因素或疾病引起，为临床上常见的症候群。整个消化道分为上消化道、中消化道、下消化道。

（一）上消化道出血

上消化道在传统上指的是十二指肠悬韧带（屈氏韧带）以上的食管、胃、十二指肠、上段空肠及胰管、胆管。此段消化道的出血，就被称为上消化道出血。

上消化道出血的病因多种多样，主要包括以下几方面。

1. 上胃肠道疾病

（1）胃及十二指肠疾病。急慢性胃炎、胃黏膜脱垂、急性胃扩张、胃手术后病变、胃癌、消化性溃疡、十二指肠炎、胃泌素瘤等。

（2）食管疾病。食管损伤、食管炎、消化性食管溃疡、食管癌等。

（3）空肠疾病。胃肠吻合术后空肠溃疡、空肠克隆病等。

2. 上胃肠道邻近组织及器官疾病

（1）胆道疾病。胆管或胆囊结石、术后胆总管引流管致胆道受压坏死、肝动脉瘤、胆管或胆囊癌或肝癌破入胆道等。

（2）纵隔脓肿或肿瘤破入食管。

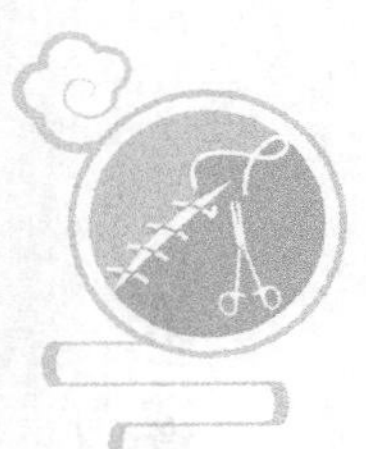

（3）主动脉瘤、肝脾动脉瘤破裂，或是动脉瘤破入食管、胃及十二指肠等。

（4）胰脏疾病。如急性胰腺炎脓肿溃破、胰腺癌累及十二指肠等。

3. 门静脉高压

（1）各种肝硬化失代偿期。

（2）门静脉阻塞。原因可能是门静脉血栓形成、门静脉受邻近肿块压迫、门静脉炎等。

（3）肝静脉闭塞综合征。

4. 全身性疾病

（1）血液病。血小板减少性紫癜、血友病、白血病等，还有弥散性血管内凝血等凝血机制障碍性疾病。

（2）血管性疾病。过敏性紫癜、动脉粥样硬化、弹性假黄瘤、郎－奥韦综合征等。

（3）结节性多动脉炎。血管炎及红斑性狼疮所致血管炎。

（4）应激性溃疡败血症。大手术、创伤或烧伤后，肾上腺激素治疗后，颅脑病变或脑血管意外，肺源性心脏病及肺气肿等所致应激状态，休克等。

（5）尿毒症。

（二）中、下消化道出血

一般将屈氏韧带以下的消化道称为下消化道，原来并没有中消化道这一概念。因内窥镜技术的发展，也因临床需要，一些内镜专家将常规上胃镜终点和结肠镜终点间的那一段消化道，定义为中消化道。中消化道的概念改进了传统上对消化道分区的观点，方便了临床上的应用，以及对相关疾病的诊疗。按照这一分段定义：十二指肠乳头以上为上消化道，十二指肠乳头至回盲瓣为中消化道，盲肠、结肠、直肠为下消化道。本节在叙述消化道出血时，也参考这一概念，而中消化道由小肠构成。

机械性损伤、肿瘤、消化道炎症及血管病变等，均可导致中、下消化道的出血。全身性疾病及邻近器官病变，也可累及消化道，引起出血。具体可有下述病因：

1. 小肠疾病

包括肠结核、肠套叠、急性出血坏死性肠炎、肿瘤和息肉、缺血、憩室炎或溃疡、血管畸形、血管瘤、克罗恩病等。

2. 结肠疾病

溃疡性结肠炎、憩室、肠套叠、各种感染(细菌性及结核性、病毒性、寄生虫病、真菌性)、肿瘤及息肉、血管畸形及缺血等。

3. 直肠疾病

溃疡性直肠炎、附近恶性肿瘤或脓肿侵入直肠、类癌、肿瘤及息肉、缺血、感染(细菌性及结核性、病毒性、寄生虫病、真菌性)等。

4. 肛管疾病

肛裂、肛瘘、痔疮等。

二、临床表现

按消化道出血的部位、出血速度、出血量的差异,临床上的表现各有不同。

(一)一般表现

小量(少于 400mL)、慢性出血多无显著的自觉症状。当发生大量、急性出血时则可有心慌、头晕、乏力、冷汗、口渴等症状,严重时出现四肢冰凉、晕厥、烦躁不安、尿少、休克等。血压、脉搏的改变是衡量失血程度的指标。急性出血因血容量锐减,机体最初的代偿机制是心率加快,如不能及时补充血容量和止血,将出现休克,这时脉搏很微弱。在休克的早期,可出现代偿性血压升高;随出血量进一步增多,血压将逐渐地下降,出现失血性休克。

因原发病各有不同,消化道出血时还会伴有相应的临床表现,包括呕血、腹痛、腹壁静脉曲张、蜘蛛痣、肠梗阻、黄疸、便血、柏油便、腹部包块、发热等。

(二)上消化道出血的表现

上消化道出血的病死率为8% ~ 13.7%,应结合其发病机制和临床表现,细心、准确地进行诊治。上消化道出血多表现为呕血和黑便。但当上消化道

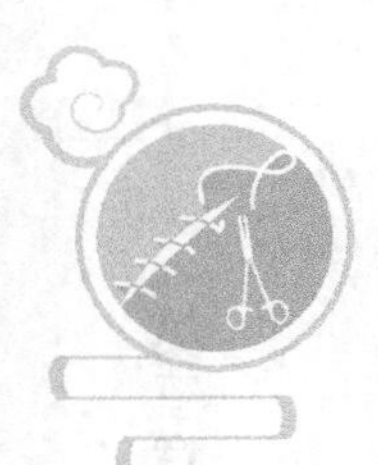

出血量少、速度慢时,多无吐血表现。这时如每天出血量仅多于5mL,大便颜色不变而潜血试验或为阳性;每天出血高于50 ~ 100mL时,将出现黑便,大便潜血化验呈阳性。不应因无呕血症状而忽视上消化道出血,长此以往病人会发生贫血。一般食道出血时呕血为鲜红色,胃及十二指肠为咖啡色。呕出血块或鲜红色血,显示出血量大;如为咖啡色,指示出血慢、量少。典型的黑便为柏油样便,大量出血则呈紫红色便。

消化道大量出血指的是数小时内失血量多于1000mL或超出血循环容量20%。当上消化道大出血时病死率高,有下述临床表现:

1. 呕血及黑便

这是上消化道出血的典型表现。如出血部位在幽门之上,多有呕血及黑便;如在幽门以下,可能仅有黑便表现。但当出血速度慢、量少时,病变虽在幽门以上,也可仅见黑便;如出血速度快、量大,病变虽在幽门之下,也可由于血液反流到胃,导致呕血。

2. 发热

一般大量出血或中等出血的病人,会在24小时内出现发热,这时的体温常在38.5℃以下,发热一周或数天不等。

3. 周围循环失血性衰竭

出血量小于400mL时可无症状表现,中等出血可出现血压偏低、肢体冷感和口渴,有软弱无力、头晕等,突然站立可发生晕厥,发生进行性贫血或贫血。按压病人的甲床可见其苍白,长久无法恢复。出血量达到全身血量30% ~ 50%时,可发生休克,表现出面色苍白、口唇发绀、四肢湿冷、呼吸困难、脉压差缩小及脉搏快而弱、血压下降至测不到、体表静脉因充盈差而瘪陷、神志不清或烦躁不安等。这时如处理不当,可致病人死亡。

4. 氮质血症

由于周围循环失血性衰竭导致肾脏血流暂时性降低,肾排泄功能及肾小球滤过率均有降低,这就引起体内氮质的贮留,而发生氮质血症。当纠正休克和低血压后,血中的尿素氮可快速降至正常。如持久、严重的休克引起肾小管坏死，出现急性肾衰，或失血加重肾病患者的肾脏损害，可出现无尿或少尿的临床表现。

5. 血象变化和贫血

大量出血 2 ～ 5 小时，白细胞计数可显著增高；经止血后，约 2 ～ 3 天恢复正常。伴脾亢或肝硬化的患者，白细胞计数可以不升高。一般急性大出血后，会出现失血性贫血，早期红细胞计数、血红蛋白浓度、红细胞压积等均可无显著改变，约超过 3 ～ 4 小时后贫血才出现。

（三）中、下消化道出血的表现

中、下消化道出血的许多临床表现与上消化道出血相同，如呕血和黑便、周围循环失血性衰竭、发热、贫血、氮质血症等，这些临床症状多是由身体失血引起的，有些则是消化道出血的表现。中、下消化道出血，除有呕血、黑便之外，还容易出现便血。如左半结肠和直肠出血，粪便呈现鲜红色；右半结肠出血，粪便呈现暗红色。而回肠和右半结肠出现小量渗血，就可有黑便发生。

三、临床检查和诊断

（一）上消化道出血

1. 检查

（1）化验检查。当出现急性消化道出血时，重点的化验检查应该有：血常规、出凝血时间、肝肾功能、血型、呕吐物或大便隐血试验，以及尿素氮和血肌酐等。

（2）内镜检查。使用相应的内镜直接观察，就可确定病灶，并根据具体情况作相应止血治疗。在做纤维胃镜检查时，需注意几点：①通常不必预作洗胃。但如出血多，血块可能会影响观察，这时可以用冰水洗胃，然后作检查。②对于失血性休克病人，应首先补充血容量，等血压较平稳后进行胃镜检查。③胃镜检查最好选择出血后 24 ～ 48 小时这一时间段。

（3）X 射线钡剂造影。因某些肠道部位难以被普通的内镜窥见，造成漏

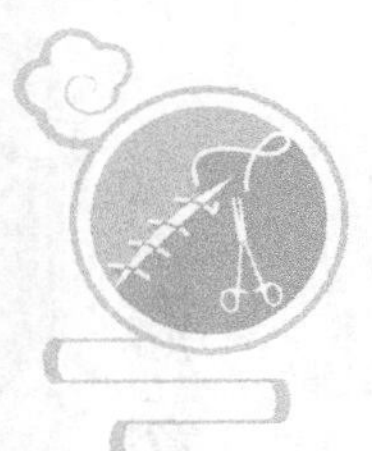

诊,这时可借 X 线钡剂检查来补充。需要注意:活动性出血后不应过早做钡剂造影,恐在按压腹部时加重出血或引起再出血。建议在病情稳定、出血停止 3 天后做钡剂造影。

(4)选择性动脉造影。如病人出现紧急情况,上消化道持续、严重地大量出血,可以造成难以安全地进行胃镜等检查的情况;而由于病变部位积血影响视野,也无法对出血灶进行判断。这时可选择肠系膜动脉造影来找到出血部位,进行止血治疗。

(5)放射性核素扫描。如 X 线和内镜检查呈阴性,就可选用放射性核素扫描。此法是用 ^{99m}Tc 等核素标记患者红细胞,再由静脉注入患者体内。如存在活动性出血,当出血速度达到每分钟 0.1mL 时,核素将可显示出血位置。

2. 诊断

如有呕血及黑便、出血表现、发热、氮质血症等症状,结合肝硬化、消化性溃疡、应激性病变、慢性胃炎等可导致上消化道出血的原发疾病,就可作出初步诊断。在此基础上,作血红蛋白、红细胞、血小板及大便隐血试验等实验室检查,并酌情选择 X 线钡餐造影、纤维胃镜、B 超等影像学检查,就可作出明确诊断。

(二)中、下消化道出血

1. 检查

与上消化道出血的检查一样,中、下消化道的检查,首先要做常规血、尿、粪及生化项目。实际上,中、下消化道出血的检查,也常采用 X 线钡剂、放射性核素扫描和选择性腹部血管造影等。不过,因中、下消化道出血部位所决定,其检查也表现出相应特点:

(1)结肠镜检查。为诊断回肠末端和大肠病变的首选。经这一检查,可以发现活动性出血;如结合病理检查,还可判断病变的性质。因此,诊断的敏感性高。结肠镜检查发现病灶时,应注意将镜端移到末段回肠,这被称作全结肠检查。

（2）X 线钡剂检查。用于诊断回盲部、大肠和阑尾病变，一般多用双重气钡造影。

（3）手术探查。当存在持续大出血，各种检查均无法明确出血灶时，就必须进行手术探查。如遇手术探查不易发现的血管等处微小病变，还可借手术中内镜检查找到出血灶。

2. 诊断

对中、下消化道出血的部位和病因进行诊断，须结合病史、病人的症状及体征、实验室检查，借以找到诊断的线索。但要明确诊断出血部位和病因，就需酌情做影像学检查和剖腹探查：①选择性血管造影，对复发性或急慢性消化道出血均具重要的诊断和治疗意义。②内镜检查一般可明确 90% 以上消化道出血的诊断，成为消化道出血定性、定位诊断的首选。③放射性核素显像的优点是损伤小，可用于初步定位。④当各种检查都不能找到病因时，就应作剖腹探查。⑤ X 射线钡剂检查则用于病情稳定、出血已止的病人。

中、下消化道出血容易与下述疾病相混淆，需要进行鉴别诊断：

（1）上消化道出血。上消化道出血的主要临床表现为呕血及黑色粪便，多伴有血容量降低导致的周围循环急性衰竭。应注意鉴别。

（2）肠息肉。肠息肉的便血多数量少、呈间歇性，仅个别情况发生大出血。有时候肠息肉自行脱落，其蒂部出血也可引起休克。因肠息肉常分布在直肠和左半结肠，便血的颜色为暗红或鲜红，需加以鉴别。

（3）大肠癌。左半结肠或直肠癌多有脓血便或便血、里急后重等，大便习惯改变。晚期还可发生肠梗阻。右半结肠癌可呈暗红或黑色大便。病人的突出表现是贫血，病变部位有时可触到包块，常有压痛。

（4）急性坏死性小肠炎。此疾病一般有急性中上腹或脐周剧痛，还有程度不等的腹肌紧张及腹胀、全腹胀痛、反跳痛和肠鸣音减弱等，发病急骤。病变多发生在回肠或空肠，严重时累及全部小肠，呈节段性的肠壁水肿、充血、炎性细胞浸润，可发展到广泛溃疡、坏死、出血，甚至发生穿孔。急性坏死性小肠炎的病死率可高达 25% ~ 30%。

（5）肠伤寒。这是因伤寒杆菌感染导致的全身性、急性传染病。伤寒杆菌从口腔进入到消化道，主要侵犯小肠黏膜部位的淋巴组织，于该处淋巴结中繁殖、增长，然后进入血液导致腹泻、发烧等症状。到疾病第二、三周时，在局部组织肿胀的基础上，引起局部坏死和结痂，痂脱落之后就形成溃疡。当溃疡达到一定大小、深度，就可导致穿孔及出血。

四、治疗

（一）上消化道出血

对于上消化道出血，其治疗除一般对症用药、安静地休息之外，还应及时补足有效循环血量。因失血对肝功能的影响严重，如不能及时止血，就应尽快手术。切记不要错过治疗的时机，使病人处于生命危险中。对于上消化道出血的治疗，采取止血措施是治疗的关键。主要包括下述方面：

1. 一般治疗

（1）紧急处理。大出血病人平时宜采平卧位，去头侧位，同时将下肢抬高，以避免大量吐血时血液返流导致窒息。必要时还需吸氧、禁食。少量的出血，可适当地摄取流食。对于肝病病人，应忌用巴比妥、吗啡类药物。还应记录脉搏、血压、每小时尿量和出血量，加强护理，维持静脉通路，必要时可进行心电图监护及中心静脉压测定。

（2）补充血容量。当血红蛋白低于70g/L、收缩压低于90mmHg时，应该立即输入足够量的全血。肝硬化患者应输进新鲜血。输液开始时宜快，但心功能不全者和老年人输血、输液，不宜太快和太多，以避免引起肺水肿。最好作中心静脉压监测。如果血源存在困难，可为患者提供右旋糖酐等血浆代用品。

2. 药物治疗

在三十多年的临床应用中，奥美拉唑被认为是对消化性溃疡效果最好的一种药物，此药属于质子泵抑制剂。雷尼替丁或西米替丁作为H_2受体拮抗剂，也有较好的临床效果，即使在基层医院雷尼替丁也比较常用。这三种药物使用 3 ~ 5 日出血止住以后，都应改成口服。

对于糜烂性胃炎和消化性溃疡的出血，可使用去甲肾上腺素 8mg，加进冰盐水 100mL 之中，鼻胃管滴注或口服。也可以采用口服凝血酶进行治疗，临床上使用凝血酶时，需要新鲜配制。在口服凝血酶时可同时给予奥美拉唑或 H_2 受体拮抗剂，这样可以使药物的作用得到充分发挥。当曲张的食管、胃底静脉破裂引起出血时，常用的药物是垂体后叶素。不过，此药的作用时间较短，建议用药剂量要小。有冠心病、高血压的病人或孕妇不宜采用垂体后叶素。有人建议，同时舌下含硝酸异山梨醇酯或硝酸甘油。上世纪八十年代以来，临床上采用生长抑素，对于阻止上消化道出血也收到较好的效果。短期应用时，差不多无严重的不良反应，但此药的价格较贵。

3. 手术治疗

（1）三腔气囊管压迫止血术。这一治疗适用于食管及胃底静脉的曲张、破裂出血，当药物的止血效果不佳时即可考虑采用。此法的即时止血效果显著，但为保证止血效果，须严格地遵守技术操作规程，同时要防止吸入性肺炎、窒息等并发症的发生。

（2）血管介入技术。食管及胃底静脉曲张、破裂出血患者，经垂体后叶素治疗未取得止血效果，或是三腔气囊管压迫治疗失败，就可以采用经颈静脉门体分流手术（TIPS），并同时使用胃冠状静脉栓塞术。

（3）在内镜直视下止血。对于因门脉高压而出血者，可采用内镜下食管曲张静脉套扎术，注射鱼肝酸油钠、乙氧硬化醇等硬化剂或组织胶。一般建议在注射后使用奥美拉唑或 H_2 受体拮抗剂，借以减少注射硬化剂后由于胃酸分泌导致出血与溃疡。对非门脉高压出血病人，可采用局部注射肾上腺素盐水（1/10 000），采用 APC 电凝止血或用钛夹（血管夹）止血。

（4）传统手术治疗。经过上述治疗以后，一般大多数的上消化道大出血均可以止住。但如果治疗没有收到效果，还可以考虑采用传统手术治疗。食管及胃底静脉曲张、破裂的患者，可选择脾、肾或门腔静脉吻合手术。

对于胃及十二指肠溃疡导致大出血的患者，早期进行手术可使死亡率

降低。尤其对于老年人，止血不易而容易复发，更应尽早手术。如怀疑存在溃疡恶变，或并发幽门梗阻、溃疡穿孔等，也宜尽快手术。

(二)中、下消化道出血

中、下消化道出血的治疗原则，主要是针对病因，在出现大出血时则积极抢救。

1. 一般性治疗

补充血容量和一般的急救措施，与上消化道出血的处理措施相同。

2. 针对性治疗

根据中、下消化道出血的特点，应该有针对性地采用相应的处理措施：

(1)血管活性药物的应用。生长抑素、血管加压素等静脉滴注，可有一定的效果。如做动脉造影，可在造影完成以后，采用血管加压素动脉滴注，0.1 ~ 0.4U/min。这对右半结肠和小肠出血的止血效果好，动脉给药较静脉给药为优。

(2)凝血酶保留灌肠。对于左半结肠的出血有效。

(3)内镜下止血。急诊时如结肠镜检查找到出血病灶，可以试用内镜下止血。

(4)紧急手术治疗。经内科等治疗以后，仍然无法止血，可能危及病人生命，这时出血病变无论明确与否，都是施行紧急手术的指征。

(5)动脉栓塞。对于动脉造影后，经动脉滴注血管加压素无效的病人，可采用超选择性血管插管，在出血病灶处注进栓塞剂。拟行手术切除肠段的病人，此法可用作暂时止血。此法可能导致肠梗死，这是主要缺点。

(6)针对不同的病因，选择采用药物治疗、择期外科手术治疗、内镜治疗等。

3. 注意事项

中、下消化道的出血，原因多种多样，按出血的速度快慢、量的多少，在肠腔中停留的时间长短，临床表现的差异，预后也有相当明显的不同。中、下消化道的大量急性出血，同样也会危及病人的生命，因此，不应仅满足于便血症状的缓解或消失。应尽快查明出血病因和部位，这是更为重要的。

一般而言，出血尚未停止时的检查，则更显紧迫。当然，要找出消化道出血的部位和病因，有时存在困难，需要反复进行多种检查（如血管造影、内镜、核素扫描等）。而在治疗上，尤其应采用针对病因的治疗措施，以期彻底地根除病患。

第二节　急腹症

急腹症又称为腹部急症，指的是腹腔、盆腔及腹膜后组织和脏器出现急剧病理变化，产生的以腹部症状、体征为主的临床综合征。腹部急症也伴随着全身反应。常见腹部急症有急性肠梗阻、腹部溃疡病急性穿孔、腹部外伤、急性阑尾炎、急性胆石症及胆道感染、急性胰腺炎、异位妊娠子宫破裂及泌尿系结石等。

一、腹部急症的分类

腹部急症可以是外科急症，多由腹部出血、空腔器官穿孔、炎症及感染、血管病变、梗阻和绞窄等引起。还可能是妇产科及内科急症，其中有一些需要手术治疗的，可转到外科进行治疗。腹部急症有下述类别：

（一）外科腹部急症

1. 腹腔内空腔器官穿孔

如胃癌穿孔、胃及十二指肠溃疡穿孔、坏疽性胆囊炎穿孔等，腹部外伤造成肠破裂也可归入到此类。

2. 由腹部出血引起的腹部急症

包括腹部和腰部的创伤导致的腹膜后血肿，创伤引起的肝、脾、肠系膜等血管破裂。肝癌自发性的破裂，也会造成腹部急症。

3. 梗阻和绞窄

这包括胆道、胃肠道、泌尿道等部位的梗阻。胃肠道梗阻还可能导致扭

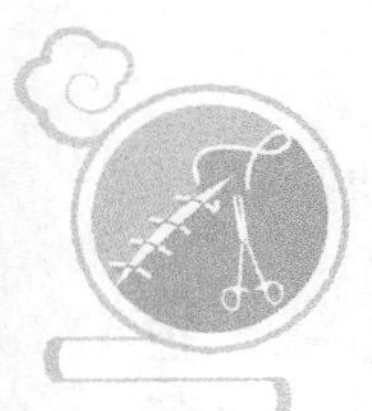

转和绞窄,使相应部位血液循环出现障碍,严重时发生缺血坏死,引起急性腹膜炎。

4. 血管栓塞或病变

心脏附壁血栓脱落、细菌性心内膜炎、心房纤颤等,可导致肾脏血管、肠系膜动脉出现栓塞,可引起急症。急性门静脉炎可伴随肠系膜静脉中产生血栓,以致血管栓塞,也可引起急腹症。动脉瘤病变可出现在肝脏、肾脏、脾脏等脏器,有时出现在腹主动脉,当动脉瘤破裂时就会出现急腹症。

5. 急性炎症和感染

这种情况也会导致急腹症,包括急性胆囊炎、急性胆管炎、急性肠憩室炎、急性阑尾炎和急性胰腺炎等。

(二)内科和妇产科腹部急症

一些内科疾病会导致急腹症,如病毒性肝炎、急性胃肠炎、腹型紫癜、急性肠系膜淋巴结炎等。妇产科急腹症可由异位妊娠破裂、卵巢肿瘤绞窄、急性盆腔炎、急性附件炎等引起。

二、临床表现

腹痛是腹部急症突出的临床表现,可能首先发生在疾病的原发或病变部位。而腹痛最显著的位置,往往提示此处的病变最严重。当腹部出现腹膜刺激征时,可能表明相应部位存在腹膜炎。临床上急性阑尾炎可表现出转移性腹痛,最初是上腹或脐周痛,这是炎症刺激性的内脏痛;此后为右下腹疼痛,表明炎症影响到阑尾附近的壁层腹膜或浆膜。而胃或十二指肠溃疡穿孔时,疼痛开始于上腹,穿孔后因消化液向下流,这时腹痛延到右下腹或全腹。这两种腹部急症的腹痛,临床上易于混淆。

腹痛程度可分轻、中、重度,轻度为隐痛,重度为剧痛,多提示病变的程度。但个体对疼痛的耐受性不同。腹痛的性质常有不同,可表明疾病的性质

1. 持续性胀痛

多为扩张、牵拉脏层腹膜所引起,对腹部按压时疼痛更严重。肝脏肿瘤、

麻痹性肠梗阻等疾病，都可导致持续胀痛。

2. 持续性重度钝痛

患者高声说话、深呼吸、咳嗽时均会使疼痛加重，为减小腹痛常采屈膝侧卧体位。如能对疼痛准确定位，多表明相应位置有壁层腹膜的炎症刺激，可能是急性腹膜炎。

3. 持续性疼痛呈阵发性加剧

提示患者炎症和梗阻并存，多见于胆囊结石合并胆囊炎、胆道结石合并胆管炎、早期绞窄性肠梗阻等情况。

4. 阵发性绞痛

在胆道或输尿管结石、肿瘤、机械性肠梗阻、蛔虫等出现急症时，可见这种情况。多是因存在梗阻因素，而使空腔器官或脏器管道的平滑肌出现阵发性痉挛所致。

三、检查和诊断

（一）临床检查

要作出正确的诊断，首先需要对病人进行全面、准确的体检，并详细询问病史；再辅以腹腔穿刺、影像学、实验室等检查。

1. 实验室检查

实验室检查涉及到血、尿、大便的常规检查，血电解质和生化检查，肝肾功能检查、血气分析，以及血清、尿淀粉酶的检查等。尤其要注意下述实验室检查结果：

（1）血红蛋白下降。提示可能存在腹腔内出血。

（2）白细胞分类计数。可表明是否存在炎症，以及严重程度。

（3）血小板持续下降。可能出现弥散性血管内凝血，应做进一步的检查。

（4）水、电解质及酸碱平衡紊乱。如果紊乱严重，也说明病情重。

（5）血清、尿淀粉酶升高。这常是急性胰腺炎的表现。

（6）尿中红细胞多。常提示肾损伤或泌尿系统结石。

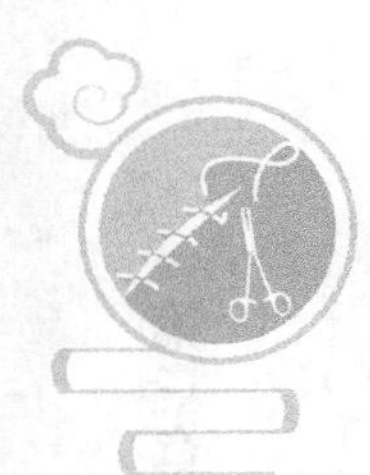

（7）血结合胆红素增高，同时转氨酶增高。可能存在胆道阻塞性黄疸。

（8）肌酐、尿素氮升高。可能合并尿毒症性腹膜炎，或有急性肾功能障碍。

2. 影像学检查

影像学检查对于正确地诊断急腹症，具有重要意义，常用的有B超、X线检查、MRI及CT等。就一般的腹部急症而言，使用X线透视或平片就可做出诊断；但对于不典型的病人或某些慢性病患者，需要有针对地做检查，这时就要选择MRI、CT等检查。在从中进行选择时应注意其特点：①B超对于检查胆道、输尿管病变，腹腔积液、脓肿以及肝肾疾病等，诊断价值较大。②还可以使用超声检查，诊断腹主动脉瘤、动静脉血栓栓塞或形成、动静脉瘘和血管畸形等病变。③如无腹膜炎、肠绞窄，可作钡灌肠X线照片来诊断结肠肿瘤、肠扭转和肠套叠等。④对于腹部、肝肾、脾脏、胰腺、胆道等部位的血管病及占位性病变，MRI和CT具有较大诊断价值。

对于腹部急症的病人，医生尤其应注意下述影像学检查结果：

（1）腰大肌和腹脂线X线影像消失或模糊。多提示存在腹膜炎。

（2）透视或拍片发现膈下游离气体。这对诊断消化道穿孔有帮助，如小肠穿孔、胃及十二指肠溃疡穿孔等。

（3）拍片有高密度钙化点。对于诊断结石很有帮助，如胰腺炎结石、胰管结石、肾脏及输尿管结石等。

（4）全肠道的积气、扩张。提示麻痹性肠梗阻，这是全腹膜炎的一个特征。

（5）肠道积气、扩张，可见多个气液面。表明此异常影像以下存在机械性急性肠梗阻。

（6）如见孤立性的肠管扩张伴有液气面，提示闭袢性肠梗阻。

实际上，影像检查不只是重要的诊断工具，对于肠套叠等类腹部急症，在治疗上也有重要的应用。

3. 腹腔穿刺

如果诊断不明确，叩诊时又有移动性浊音，可进行腹腔穿刺检查。可选

择髂前上棘与肚脐连线的中、外 1/3 交点处穿刺。对于穿刺液,应注意下述情况:

(1)穿刺液有脓或混浊。提示腹腔脓肿或腹膜炎。

(2)有胃肠内容物。如见胆汁、粪汁、食物残渣等,表明消化道穿孔。

(3)血液不凝固。常为实质器官破裂,如肝、脾破裂,肝癌的自发性破裂等。此情况也可能是穿刺进腹膜后的血肿部位。

(4)淡红色的血液。可能为绞窄性肠梗阻等。

(5)穿刺液淀粉酶高。提示急性出血性坏死性胰腺炎,这时大多血清和尿淀粉酶也高。

有时患者腹胀严重,穿刺显阴性,但无法排除腹腔病变,这时可作腹腔灌洗。对灌洗液进行检测、分析,可发现腹腔内的出血、炎症,以及中空器官的穿孔。

(二)诊断和鉴别诊断

精确、细致地分析上述检查结果,并与存在相似症状和体征的疾病进行鉴别,就能作出正确的诊断。尤其某些疾病,有时出现腹部急症的表现,需要与急腹症进行鉴别,如急性胸膜炎、心肌梗死、糖尿病、尿毒症、尿潴留、镰状细胞贫血危象、铅中毒等。

四、治疗

(一)治疗原则

对全身情况好、病情不重的病人,首选非手术治疗,尤其可选中西医结合治疗。但病情复杂、严重,全身情况不好的患者,就应该运用手术进行治疗,或是采用介入治疗等。临床上须注意下述三种情况:

1. 适用于手术治疗

有一些病人虽然局部的病变不严重,但却反复发作,这时就需要采用手术治疗切除病变部位,从而防止疾病复发。某些胆囊结石、阑尾炎病例反复发作,就属于这种情况。

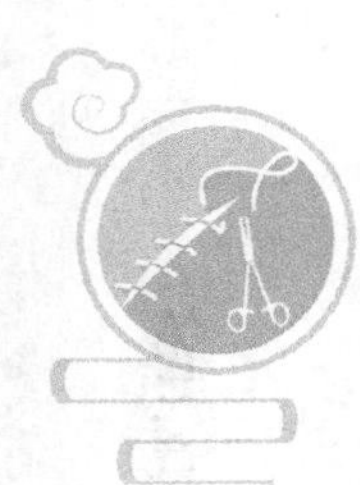

2. 非手术治疗难以治愈

这类情况包括胆结石导致的坏疽性或梗阻性胆囊炎、胆总管下部的结石致胆道感染或梗阻性黄疸、肿瘤引起的各种急腹症，还有先天性畸形和外疝所致肠梗阻等。

3. 中毒和感染症状严重

这时需采用抗生素进行治疗。这种腹部急症多有先兆休克或休克症状，如绞窄性肠梗阻或急性腹膜炎等。

（二）手术治疗

手术治疗时，应做好充分、必要的术前准备。临床上手术过程可分为三个步骤。

1. 病灶处理

清除腹膜炎的病因，是手术治疗的主要目的。因为感染源消除得越早，预后就越好。在原则上，手术切口应该尽量靠近病灶部位，且以直切口为宜，便于上下延长，并适合酌情改变手术的方式。

探查要轻柔细致，尽量避免不必要的解剖和分离，防止因操作不当而引起感染扩散，对于原发病灶，要根据情况作出判断后再行处理。坏疽性阑尾炎和胆囊炎应予切除，若局部炎症严重、解剖层次不清，或病情危重而不能耐受较大手术时，可简化操作，只做病灶周围的引流或造瘘术。待全身情况好转、炎症愈合后 3 ~ 6 个月，再来医院做择期胆囊切除，或阑尾切除术。对于坏死的肠段，必须切除。条件实在不允许时，可做坏死肠段外置术。一面抗休克、一面尽快切除坏死肠段以挽救患者。

对于胃及十二指肠溃疡穿孔患者，在情况允许时，如穿孔时间短、处在化学性腹膜炎阶段，空腹情况下穿孔、腹腔污染轻，病变确须切除则应考虑行胃大部切除术。但如果病情严重，患者处于中毒性休克状态，且腹腔污染重处在化脓性腹膜炎阶段，则只能行胃穿孔修补术，待体质恢复 3 ~ 6 个月后再择期手术。

2. 清理腹腔

在消除病因后，应尽可能地吸尽腹腔内脓汁，清除腹腔内之食物残渣，以及粪便、异物等。清除最好的办法是负压吸引，必要时可以辅以湿纱布揩拭，应避免动作粗糙而伤及浆膜表面之内皮细胞。若有大量胆汁，胃肠内容物严重污染全腹腔时，可使用大量生理盐水进行腹腔冲洗，一面洗、一面吸引。为防止冲洗时污染到膈下，可适当将手术床摇为头高之斜坡位，冲洗到水清亮为止。若患者体温高时，亦可用4 ~ 10℃的生理盐水冲洗腹腔，还能收到降温效果。当腹腔内大量脓液已经被形成的假膜和纤维蛋白分隔时，为了达到引流通畅的目的，必须将假膜和纤维蛋白等分开、去除，虽有一定的损伤，但效果较好。

3. 引流

目的是使腹腔内继续产生的渗透液通过引流物排出体外，以便残存的炎症得到控制、局限和消失，防止腹腔脓肿的发生。弥漫性腹膜炎手术后，只要清洗干净，一般不须引流。但在下列情况下，必须进行腹腔引流：

（1）坏疽病灶未能切除，或有大量坏死组织未能清除时。

（2）坏疽病灶虽已切除，但因缝合处组织水肿影响愈合，有渗漏可能时。

（3）腹腔内继续有较多渗出液或渗血时。

（4）局限性脓肿。

通常采用的引流方式有烟卷式引流、橡皮管引流、双套管引流、潘氏引流管、橡皮片引流等，引流物一般放置在病灶附近和盆腔底部。

（三）非手术治疗

下述治疗有时可以单独运用，但常常需要联合应用。有时这些治疗方法可用于辅助手术治疗，或是与手术治疗联合应用。这些疗法包括：

1. 抗生素疗法

病情重、炎症进展迅速时，需要尽快采用有效的措施防止病情恶化时，可采用抗生素疗法，可与中药并用。对准备手术治疗的患者，可以早期开始抗生素治疗，手术之后，大多应该常规地使用。

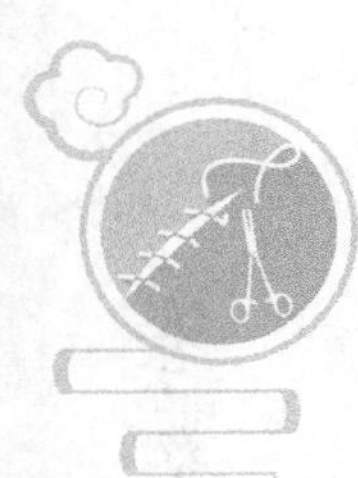

2. 体液疗法

应依据体检、病史、化验室检查、腹腔穿刺和出入量记录，对于电解质和液体失衡的情况，作初步的评估。适时补足额外丢失量和日需要量，同时继续调整病期中的失衡量。

3. 应用激素和其他药物

这主要是指在急腹症治疗中应用肾上腺皮质激素，适用情况包括：

（1）炎性急腹症并发感染性休克时的急救。

（2）在腹膜炎及阑尾脓肿、阑尾炎后期，对所形成的硬结和条索，采用小剂量的激素。

（3）对一些与自身免疫性疾病相关的急腹症，在急症得到控制后，可用激素来限制病情发展。克罗恩（Crohn）病、硬化性胆管炎等可引起这一类急腹症。

4. 胃肠减压

在治疗重症急腹症的时候，常常需要采取胃肠减压的措施。

第三节　腹内外疝

体内某个脏器或组织离开其正常解剖部位，通过先天的或后天形成的薄弱点、缺损或孔隙进入另一部位，称为疝。人体的疝最多发生于腹部，腹部疝包括腹内、外疝，又以腹外疝为多见。真性腹外疝内容物必须位于有腹膜壁层所组成的疝囊内，借此可与内脏脱出相鉴别。

一、腹外疝概述

腹外疝是由腹腔内脏器或组织连同腹膜壁层，经腹壁薄弱点或孔隙，向体表突出所形成。

（一）病因和病理解剖

1. 病因

腹外疝发病有两个主要原因：

（1）腹壁强度降低。引起腹壁强度降低的潜在因素很多，最常见因素有：手术切口愈合不良，外伤、腹壁神经损伤、感染、久病、老年、肥胖所致肌萎缩等；某些组织易于穿过腹壁部位，如精索或子宫圆韧带穿过腹股沟管、股动静脉穿过股管、脐血管穿过脐环等；腹白线因发育不全也可成为腹壁的薄弱点。生物学研究发现，腹股沟疝患者体内的腱膜中胶原代谢紊乱，主要氨基酸之一羟脯氨酸含量减少，腹直肌前鞘中的成纤维细胞增生异常，超微结构中含有不规则微纤维，因而影响腹壁的强度。另外，吸烟的腹疝患者血浆中促弹性组织的离解活性显著高于正常人。

（2）腹内压力增高。慢性咳嗽、慢性便秘、排尿困难（如包茎、膀胱结石）、腹水、妊娠、举重、婴儿经常啼哭等，也是引起腹内压力增高的常见原因。正常人虽时有腹内压增高的情况，但如腹壁强度正常，则不致于发生疝。

2. 病理解剖

典型腹外疝由疝囊、疝内容物和疝外被盖等组成。①疝囊是壁腹膜的憩室样突出部，由疝囊颈和疝囊体组成。疝囊颈是疝囊比较狭窄的部分，是疝环所在的部位，又称疝门。这是疝突向体表的门户，亦即腹壁薄弱点或缺损所在。各种疝通常以疝门部位作为命名依据，例如腹股沟疝、股疝、脐疝、切口疝等。②疝内容物是进入疝囊的腹内脏器或组织，以小肠为最多见，大网膜次之。此外，盲肠、阑尾、乙状结肠、横结肠、膀胱等均可进入疝囊，但较少见。③疝外被盖是指疝囊以外的各层组织。

（二）临床类型

腹外疝有易复性、难复性、嵌顿性、绞窄性等类型。

1. 易复性疝

凡疝内容物很容易回纳入腹腔的，称为易复性疝。

2. 难复性疝

疝内容物不能回纳或不能完全回纳，但并不引起严重症状者，称难复性疝。疝内容物反复突出，致疝囊颈受摩擦而损伤并产生粘连，为内容物不能回纳的常见原因。这种疝的内容物多数是大网膜。此外，有些病程长、腹壁

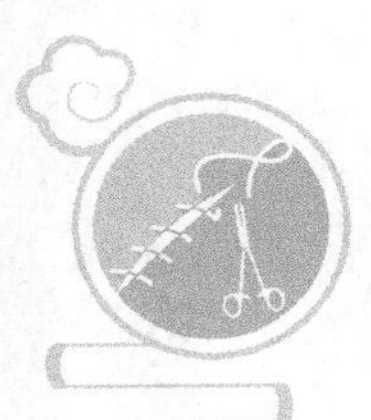

缺损大的巨大疝,因内容物较多,腹壁已完全丧失抵挡内容物突出的作用,也常难以回纳。另有少数病程较长的疝,因内容物不断进入疝囊时产生的下坠力量将囊颈上方的腹膜逐渐推向疝囊,尤其是髂窝区后腹膜与后腹壁结合得极为松弛,更易被推移,以致盲肠(包括阑尾)、乙状结肠或膀胱随之下移而形成滑动疝,盲肠成为疝囊的组成部分。这种疝称为滑动疝,也属难复性疝。

3. 嵌顿性疝

疝门较小而腹内压突然增高时疝内容物可强行扩张囊颈而进疝囊,又因囊颈弹性收缩将内容物卡住,使其不能回纳。这种情况称嵌顿性或钳闭性疝。疝发生嵌顿后,如其内容物为肠管,肠壁及其系膜可在疝门处受压,使静脉回流受阻,导致肠壁淤血和水肿,疝囊内肠壁及其系膜渐增厚,颜色由正常淡红逐渐转为深红,囊内可有淡黄色渗液积聚,受压情况加重而更难回纳。此时肠系膜内动脉搏动尚能扪及,嵌顿如能及时解除,病变肠管可恢复正常。

4. 绞窄性疝

嵌顿如不及时解除,肠管及其系膜受压情况不断加重可使动脉血流减少,最后导致完全阻断,即为绞窄性疝。此时,肠系膜动脉的搏动消失,肠壁逐渐失去其光泽、弹性和蠕动能力,终于变黑坏死。而囊内渗液变为淡红色或暗红色血水。如继发感染,疝囊内的渗液则为脓性;感染严重时,可引起疝外被盖组织的蜂窝织炎。积脓的疝囊可自行穿破或误被切开引流而发生粪瘘(肠瘘)。

上述嵌顿性疝和绞窄性疝实际上是一个病理过程的两个阶段,临床上很难截然区分。临床上肠管嵌顿或绞窄时,还同时伴有急性机械性肠梗阻。但有时嵌顿的内容物仅仅为部分肠壁,系膜侧肠壁及其系膜并未进入疝囊,肠腔并未完全梗阻,这种病称为肠管壁疝或 Richter 疝。如嵌顿的小肠是小肠憩室(多为 Meckel 憩室),则称 Littre 疝。有些嵌顿肠管可包括几个肠袢或呈 W 形,疝囊内各嵌顿肠袢之间肠管可隐藏在腹腔内,此为逆行性嵌顿。

肠管发生绞窄时，不仅疝囊内的肠管可坏死，腹腔内的中间肠袢也可坏死。但有时疝囊内的肠袢尚存活，而腹腔内肠袢已坏死。所以，手术处理嵌顿或绞窄性疝时，必须把腹腔内有关肠袢牵出检查，以求安全。儿童的疝，因疝环组织一般比较柔软，嵌顿后很少发生绞窄。

腹外疝治疗具体参见下述腹股沟疝和腹壁疝的相关内容。

二、腹股沟疝

这是指发生在腹股沟区域的腹外疝。此为前外下腹壁的一个三角形区域，其下界为腹股沟韧带，内界为腹直肌外侧缘，上界为髂前上棘至腹直肌外侧缘的一条水平线。

腹股沟疝可分为斜疝和直疝两种。疝囊经腹壁下动脉外侧腹股沟管深环或内环突出，向内、向下和向前斜行经过腹股沟管，再穿出腹股沟管浅环或皮外环，并可进入阴囊，称之为腹股沟斜疝。疝囊经腹壁下动脉内侧直疝三角区直接由后向前突出，不经过内环，也不进入阴囊，为腹股沟直疝。斜疝是最多见的腹外疝，发病率约占全部腹外疝 75% ~ 90%，或占到腹股沟疝 85% ~ 95%。腹股沟疝大多发生于男性，男女发病率约为 15:1，且右侧比左侧多见。

（一）腹股沟区解剖概要

1. 腹股沟区解剖层次

（1）皮肤、皮下组织和浅筋膜。

（2）腹外斜肌。在髂前上棘与脐之间连线以下移行为腹外斜肌腱膜。该腱膜下缘在髂前上棘至耻骨结节之间向后、向上反折并增厚形成腹股沟韧带。韧带内侧端一小部分纤维又向后、向下转折而形成陷窝韧带，填充腹股沟韧带和耻骨梳间交角，边缘呈弧形，为股环的内侧缘。腔隙韧带向外侧延续部附着于耻骨梳，为耻骨梳韧带。这些韧带在腹股沟传统修补手术中极为重要。腹外斜肌腱膜纤维在耻骨结节上外方形成三角形裂隙，为腹股沟管浅环或皮下环。腱膜深面与腹内斜肌间有髂腹下神经及髂腹股沟神经通过，

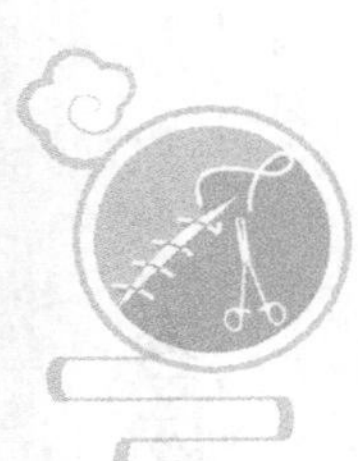

行疝手术时应避免损伤。

（3）腹内斜肌和腹横肌。腹内斜肌起自腹股沟韧带外侧 1/2，肌纤维内下走行，下缘呈弓状越过精索前上方，在精索内后侧止于耻骨结节。腹横肌起自腹股沟韧带外侧 1/3，下缘也呈弓状越过精索上方，在精索内后侧与腹内斜肌融合形成腹股沟联合腱，止于耻骨结节。

（4）腹横筋膜。位于腹横肌深面。下面部分外侧 1/2 附着于腹股沟韧带，内侧 1/2 附着于耻骨梳韧带。腹横筋膜至腹股沟韧带向后的游离缘处加厚形成髂耻束，现代疝修补术特别强调这一结构。在腹股沟中点上方 2cm，腹壁下动脉外侧处，男性精索和女性子宫圆韧带穿过腹横筋膜而形成腹外斜肌肌腱膜。深环内侧横筋膜组织较增厚，称凹间韧带。腹股沟内侧 1/2 处腹横筋膜还覆盖着股动、静脉，并在腹股沟韧带后方伴随这些血管下行至股部。

上述可见，在腹内斜肌和腹横肌的弓状下缘与腹股沟韧带之间有一空隙存在，在腹股沟内侧 1/2 部分，腹壁强度较为薄弱，这就是腹外疝好发于腹股沟区的重要原因。

2. 腹股沟管

解剖位置在腹前壁、腹股沟韧带内上方，相当于腹内斜肌、腹横肌弓状下缘与腹股沟韧带之间空隙。成年人腹股沟管长度为 4 ～ 5cm。腹股沟管内口即深环，外口即浅环，大小一般可容一指尖。以内环为起点，腹股沟管的走向由外向内、由上向下、由深向浅斜行。腹股沟管前壁有皮肤、皮下组织和腹外斜肌腱膜，但外侧 1/3 部分尚有腹内斜肌覆盖。管后壁为腹横筋膜和腹膜，其内侧 1/3 尚有联合腱；上壁为腹内斜肌、腹横肌的弓状下缘，下壁为腹股沟韧带和腔隙韧带。

3. 直疝三角

直疝三角外侧边是腹壁下动脉，内侧边为腹直肌外侧缘，底边为腹股沟韧带。此处腹壁缺乏完整的腹肌覆盖，且腹横筋膜又比周围部分为薄，故易发生疝。腹股沟直疝即在此由后向前突出，故称直疝三角。直疝三角与腹股沟管深环之间有腹壁下动脉和凹间韧带相隔。

（二）发病机制

1. 先天性解剖异常

胚胎早期，睾丸位于腹膜后第 2 ~ 3 腰椎旁，以后逐渐下降，同时在未来的腹股沟管深环处带动腹膜、腹横筋膜以及肌肉经腹股沟管逐渐下移，推动皮肤而形成阴囊。随之下移的腹膜形成一鞘突，睾丸则紧贴在其后壁。鞘突下段在婴儿出生后不久成为睾丸固有鞘膜，其余部分即自行萎缩闭锁而遗留一纤维索带。如鞘突不闭锁或右侧睾丸下降比左侧略晚，鞘突闭锁也较迟，就导致右侧腹股沟疝较多。

2. 后天性腹壁薄弱或缺损

任何腹外疝都存在腹横筋膜不同程度的薄弱或缺损。此外，腹横肌和腹内斜肌发育不全对发病也起重要作用。腹横筋膜和腹横肌收缩可把凹间韧带牵向上外方，而在腹内斜肌深面关闭腹股沟深环。如腹横筋膜或腹横肌发育不全，这一保护作用就不能发挥而易发生疝。已知腹肌松弛时弓状下缘与腹股沟韧带是分离的，但在腹内斜肌收缩时，弓状下缘即被拉直向腹股沟韧带靠拢，有利于覆盖精索并加强腹股沟管前壁。故腹内斜肌弓状下缘发育不全或位置偏高，易发生腹股沟疝，尤其直疝。

（三）临床表现

重要的临床表现是腹股沟区有突出肿块。有些患者开始时肿块较小，仅通过深环刚进入腹股沟管，疝环处仅有轻度坠胀感，此时诊断较为困难。一旦肿块明显，并穿过浅环甚或进入阴囊，诊断就较容易。

1. 易复性斜疝

除腹股沟区有肿块和偶有胀痛外，并无其他症状。肿块常在站立、行走、咳嗽或劳动时出现，多呈带蒂柄的梨形，并可降至阴囊或大阴唇。用手按肿块并嘱患者咳嗽，可有膨胀性冲击感。如患者平卧休息或用手将肿块向腹腔推送，可因回纳而消失；此后以手指通过阴囊皮肤伸入浅环，可感浅环扩大、腹壁软弱；此时如嘱患者咳嗽，指尖会有冲击感。用手指紧压腹股沟管深环，让患者起立并咳嗽，斜疝疝肿块并不出现；但一旦移去手指，则可见疝块由外上向内下鼓出。

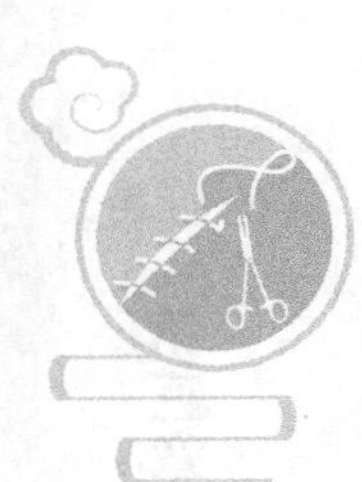

2. 嵌顿性疝

通常发生在斜疝，嵌顿内容物如为大网膜，强力劳动或排便等腹内压骤增是其产生的主要原因。临床上表现为疝块突然增大，并伴有明显疼痛或触痛，平卧或用手推送不能使肿块回纳。肿块紧张发硬，且有明显局部疼痛，常较轻微；如为肠袢，不但局部疼痛明显，还可伴有腹部绞痛及恶心、呕吐、便秘、腹胀等机械性肠梗阻的临床表现。疝一旦嵌顿，自行回纳的机会较少，多数患者的症状逐步加重。如不及时处理，终将成为绞窄性疝。肠管壁疝嵌顿时，因局部肿块不明显，不一定有肠梗阻表现，易被忽略。

3. 绞窄性疝

多较严重。但在肠袢坏死穿孔时，疼痛可因疝块压力骤降而暂时有所缓解。因此疼痛减轻而肿块仍在者，不可认为病情好转。绞窄时间较长者，由于疝内容物发生感染，侵及周围组织，可致疝外被盖组织的急性炎症，严重者可发生脓毒症。

4. 腹股沟直疝

常见于年老体弱者，其主要临床表现是当患者直立时，在腹股沟内侧端、耻骨结节上外方出现一半球形肿块，并不伴疼痛或其他症状。直疝囊颈宽大，疝内容物又直接从后向前顶出，致平卧后疝块多能自行消失，不需推送复位。直疝绝不进入阴囊，极少嵌顿，内容物常为小肠或大网膜。膀胱有时可进入疝囊，成为滑动性直疝，膀胱成为囊的一部分，手术时应予以注意。直疝内容物如为肠袢，则肿块柔软、光滑，叩之呈鼓音，回纳时常先有阻力一旦回纳，肿块即较快消失，并常在肠袢进入腹腔时发出咕噜声。内容物如为大网膜，可能被误认为是疝囊的一部分而被切开，应特别注意。

（四）诊断和鉴别诊断

腹股沟疝诊断一般不难，但确定是腹股沟斜疝还是直疝，有时并不易。可行疝囊造影检查，方法是在下腹部穿刺注入造影剂后，变换体位 2 分钟后俯卧位摄片。鞘状突未闭显示的阳性率约 95%，此法简单、相对安全。虽诊断较易，也需与如下疾病相鉴别：

1. 睾丸鞘膜积液

此症所呈现的肿块完全局限在阴囊内，上界可清楚摸到。用透光试验检查肿块，鞘膜积液多透光，而疝块则不能透光。应注意幼儿的疝块，因组织菲薄，常能透光，勿与鞘膜积液混淆。腹股沟斜疝时，可在肿块后方扪及实质感的睾丸。但鞘膜积液时睾丸在积液中间，故肿块各方均呈囊性而不能扪及实质感的睾丸。

2. 交通性鞘膜积液

肿块外形与睾丸鞘膜积液相似，每日起床后或站立活动时肿块缓慢出现并增大。平卧或睡觉后肿块渐缩小，挤压肿块，体积也可逐渐缩小。透光试验阳性。

3. 精索鞘膜积液

肿块较小，在腹股沟管内，牵拉同侧睾丸可见肿块移动。

4. 隐睾

可被误诊为斜疝或精索鞘膜积液。隐睾肿块较小，挤压时可感觉特有的胀痛。如患侧阴囊内睾丸缺如，则诊断更为明确。

5. 急性肠梗阻

肠管嵌顿的疝可伴发急性肠梗阻，但因仅满足于肠梗阻诊断而忽略疝。尤其是患者比较肥胖或疝块较小时，更易发生这类问题而致错误的治疗。

（五）治疗

如不及时处理，疝块可逐渐增大，终将加重腹壁损伤而影响劳动能力。斜疝又常可发生嵌顿或绞窄而威胁患者生命。除少数特殊情况外，腹股沟疝一般均应尽早施行手术治疗。

1. 非手术治疗

一岁以下婴幼儿可暂不手术。因婴幼儿腹肌可随生长逐渐强壮，疝有自行消失可能。可采用棉线束带或绷带压住腹股沟管深环，以防止疝块突出并帮助发育中的腹肌加强腹壁。年老体弱或伴其他严重疾病而禁忌手术者，白天可在回纳疝内容物后，将医用疝带一端软压垫对着疝环顶住，阻疝块突

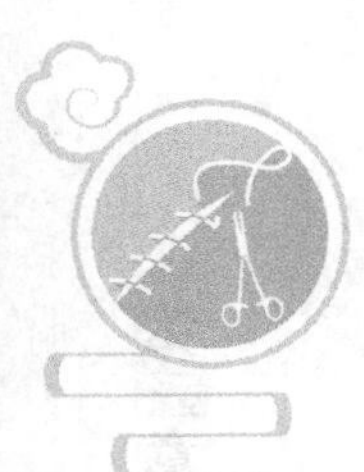

出。长期使用疝带可使疝囊颈常受摩擦变得肥厚坚韧，增高疝嵌顿发病率，并有促使疝囊与疝内容物粘连的可能。

2. 手术治疗

腹股沟疝最有效的治疗方法是手术修补。但如有慢性咳嗽、排尿困难、便秘、腹水、妊娠等腹内压力增高情况或糖尿病存在时，手术前应先予处理，否则术后易复发。

（1）传统疝修补术。基本原则是疝囊高位结扎、加强，显露直疝囊颈，予以高位结扎或贯穿缝合，然后切去疝囊。这样就能堵住腹内脏器进入疝囊的通道。结扎偏低只是把一个较大的疝囊转化为一个较小的疝囊，不能达到治疗目的。婴幼儿的腹肌在发育中可逐渐强壮而使腹壁加强，单纯疝囊高位结扎常能获得满意的疗效，不需施行修补术。重感染者通常也采取单纯疝囊高位结扎避免施行修补术。有些绞窄性斜疝，因肠坏死而局部有严重感染常使修补失败。腹壁的缺损应在以后另作择期手术加强之。

加强或修补腹股沟管管壁。成年腹股沟疝患者都有程度不同的腹股沟管前壁或后壁薄弱或缺损，单纯疝囊高位结扎不足以预防腹股沟疝复发。只有在薄弱或缺损的腹股沟管前壁或后壁得到加强或修补之后，才有可能得到彻底治疗。加强腹股沟管前壁最常用方法：在精索前方将腹内斜肌下缘和联合腱缝至腹股沟韧带上，借以消灭腹内斜肌弓状下缘与腹股沟韧带间空隙。仅适用于腹横筋膜无显著缺损、腹股沟管后壁尚健全病例。修补或加强腹股沟管后壁常用方法有四种：①巴西尼（Bassini）法。把精索提起，在其后方内置精索于腹内斜肌与腹外斜肌腱膜之间。②霍尔斯特德（Halsted）法，与上法很相似。但把腹外斜肌腱膜在精索后方缝合，从而把精索移至腹壁皮下层与腹外斜肌腱膜之间。③麦克威（McVay）法。是在精索后方把腹内斜肌下缘和联合腱缝至耻骨梳韧带上。④肖尔代斯（Shouldice）法。此法就是把疝修补手术的重点放在腹横筋膜这一层次上。将腹横筋膜自耻骨结节处向上切开，直至内环，然后将切开的两叶予以重叠缝合。先将外下叶缝于内上叶的深面，再将内上叶的边缘缝于髂耻束上，以再造合适的内环，发挥其括约肌作用。然后按 Bsssini 法将腹内斜肌下缘和联合腱缝于腹股沟韧带深面。浅环通常在修补术中显露疝囊前切开，缝合切口时可再塑，使其缩小。

这几种修补术的共同缺点是将不同结构的解剖层次强行缝合，引起较大张力，也不利于愈合。此外现代观念认为，所有成年腹股沟疝患者，都存在不同程度腹横筋膜薄弱或缺损。

（2）无张力疝修补术。传统修补术都存在缝合张力大，术后手术部位有牵扯感、疼痛和修补的组织愈合差等缺点。现代疝手术强调在无张力情况下进行缝合修补，常用修补材料是合成纤维网。最大优点是易于获得，应用方便，不需在患者身上另作切口，节省了手术时间。术后手术部位疼痛较轻。手术方法：分离出疝囊后，将疝囊内翻送入腹腔，无需按传统方法高位结扎疝囊；然后用合成纤维网片制成一个圆柱形或花瓣形的充填物，将其填充在疝的内环处以填充疝环缺损；再用合成纤维网片缝合于腹股沟管后壁而替代传统的张力缝合。

临床上应用的合成纤维网有涤纶网、聚四氟乙烯网、尼龙网等。然而，一种有用的生物合成材料应具有 8 项优点：组织液不能改变其物理性能、化学上是惰性的、不引起炎症及异物反应、无致癌性、能够对抗机械性应力、能够消毒使用、不引起变态或过敏反应、可根据需要制作成不同的形状。目前尚无一种合成材料能够完全满足上述所有要求。

（3）经腹腔镜疝修补术。方法有 4 种：经腹膜前、完全经腹膜外、经腹腔内、单纯疝环缝合。前三种方法的基本原理是从内部用合成纤维网片修补腹壁的缺损。最后一种方法用钉或缝线使内环缩小，只用于较小、较轻的斜疝。经腹腔镜疝修补术具有创伤小、术后疼痛轻、恢复快、复发率低、无局部牵扯感等优点。

3. 嵌顿性和绞窄性疝处理原则

（1）复位。嵌顿性疝如属下述情况可先试行手法复位：①嵌顿时间在 3 ~ 4 小时内，局部压痛不明显，也无腹部压痛或腹肌紧张等腹膜刺激征者。

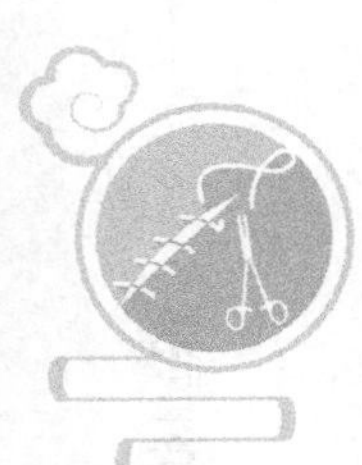

②年老体弱或伴有其他较严重疾病而估计肠袢尚未绞窄坏死者。

患者取头低足高卧位，注射吗啡或哌替啶以止痛、镇静并松弛腹肌。然后托起阴囊，持续缓慢地将疝块推回腹腔，同时用左手轻轻按摩浅环和深环以协助疝内容物回纳。此法虽有可能使早期嵌顿性斜疝复位，暂时避免手术，但有挤破肠管、将已坏死肠管送回腹腔或疝块虽消失而实际仍有一部分肠管未回纳等可能。因此，手法必须轻柔，切忌粗暴。复位后还需严密观察腹部情况，注意有无腹膜炎或肠梗阻的表现，如有这些表现，应尽早手术探查。嵌顿性疝复位后，疝并未得到根治，大部分患者迟早仍需手术修补，而手法复位本身又带有一定危险性，所以要严格掌握其指征。

（2）手术治疗。嵌顿性疝原则上需紧急手术治疗，以防止疝内容物坏死并解除伴发的肠梗阻。绞窄性疝内容物已坏死，更需手术。术前做好必要准备，有脱水和电解质紊乱者应迅速补液或输血。这些准备工作极为重要，可直接影响手术效果。手术关键在于正确判断疝内容物的活力，然后根据病情确定处理方法。在扩张或切开疝环、解除疝环压迫前提下，凡肠管呈紫黑色，失去光泽和弹性，刺激后无蠕动和相应肠系膜内无动脉搏动者，即可判定为肠坏死。如肠管尚未坏死，则可将其送回腹腔，按一般易复性疝处理。

不能肯定是否坏死时，可在其系膜根部注射0.5%普鲁卡因60～80mL，再用温热等渗盐水纱布覆盖该段肠管或将该段肠管暂时送回腹腔，10～20分钟后，再行观察。如果肠壁转为红色，肠蠕动和肠系膜内动脉搏动恢复，则证明肠管尚具活力，可回纳腹腔。如肠管确已坏死，或经上述处理后病理改变未见好转但一时不能肯定肠管是否已失去活力时，则应在患者全身情况允许前提下，切除该段肠管并做一期吻合。患者情况不允许肠切除吻合时，可将坏死或活力可疑肠管外置于腹外，并在其近侧段切一小口，插入一肛管，以期解除梗阻。7～14日后，全身情况好转，再施行肠切除吻合术。绞窄内容物如系大网膜，可予切除。

（3）注意事项。手术处理中应注意：①如嵌顿的肠袢较多，应特别警惕逆行性嵌顿的可能。不仅要检查疝囊内肠袢活力，还应检查位于腹腔内的中间肠袢是否坏死。②切勿把活力可疑的肠管送回腹腔,以图侥幸。③少数嵌顿性或绞窄性疝,临手术时因麻醉作用疝内容物自行回纳腹内,以致在术中切开疝囊时无肠袢可见。遇此情况,必须仔细探查肠管,以免遗漏坏死肠袢于腹腔内。必要时另作腹部切口探查之。④凡施行肠切除吻合术的患者,因手术区污染,在高位结扎疝囊后一般不宜作疝修补术,以免因感染而致修补失败。

4. 复发性腹股沟疝处理原则

这是腹股沟疝修补术后发生的疝,简称复发疝。实际上,包括如下三种情况:

(1)真性复发疝。由于技术上的问题或患者本身原因,在疝手术部位再次发生疝。再发生的疝在解剖部位及疝类型上,与初次手术的疝相同。

(2)遗留疝。初次疝手术时,除手术处理的疝外,还发现另外的疝,也称伴发疝,如右侧腹股沟斜疝伴发右侧腹股沟直疝等。由于伴发病较小,临床上未发现,术中又未进行彻底探查,成为遗留的疝。

(3)新发疝。初次疝手术时经彻底探查并排除伴发疝,疝修补手术也是成功的。手术若干时间后再发生疝,疝的类型与初次手术的疝相同或不相同,但解剖部位不同,为新发疝。

从解剖学、病因及发病时间等方面来看,上述三种情况并不完全相同,分析处理也应有所区别。后两种情况又称假性复发疝。但在临床实际工作中,再次手术前有时很难确定复发疝类型。再次手术时,因前次手术的分离、瘢痕形成,局部解剖层次有不同程度改变,这就对疝再次修补手术提出了一些要求:①由具丰富经验、能够区分复发疝的医生施行。②所采用的手术步骤及修补方式只能根据每个病例术中所见来决定,而辨别其复发类型并非必要。

三、腹壁疝

这是发生于腹壁除腹股沟疝和股疝以外的腹外疝统称,约占腹外疝的

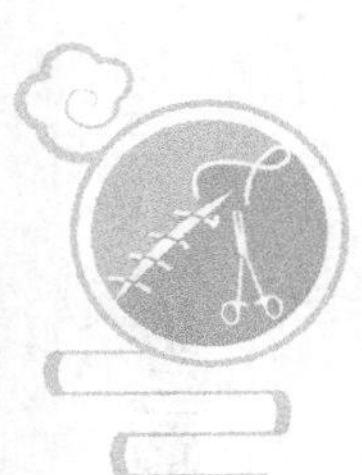

15%。与其他腹外疝相似,腹壁疝患者都是因有某种先天或后天腹壁缺陷或损伤,使腹腔内脏器向体表突出所致。腹壁疝类型多、情况复杂,本节仅简述切口疝和脐疝。

(一)切口疝

这是腹腔内脏自腹部手术切口突出而形成的疝,以下腹部中线切口发生率较高。本病的发病率通常在1%以下,但切口的感染发病率可达10%。

1. 病因

切口疝之所以多见腹部纵行切口。这是因为:除腹直肌外,腹壁各层肌肉及筋膜、鞘膜等组织的纤维大体上都是横形走行的,纵行切口势必切断这些纤维。在缝合这些组织时,缝线容易在纤维间滑脱;已缝合的组织又经常受到肌肉的横向牵引力而容易发生伤口开裂。此外,纵行切口虽不致于切断强有力的腹直肌,但因肋间神经可被切断,其强度可能因此而降低。除上述解剖因素外,手术操作不当,也是导致切口疝的重要原因。

在所有的致病因素中,最主要的是切口感染,导致腹壁组织破坏。由此引起的腹部切口疝占全部病例的50%左右。其他如留置引流物过久,切口过长以至切断肋间神经过多,腹壁切口缝合不严密,手术中因麻醉效果不佳而缝合时强行拉拢创缘造成组织撕裂等情况,均可导致切口疝发生。手术后腹部明显胀气或肺部并发症导致剧烈咳嗽而致腹内压骤增,也可使切口内层撕裂而发生切口疝。此外,创口愈合不良也是个重要因素,而营养差、年迈、腹肌萎缩、肥胖等均可致创口愈合不良。

在各种常用的腹部切口中,最常发生切口疝的是经腹直肌切口,下腹部因腹直肌后鞘不完整而发生切口疝者更多。正中切口和旁正中切口,由于不损害肋间神经而发生切口疝者较少;但正中切口,尤其在上腹部,因缺乏坚强的腹肌保护和正中线血供较差,发病者可较旁正中切口为多。

2. 临床表现及诊断

腹壁切口疝的主要症状是腹壁切口处有肿块出现。这类肿块通常在站立位或用力时更为明显,平卧休息则缩小或消失,较大的切口疝可引起腹部牵拉感。伴有食欲减退、恶心、便秘、腹部隐痛等表现。多数切口疝无完整疝囊，故疝内容物常可以与腹膜外腹壁组织粘连而成为难复性疝，有时还伴有部分性肠梗阻。

检查时可见切口瘢痕处肿块，小者直径数厘米，大者可达 10 ~ 20cm，甚至更大。有时疝的内容物可达皮下，此时常可见到肠型或蠕动波，扪触时则可感到肠管的咕噜声。肿块复位后，多数可扪及腹肌裂开所形成的疝环边缘。腹壁肋间神经损伤后，腹肌薄弱所引起的切口疝，虽有局部膨隆，但无边缘清楚的肿块，也无明确疝环可扪及。切口疝的疝环一般比较宽大，很少发生嵌顿。

3. 治疗

主要为手术治疗，仅在年迈体弱，不能耐受手术，或者顽固性咳嗽不能控制者，可使用弹性绷带包扎。成人与儿童在手术方法也存在差别，成人多采用补片修补，儿童则主要采用局部组织缝合修补。主要有两种手术方法：

（1）组织缝合修补。此手术根据腹壁疝的不同情况，实施方式也有所不同。其手术要点包括：①切除切口瘢痕。②显露疝环后，沿其边缘清楚地解剖出腹壁各层组织。③回纳疝内容物后，在无张力条件下拉拢疝环边缘，逐层细致地缝合健康的各层腹壁组织，必要时可用重叠缝合法加强之。以上手术对于较小的切口疝是容易实现的。

（2）补片修补。对于中等大小以上的切口疝，因腹壁组织萎缩的范围过大，要求在无张力前提下拉拢健康组织有一定困难，则需内置移植物填补缺损，才能获得满意的修补。如在张力较大的情况下强行拉拢，即使勉强缝合，终究难免复发。本术的修补方式可有腹腔镜修补及开放修补，按补片放置的部位可分缺损上方、缺损后方腹腔内及缺损后方腹膜前等修补，根据针对缺损是否关闭补片分为关闭缺损的加强修补和不关闭缺损的桥接修补。常用的补片或移植物有自体阔筋膜、自体真皮、塑料、纺绸等。

（二）脐疝

由脐环处突出的疝称为脐疝。临床上分为婴儿脐疝和成人脐疝两种。

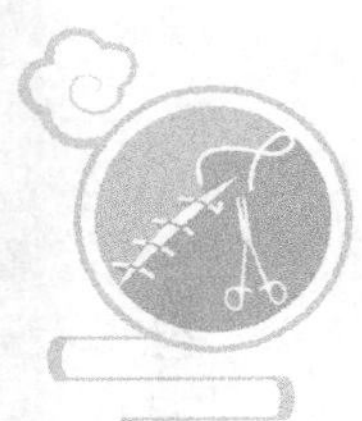

前者远较后者多见。

1. 病因

（1）婴儿脐疝。属先天性的。发病原因有脐部发育不全，脐环没有完全闭锁；或脐部的瘢痕组织薄弱，不够坚固。在腹内压增加，如经常啼哭、便秘等情况下，内脏可以从脐部突出而形成脐疝。疝外被盖为瘢痕、皮下和皮肤等组织。

（2）成人脐疝。较为少见。可能与脐环处瘢痕组织变弱有关，诱因包括妊娠、慢性咳嗽及腹水等。疝内容物初期多为大网膜，随后还有小肠、结肠等。常因与疝囊壁发生广泛粘连，形成多房性间隙。

2. 临床表现和诊断

（1）婴儿脐疝。较常见，多属易复性疝，嵌顿者少见。当啼哭、站立和用劲时，脐部膨胀出包块，一般直径 1 ~ 2cm，无其他症状，往往在洗澡、换衣时无意中发现。

（2）成人脐疝。此型多见于中年肥胖经产妇女。主要症状是脐部有半球形疝块，可以回纳，常伴有消化不良、腹部不适和隐痛。由于疝环一般较小，周围瘢痕组织较坚韧，较易发生嵌顿和绞窄。巨大的脐疝呈垂悬状。

3. 治疗

（1）婴儿脐疝。绝大多数可通过脐部筋膜环的逐步收缩，而在一岁内自愈。因此 2 岁前，除非发生嵌顿，可以等待，采用非手术疗法促使其自愈。

如已经满 2 周岁，脐疝直径超过 1.5cm 者宜用手术治疗。主要步骤为①距脐口 1cm 处，沿脐作半园形切口，分离皮肤和皮下组织，显露腹直肌前鞘、疝环及疝囊。②于正中切开腹白线，游离疝囊，回纳疝内容物。③在疝环处切除部分疝囊后，给予缝扎。④然后将两侧腹直肌鞘缘（即腹白线）间断缝合，最后缝合皮肤。

（2）成人脐疝。宜早施手术治疗，嵌顿时应紧急手术。主要步骤为：①围绕脐部作横行椭圆形切口，分离疝囊直至颈部，细心分离粘连。②在疝囊颈部切断，将疝囊连同紧密粘连难以分离大网膜和多余皮肤一并切除。③尽量多地游离疝环周围的腹横筋膜、腹膜，予以横形对合缝合。④然后在上下两侧游离腹直肌及其腱膜，必要时可作重叠缝合。

四、腹内疝

腹内疝是由脏器或组织进入腹腔内的间隙囊内而形成的，如下述网膜孔疝。

（一）十二指肠旁疝

在胚胎发育过程，十二指肠与空肠交界处下方形成隐窝，如小肠进入而发生腹内疝，称为十二指肠旁疝。左侧十二指肠旁疝是指十二指肠进入兰策特（Landzert）隐窝而形成，右侧十二指肠旁疝是肠管进入瓦尔代尔（Waldeyer）隐窝形成。左侧十二指肠旁疝多见，大约是右侧的6倍。

1. 诊断要点

（1）患者可出现急性、慢性或反复发作的完全或不完全肠梗阻症状和体征。腹部的胀满或疼痛，可与进餐或体位的改变有关系。

（2）上腹部左侧或右侧有时可扪及肿块。

（3）腹部平片可见聚集成团的充气肠。钡餐检查可发现团状小肠聚集在左上腹或右上腹，不易分离，周边呈圆形。选择性动脉造影，有时可以看到小肠动脉弓走行移位。

2. 治疗

行肠管复位手术，缝闭疝囊口。在闭合疝囊口时，左侧十二指肠旁疝应注意防止损伤肠系膜下静脉，右侧十二指肠旁疝防止损伤肠系膜上动脉。

（二）网膜孔疝

小肠和部分结肠通过网膜孔进入小网膜腔内称为网膜孔疝。因网膜孔前有胆总管、门静脉及肝动脉，后为腔静脉和脊柱，故疝入的肠管易发生绞窄。

1. 诊断要点

（1）主要表现为肠梗阻症状和体征。腹痛在饭后、立体及活动后加重。

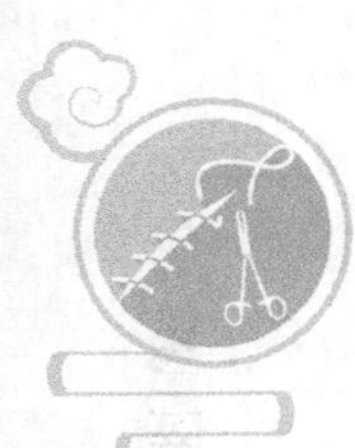

发生嵌顿时腹痛加剧，如有绞窄，可很快引起休克。

（2）在上腹部可扪及包块。

（3）腹部平片可见胃区附近有扩张的肠曲和液平面。

2. 治疗

一旦怀疑本病应行剖腹探查，嵌入肠襟复位后缝闭小网膜孔，注意防止损伤门静脉、肝动脉、胆总管及腔静脉。在肠复位困难时，可以先切开肝胃韧带行嵌顿肠襟穿刺减压后再复位。如嵌顿肠已坏死，应做肠切除吻合。

（三）肠系膜裂孔疝

小肠系膜如有先天性缺损和裂孔，另一段小肠穿过此缺损或裂孔而发生的嵌闭现象，称为肠系膜裂孔疝。

1. 诊断要点

（1）主要表现为机械性肠梗阻的症状和体征。如嵌顿肠襟发生绞窄，可出现血便。

（2）脐周可扪及包块，压痛明显。如有绞窄则出现腹膜炎体征。

（3）腹部平片可见小肠扩张和气液平面。

2. 治疗

手术复位，缝闭系膜裂孔，如有肠坏死应行肠切除吻合。

第四章 神经外科

第一节 颅脑外伤

一、颅骨骨折

这是指颅骨受暴力损伤所致颅骨结构改变。这类骨折伤者，不一定都有严重脑损伤；而没有颅骨骨折者，也有可能存在严重脑损伤。但颅骨骨折的存在提示伤者受暴力较重，合并脑损伤几率较高。按部位颅骨骨折可分为颅盖与颅底骨折，按骨折形态分为线形与凹陷性骨折，按骨折与外界是否相通可分为开放性与闭合性骨折。开放性骨折和累及气窦的颅底骨折还可能合并骨髓炎或颅内感染。

（一）临床表现

外伤后患者出现头皮局部肿胀，或有擦伤、挫伤等，有时头皮肿胀、头颅变形，易误诊。

1. 颅盖骨折

发生率较高，可分线形骨折和粉碎凹陷性骨折。线形骨折伤处头皮可有压痛、肿胀或血肿。粉碎凹陷骨折在伤处可触及骨质凹陷，但局部有头皮血肿时不易鉴别。

2. 颅底骨折

分颅前窝、颅中窝、颅后窝骨折，以颅中窝骨折最多，颅前窝次之，颅后窝较少。颅底骨折时，因硬脑膜损伤，血液可流入蛛网膜下腔，引起头痛、烦躁、恶心、呕吐等症状。检查颈部有抵抗感，克氏征阳性；并发脑和脑干损伤

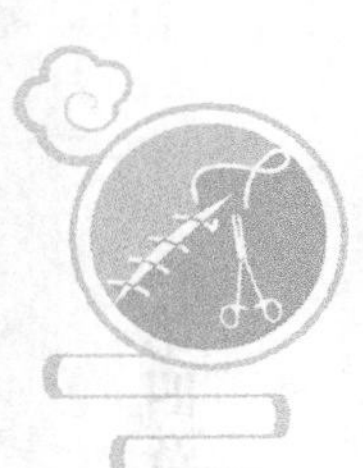

时可有意识障碍等脑损伤症状，病情危重。

（1）颅前窝骨折。可见有鼻出血或脑脊液鼻漏，多见于额窦后壁及筛板骨折。此外尚有嗅觉丧失、眶周皮下及球结膜下淤血，似熊猫样外观。视神经管受累时可引起视力丧失。

（2）颅中窝骨折。在咽部黏膜下和乳突部皮下出现淤血斑。鼓膜及脑脊膜均有破损时血液、脑脊液可自耳道流出，成为脑脊液耳漏；合并面神经、听神经损伤，引起听力障碍、耳鸣、周围性面瘫等症状。

（3）颅后窝骨折。乳突后、枕下区皮下可出现淤血斑，偶有第Ⅸ、Ⅹ、Ⅺ、Ⅻ对颅神经损伤而引起的症状。

（4）鞍区骨折。损伤颈内动脉或海绵窦时，血液经蝶窦流入鼻咽腔，出现口鼻剧烈出血，甚至血液因流入气管发生窒息。

（二）实验室及其他检查

头颅X线片或CT检查大部分可发现颅骨骨折，少数在术中才确定凹陷的深度，发现骨片刺入脑内或脑内游离骨片及其他异物。

（三）治疗

1. 颅盖骨折

线形骨折、粉碎性骨折一般无需特殊处理。骨折线通过气窦者，应予抗感染治疗。骨折线越过脑膜血管沟或静脉窦者，应严密观察病情变化，警惕硬膜外血肿形成。

对于凹陷性骨折深度达0.5cm以上者即应手术。据骨折具体情况可选择凹陷骨折复位术或凹陷骨折清除术。位于静脉窦上方的凹陷骨折，无脑受压表现者，应待病情稳定、做好充分输血准备时再手术。手术目的在于解除脑受压，预防癫痫，同时整形后解除心理负担。

2. 颅底骨折

颅底骨折本身无特殊治疗。颅底骨折合并颅内出血和脑损伤时，就应按颅脑创伤的原则处理。颅底骨折有时合并面颅联合损伤。因此，术者应了解与颌面外科有关的知识要点，特别应引起重视的是颅底穿通伤患者，经面部穿过颅底进入颅内的金属锐性物体或其他锐性物体，须在手术室完成麻醉和充分照明条件下，开颅暴露颅内锐性物体，再从颅内拔除。禁忌在现场或急诊室未明确异物走行和手术条件不备下直接拔除颅内锐性物体，恐在拔除锐性物体时颅内大出血。

（1）颅前窝骨折。治疗主要是针对颅前窝骨折所致并发症和后遗症。早期予以预防感染药物为主，应用能透过血－脑屏障的抗生素。

①脑脊液鼻漏处理。作好鼻腔清洁和护理，避免用力擦鼻、打喷嚏或放置鼻饲胃管，禁忌填塞鼻孔、冲洗鼻腔。取半坐卧位，有脑脊液鼻漏时应任其自然流出或吞下，使颅内下降后脑组织沉落于颅底漏孔处，有利于漏孔愈合。脑脊液鼻漏经上述处理后一般多在伤后 1 ～ 2 周内自行封闭愈合。如经久不愈，脑脊液鼻漏长达 1 个月以上，或反复引发脑膜炎或有大量漏液者，则应手术修补。②视神经损伤处理。如视神经管或眶尖骨折，可致视神经损伤出现视力障碍，严重者可致失明。对原发性视神经损伤较严重或已断裂，视力完全丧失者，多无法补救，宜采保守疗法。若因骨片压迫及水肿、出血或血肿压迫使视神经管通道狭窄，压迫视神经，或仅部分视力丧失，症状渐加重，应尽早、积极行视神经管减压术挽救视力。近年来随着内镜鼻窦外科技术的不断进步，经多年探索和经验积累，发现经鼻内筛窦入路或经蝶窦的 Wigand 术式进行视神经管减压术优点最多、疗效最佳。③外伤性气颅处理。气体经额窦、蝶窦或筛窦骨折及硬脑膜破裂处进入颅内可引起颅内积气，亦称外伤性气颅，可出现头痛、头晕、复视、谵妄、甚至昏迷等。颅内积气一般可自行吸收、消失，若症状加重或出现张力性气颅，应及时行颅骨钻孔引流或开颅手术修补。④合并颅内血肿处理。颅前窝骨折合并颅内血肿时应尽早行开颅血肿清除术。

（2）颅中窝骨折。部分颅中窝骨折患者出现突眼，伴血管性杂音，应警惕发生海绵窦动静脉瘘。须及时施行全脑血管造影以明确诊断，同时行血管内栓塞治疗。对伤后立即出现严重大量鼻出血，多可因休克或窒息而死，应立即行气管内插管，保持呼吸道通畅，然后填塞鼻腔止血，必要时需经咽部

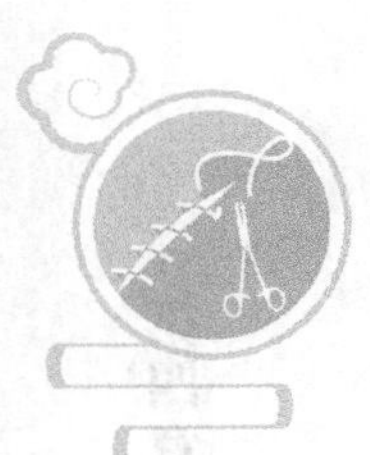

填塞后鼻腔。同时快速补充血容量，压迫患侧颈总动脉。必要时实施手术结扎颈总动脉或介入治疗，以挽救患者生命。

（3）颅后窝骨折。主要是针对枕骨大孔区和高位颈椎骨折或脱位，如出现呼吸功能紊乱，应及时行气管切开和颅骨牵引，必要时行辅助呼吸或人工呼吸，甚至行颅后窝、颈椎椎板减压术。

二、脑震荡

这是指暴力引起的一时性脑功能障碍，而无器质性改变，为原发性脑损伤中最轻者。

（一）病因病理

一般认为，脑震荡引起的意识障碍主要是脑干网状结构受损的结果。这种损害与颅脑损伤时脑脊液的冲击（脑室液经脑室系统骤然移动）、外力打击瞬间产生的颅内压力变化、脑血管功能紊乱、脑干的机械性牵拉或扭曲等因素有一定关系。

虽然传统观念认为，脑震荡仅是中枢神经系统暂时功能障碍，并无可见器质性损害。但近年来研究发现，受力部位的神经元线粒体、轴突肿胀，间质水肿；脑脊液中乙酰胆碱和钾离子浓度升高，引起轴突传导或脑组织代谢的酶系统紊乱。临床资料也证实，有半数脑震荡患者的脑干听觉诱发电位检查提示有器质性损害。

（二）临床表现和辅助检查

伤后立即出现短暂意识丧失，常在数分钟内即可清醒，一般不超过30min。在意识丧失同时，多伴有面色苍白、四肢松弛和生理反射消失。伤者清醒后，对受伤经过及受伤前一段时间事情不能记忆，而对于远事仍能回忆。此外，可有头痛头晕，伤后数日内比较明显，以后逐渐减轻，并有恶心、呕吐；有时表现为失眠、耳鸣、心悸、情绪不稳、注意力不集中和记忆力减退等症状。

脑脊液检查阴性，头颅CT片无异常。

（三）治疗

1. 支持及对症治疗

伤后 24 ～ 48h，定时测量脉搏、呼吸、血压、体温，并注意观察意识、瞳孔、肢体活动的神经系统体征的变化，以及时发现颅内继发性病变。头痛、头晕、情绪紧张者，给予镇静、止痛剂，如安定片、止痛片等，但须谨慎、以免掩盖病情。

应卧床休息 7 ～ 10 天。

2. 中医治疗

（1）辨证施治。脑震荡为脑气受震，卒然气闭。闭结之气赖气血周流而宣散，但气闭即血运受碍，血淤难化散；淤阻气滞则升降失司，淤阻于止，清阳不升，发为头晕头痛，浊气不降则呕吐恶心。采活血化瘀、调和升降法。方药：柴胡、细辛、薄荷、黄连各 3g，当归、半夏、泽兰各 9g，土鳖、川芎各 6g。水煎服，每日 1 剂。恶心呕吐较重，加玉枢丹 2g；头晕较重加天麻 3g，钩藤 9g，珍珠母 30g，牛膝 15g，头痛明显加白芷、藁本各 9g。

（2）中成药。①苏合香丸。昏迷未醒时可用本品 1 粒研化灌服。②归脾丸。用于恢复期。每次 1 丸，每日 2 次。③天王补心丹。每次 1 丸，每日 2 次。

三、脑挫裂伤

脑挫裂伤分挫伤和裂伤，指大脑皮层及脑干损伤。致伤后昏迷程度深，持续时间长，脑组织有器质性损伤，还有相应的神经系统体征。脑挫伤指脑组织遭受破坏较轻，软脑膜尚完整；脑裂伤指软脑膜、血管和脑组织同时有破裂，伴有外伤性蛛网膜下腔出血。脑挫裂伤的继发性改变为脑水肿和血肿形成。

（一）临床表现

1. 意识障碍

受伤当时立即出现，意识障碍程度和持续时间与脑挫裂伤的程度、范围直接相关，绝大多数持续半小时以上，重症者可长期持续昏迷。意识恢复过

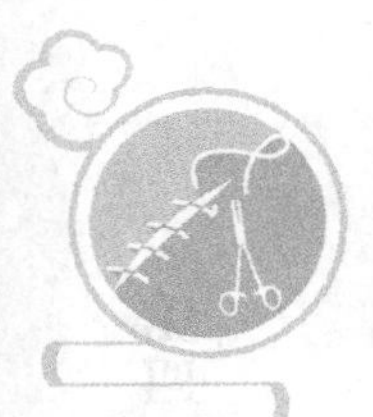

程多为渐进性不能完全清醒，常呈半昏迷状态伴躁动不安。醒后有头痛与恶心、呕吐等症状。

2. 局灶症状和体征

这类症状随脑受损部位、范围和程度不同而异，也并不是每个伤者都具备。临床上如出现这类症状，对诊断和判定脑伤部位很有意义。若大脑功能区受损可立即呈现相应神经功能障碍或体征，如运动区损伤出现锥体束征、肢体抽搐或偏瘫，语言中枢损伤出现失语等。发生于哑区的损伤，则无局灶症状或体征。

3. 一般症状

一般在清醒后，患者多述及头痛、头昏和恶心呕吐。若头痛、呕吐症状加重，应想到发生继发性损害的可能，包括脑组织本身水肿和各种颅内血肿。此时应及时复查 CT，以免延误治疗，产生不良后果。

4. 生命体征改变

伤后患者可出现短时间脉搏细速、血压下降和呼吸浅快，此现象与伤后脑功能受到一时抑制有关。若持续出现血压下降，甚至休克，应想到身体其他器官受损伤的可能。如出现血压升高、脉搏洪大有力及变缓，应警惕可能发生颅内血肿。脑挫裂伤患者体温可有轻度升高。

（二）辅助检查

1. 腰椎穿刺

脑脊液（CSF）压力一般为 200 ~ 300mmH_2O（1.96 ~ 2.94kPa），CSF 内含血，含血量多少与脑挫裂伤程度密切相关。大量出血者伤后 2 ~ 3 日内 CSF 含血量达高峰，且红细胞开始大量萎缩和崩解，约一周后 CSF 中的红细胞仅残留微量。出血后 4 ~ 12h 即开始溶血，由于释放氧化血红蛋白，CSF 上清液为橙红色，2 ~ 3d 时胆红素浓度增高，呈橙黄色，以后逐渐被吸收呈淡黄色。约经 3 周后 CSF 颜色及成分转为正常。

2. 影像学检查

CT 对脑挫裂伤诊断具有重要价值，在有条件的情况下均应进行此项检查。在 CT 片上脑挫裂伤表现为脑内低密度水肿区内多发散在斑点状高密度影，也是散在点状出血灶，可融合。病变较轻或散在时占位效应可不明显，但病变广泛特别是合并脑内血肿时可有明显占为效应。MRI 尤其在 T2WI 对探测脑挫裂伤时的脑水肿非常敏感，常表现为广泛的高信号，另外 MRI 对探测处于亚急性期的脑挫裂伤出血比 CT 更为清晰。

（三）诊断要点

头部有外伤史、伤后昏迷在半小时以上、伤后即刻出现局灶症状与体征、脑脊液呈血性改变、CT 检查可见脑挫伤区有点片状高密度或高低混杂密度影像。

（四）治疗

1. 常规治疗

（1）急救。严密观察生命体征、意识、瞳孔变化。休克患者，在积极进行抗休克治疗时，应详细检查有无胸腹脏器损伤和内出血，避免延误合并伤治疗。对昏迷患者，应及时清除呼吸道内分泌物，保持呼吸道通畅。对呼吸困难者，行气管插管人工辅助呼吸；对呼吸道分泌物多、影响气体交换或估计昏迷久者，应早期行气管切开术。

伤后数日内禁食或给予低盐易消化半流质，静脉输液量成人每日应限制在 1500mL。昏迷过久者应予鼻饲，但脑脊液鼻漏者禁用。躁动不安时可用安定或水合氯醛等药物控制，但禁用吗啡类药物，以免掩盖病情和抑制呼吸。

（2）手术。继续出血或出现急性脑水肿，则很快形成威胁生命的颅内压及脑疝。如头颅 CT 扫描发现脑挫裂伤、脑水肿、颅内血肿增大，应尽早开颅手术，摘除脑挫裂失活的血肿、清除脑组织、去骨瓣减压、脑室分流脑脊液等，以挽救患者生命。

（3）防治脑水肿。为治疗脑挫裂伤极重要环节。①脱水剂。轻者用 50% 葡萄糖等，重者需用 20% 甘露醇。②限制液体摄入量。伤后 5 ~ 7d 为急性水肿期，每日液体入量不超过 1500 ~ 2000mL。③降温。高热必须查

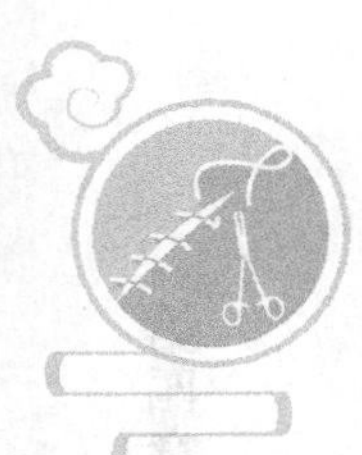

明原因并作出相应处理，使体温接近或保持正常。一般解热剂及物理降温、冰水灌肠、冰水洗胃等方法均可酌情使用。④应用激素。肾上腺皮质激素能稳定脑细胞内溶酶体膜，降低脑血管壁通透性，以防止或减轻脑水肿。常用药有地塞米松和氢化可的松，应用时间不宜过长，以免发生副作用。⑤吸氧疗法。应充分供氧，持续时间长、昏迷深者，应尽早行气管切开。

(4)防治感染。预防性使用抗生素，主要防治肺部感染。

(5)治疗各种并发症。如上消化道出血、肺水肿、肺炎、心跳缓慢、癫痫或抽搐。

2. 加强治疗

(1)给脑细胞活化剂及促醒药。如脑活素 10mL 静注每日 1 次，尼可林 1g 加入 10% 葡萄糖 500mL 静滴，每日 1 次。脑复新 1g 或脑复康 10g 加入 10% 葡萄糖液 500mL 静滴，每日 1 次。还有 ATP、辅酶 A、细胞色素 C、胞二磷胆碱等。

(2)冬眠低温疗法。对严重脑挫裂伤、脑干损伤患者，可用冬眠低温疗法，将体温保持在 33℃ ~ 35℃，以减低脑组织代谢和氧耗量，并可减小脑体积，降低颅内压。常用冬眠合剂 1 号(氯丙嗪 50mg、异丙嗪 50mg、度冷丁 100mg)，视患者体质及耐受程度而定。首次用量 1/2 ~ 全量静脉滴注，肌肉给药时宜从 1/3 或 1/2 量开始。用药后约 20min 皮肤无寒冷反应，即开始用冰袋置于四肢大血管处，或同时用冰块擦拭。头部降温时应防浸渍伤口，冬眠药有效作用一般持续 4 ~ 6h，冬眠降温时间一般为 3 ~ 5d。

复温时切忌体温升高过快，以自然复温和维持于 37% 左右为宜。婴幼儿、高龄患者及循环功能明显紊乱者，不宜行人工冬眠低温疗法。

(3)高压氧治疗。高压氧可提高血氧张力，直接纠正脑缺氧，阻断脑缺氧 – 脑水肿恶性循环，在与低温、脱水等联合治疗下，可促使脑细胞功能恢复。

3. 中医疗法

(1)辨证施治。①轻证。症见伤后昏迷时间不超过 12h，神经系统检查有阳性体征出现，部分肢体可有感觉及运动障碍，脑脊液中含有血液。患者清醒后常有较重头晕目眩、头痛、恶心、呕吐、烦躁不安等表现，同时可出现呼吸、血压、心率异常。治宜通窍开闭、活血化瘀。方药用安宫牛黄丸，如昏迷期伴高热惊厥可加用紫雪丹；稍醒后宜加强活血化瘀之力，可用夺命丹；完全清醒后，如头痛剧烈、呕吐频繁，为颅内水肿征象，应加用利水消肿方剂五苓散，加木通、车前子、葶苈子、羌活、大枣；若出现头痛、眩晕、四肢抽搐等肝风内动表现者用天麻钩藤饮；伴头痛、恶心、呕吐等肝胃不和症候时用柴胡细辛汤；若血瘀征象显著，如头痛、头晕而伴面目瘀紫青肿可用通窍活血汤。②重证。症见伤后昏迷不醒，颅内压升高。生命体征不稳定，有明显呼吸障碍，可出颈项强直等脑膜刺激征象。由于损伤部位不同，可有肢体瘫痪或失语等。治宜通窍醒脑。方药用安宫牛黄丸或苏合香丸，如在昏迷期，若见目合口开、大汗淋漓、两便失禁、四肢厥冷、脉微细弱，宜急用独参汤回阳救脱；若有七窍出血，或伴呕血、便血、尿血等，则可用四生丸或血竭散或云南白药等以止血；若颅内血肿，可在严密观察下，试用补阳还五汤加丹降香，益气化淤；清醒后伴头痛晕眩、惊厥抽搐者，可选用羚羊角汤；有颅压升高和脑水肿表现者，可选桔梗汤合五苓散；若眩晕、头脑昏沉、胀闷作痛者，可用安脑散。恢复期见有中气不足、胃脾虚弱者，宜补中益气、健脾和胃，常用补中益气汤；若有肝肾阴虚，目眩耳鸣，可用杞菊地黄丸；症见气虚血亏，疲软乏力，治宜双补气血，可选用八珍汤；心悸眩晕失眠健忘者，可选用归脾汤；表现为惊悸怔忡、心肾阴虚者，用天王补心丹；若肝气犯胃、恶心呕吐者，用左金丸加减；肝火上炎、烦躁易怒者，用龙胆泻肝丸；若有四肢麻肿、筋失所养者选用补肝汤。

（2）中成药。①安宫牛黄丸。由牛黄、水牛角浓缩粉、麝香、珍珠、朱砂、雄黄、黄连、黄芩、栀子、郁金、冰片组成。具清热解毒、镇惊开窍功效。每次1丸，每日1次。②苏合香丸。由苏合香、安息香、冰片、水牛角浓缩粉、麝香、檀香、沉香、丁香、香附、乳香(制)、木香、荜茇、白术、诃子、朱砂组成。具有芳香开窍，行气止痛之功效。每次1丸，每日1～2次。③紫雪。由石膏、寒水石、

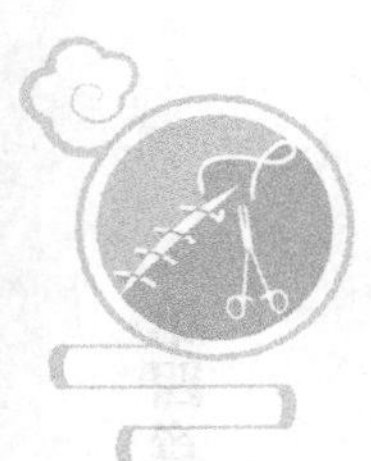

滑石、磁石、玄参、木香、沉香、甘草、升麻、丁香、芒硝、硝石、水牛角浓缩粉、羚羊角、麝香、朱砂组成。具清热解毒、止痉开窍功效。每次3～6g，每日2次。

四、开放性颅脑损伤

非火器或火器性致伤物造成的头皮、颅骨、硬脑膜和脑组织与外界相通的创伤，统称开放性颅脑损伤。与闭合性颅脑损伤相比，除损伤原因和机制不同外，诊断和治疗也有其特点。

（一）临床表现和诊断

1. 非火器所致开放性脑损伤

由利器所致开放性脑损伤、脑挫裂伤或血肿主要由接触力所致，其脑挫裂伤和血肿常局限于着力点部位。由钝器伤所致者，除着力点的开放性脑损伤外，尚可有因惯性力所致的对冲性脑挫裂伤和血肿存在。创伤局部往往掺杂有大量异物，如头发、布片、泥沙、玻璃碎片和碎骨片等，清创时如未能彻底清除，可合并颅骨或颅内感染。开放性脑损伤由于脑脊液及坏死液化脑组织从伤口溢出，或脑组织由硬脑膜和颅骨缺损处向外膨出，因此，在一定程度上缓和了颅内压增高。但大部分合并凹陷性骨折的开放性脑损伤，因骨折片彼此相嵌重叠和硬脑膜裂口较小，其颅内压增高与闭合性脑损伤无异。

皮质功能区或其邻近部位的开放性脑损伤，局灶症状和体征远较闭合性者明显，外伤性癫痫发生率也较高。CT检查有助于了解颅骨骨折、异物和碎骨片分布，以及了解脑损伤状况。

2. 火器所致开放性脑损伤

除具非火器所致开放性脑损伤的特点，还有弹片或弹头所形成的伤道特点。碎骨片通常位于伤道近侧端，呈放射状分布，弹片或弹头如未穿出颅外，常在伤道远端。据损伤方式和创口位置、局灶症状和体征，以及颅骨X线摄片所见骨折碎片和异物分布情况，可大致推测伤道部位和类型。

意识障碍进行性加重提示脑疝出现，依其出现早晚结合其他临床表现，可推测是否已发生颅内血肿、脑水肿或颅内感染。CT检查对诊断和治疗有很大帮助，可了解伤道、脑挫裂伤部位和范围，颅骨骨折、碎骨片和异物分布，以及有无颅内血肿和脑脓肿发生等。

（二）治疗

1. 急救

（1）保持呼吸道通畅。对伤员首先应立即挖出或吸出口鼻内泥土、血块或分泌物，以保证呼吸道通畅。昏迷或舌后坠时，应将舌头拉出，必要时放置通气管。转送时让伤员侧俯卧位，防止血液或分泌物再次堵塞呼吸道。

（2）制止头部的外出血。可给予包扎，如有脑膨出，可用绷带卷围于其四周，然后再包扎固定。清醒伤员，可教其指压止血法。

（3）防治休克。因出血多，伤员有休克，要积极防治，并同时注意有无胸膜腔内出血。

（4）预防感染。给予抗生素，同时注射破伤风抗毒素。

2. 手术

尽早行清创及减压手术。清洗和消毒后，从原伤口进入，并扩大骨窗和硬脑膜裂口，清除破损脑组织和血肿，去除异物。用电凝器完善止血，并用灭滴灵及有效抗生素反复冲洗伤口，修补和严密缝合硬脑膜。不宜使用异体材料修补硬脑膜缺损，颅骨碎片消毒后置于硬脑膜外，不必固定，头皮完善修补缝合。

术后不作伤口引流，同时积极进行抗感染、抗脑水肿，并增加全身疗法，防止严重的并发症及减少后遗症。一般情况好转后，尽早进行系统的功能锻炼及偏瘫、失语康复训练。

五、颅内血肿

这是因颅内出血在某一部位积聚，达到一定体积，而局部占位，称为颅内血肿。为颅脑损伤后最常见也是最危险的继发性病变，发生率占闭合性颅脑损伤 10% 左右，占重型颅脑损伤 40% ~ 50%。颅内血肿发生可导致局部颅内压明显升高、进行性压迫和推移脑组织，若没能及时抢救，最终将形成脑疝，危及患者生命。

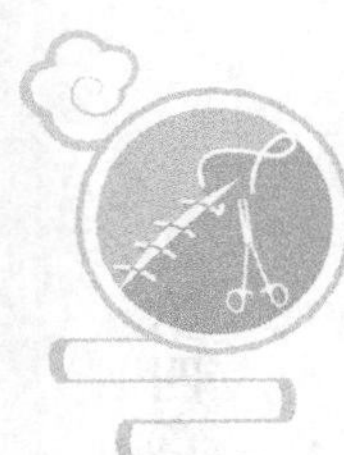

(一)类别

1. 按血肿所在解剖部位分类

(1)硬膜外血肿。血肿位于硬脑膜和颅骨之间,出血源为硬脑膜血管。

(2)硬膜下血肿。血肿位于硬膜下间隙,出血多来自脑表面静脉。

(3)脑内血肿。血肿位于脑实质内。

2. 按血肿出现的时间分类

(1)急性血肿。症状在伤后3d内出现。

(2)亚急性血肿。症状在4～21d出现。

(3)慢性血肿。症状在伤后22d以后出现。

(二)临床表现

1. 硬膜外血肿

(1)典型表现是伤后昏迷、清醒、昏迷,即出现中间清醒期或中间好转期。在中间清醒期患者有头痛、烦躁、恶心、呕吐、反应迟钝、抽搐等症状。但如原发脑损伤轻,可无原发昏迷,表现为开始清醒、逐渐出现昏迷并加重;如原发脑损伤较重或血肿形成较快,可无中间清醒期,表现为伤后昏迷,逐渐加深。

(2)患侧瞳孔散大、对光反射迟钝或消失,为小脑幕切迹压迫动眼神经所致。

(3)脑疝形成使血肿对侧肢体瘫痪、肌张力增高、腱反射亢进、病理反射阳性。如不及时治疗而进入脑疝晚期,出现双瞳散大、病理性呼吸或去大脑强直等表现。

(4)此类血肿多发生于运动区及其附近,可出现中枢性面瘫、运动性失语等。位于矢状窦旁血肿可出现下肢单瘫,颅后窝血肿可出现眼球震颤和共济失调等。

(5)生命体征改变常为进行性血压升高、心率减慢。颞区硬膜外血肿因先经历小脑幕切迹疝再出现枕骨大孔疝,故严重呼吸障碍发生稍晚。额区及枕区硬膜外血肿可直接发生枕骨大孔疝,迅速出现瞳孔散大、呼吸骤停。

2. 硬膜下血肿

（1）意识障碍严重，昏迷进行性加重。因大多数都并存脑挫裂伤和继发性脑水肿，致使原发脑损伤的昏迷与继发性血肿所致脑昏迷相重叠，故无中间清醒期和好转期。单纯性或亚急性血肿少见，如果原发脑损伤轻，则可有中间清醒期。

（2）颅内压增高症状明显，表现为呼吸减慢、脉搏缓缓而宏大有力，血压上升。因患者处于昏迷中，常有喷射状呕吐和躁动。

（3）神经损害体征多见，脑挫裂伤及血肿压迫均可造成中枢性面瘫及偏瘫。有时发生局灶性癫痫，腱反射亢进、病理反射阳性。

（4）脑疝症状出现，急性者瞳孔一侧先有散大，光反射消失，很快两侧散大，出现去大脑强直或病理性呼吸。

（5）伴有蛛网膜下隙出血表现，常有发热、项强等。

3. 脑内血肿

常发生在脑挫伤基础上，急性型常见。脑内血肿与急性硬脑膜下血肿相似，单凭临床表现难以与其他血肿区别，头颅 CT 扫描可确诊。

（1）伤后多呈现持续性昏迷或昏迷程度逐渐加重，中间清醒或好转期较少，血肿破入脑室者，意识障碍更加明显。

（2）有颅内压增高症状。

（3）位于运动区、语言区和其邻近的血肿，多有偏瘫、失语等局灶性症状，有时产生局灶性癫痫。

4. 后颅凹血肿

后颅凹血肿包括硬脑膜外、硬脑膜下及小脑内血肿等类型，见于枕部直接暴力伤。出血来源有横窦或乙状窦、脑膜后动脉及板障血管等。急性后颅凹硬膜外血肿病情凶险，又往往缺乏特征，易于误诊。提高对此病的警惕性，为早期诊断的关键。

（1）多由枕部着力的外伤引起，常有枕骨骨折，造成的血肿以硬脑膜外者最多。

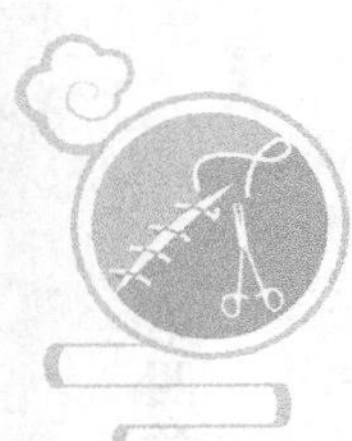

(2)呈急进发展,伤后持续昏迷,颅内压增高症状明显。

(3)可有脑干及小脑受压症状。

(4)易发生枕大孔疝。

5. 多发性颅内血肿

可是同一部位不同类型(如颞部硬脑膜内、外血肿),不同部位同一类型(如两侧颞部硬脑膜外血肿)或不同部位不同类型(如左顶硬脑膜外血肿及右额硬脑膜下血肿)。

(1)伤后持续昏迷,并常继续加深,少有中间清醒期。

(2)颅内压增高症状明显,病情发展快,脑疝出现早。

(3)常是撞击伤和对冲伤的结果,定位体征不能以单一部位血肿来解释。

(三)辅助检查

1. 头颅X线照片

可显示骨折线,如骨折线经过脑膜中动脉沟或静脉窦沟时,其下血管可能受伤,结合临床,要警惕和考虑骨折处可能发生硬脑膜外血肿。静脉窦损伤时血肿可能发生在一侧或是两侧。至于硬脑膜下血肿或脑内血肿,局部可有骨折也可能没有骨折,或骨折在血肿对侧。在一部分正常人身上,松果体可以钙化,在X线照片上能够观察出来。当发生幕上血肿时,钙化松果体可被挤向对侧,离开中线,这对诊断很有价值。

2. 脑血管造影

对诊断有很大价值。向疑有血肿一侧颈总动脉注射造影剂,使该侧颅内血管显影,脑内有血肿时,由于血肿推压,脑血管发生移位,各分枝间正常关系被破坏。硬脑膜外及硬脑膜下血肿时,尚见颅骨下出现一无血管区,这一脑外血肿的典型征象,在慢性硬脑膜下血肿时尤为突出。如一侧无血管区深度较大,而正位像大脑前动脉无侧移位或移位很轻,则提示对侧也有血肿。根据病情,可再作对侧脑血管造影,以便确诊。

对于枕极和颅后凹血肿,颈动脉造影没有什么价值。因造影需要时间和熟练技术，并对脑组织有一定损害，所以在条件不具备时，尤其是伤者病情危急时，不宜强求。

3.CT 扫描

有颅内血肿时，可以看到血肿和血肿引起脑室系统移位。这有确诊价值。

4. 颅脑超声波

可见中线移位。

5. 腰椎穿刺

脑脊液压力增高，呈粉红色。但疑有脑疝者禁忌腰椎穿刺。

（四）治疗

1. 非手术治疗

因 CT 检查在临床诊断和观察中广泛应用，一部分颅内血肿患者，在有严格观察及特检监测的条件下，应用脱水等非手术治疗，可取得良好疗效。暂不手术的指征包括：无意识障碍或颅内压增高症状，或虽有意识障碍或颅内压增高症状但已见明显减轻好转；无局灶性脑损害体征，且 CT 检查所见血肿不大（幕上者＜ 40mL，幕下者＜ 10mL），中线结构无明显移位（移位＜ 0.5cm），也无脑室或脑池明显受压情况；颅内压的监测压力＜ 270mmH_2O（2.7kPa）。

这类患者在采取脱水等治疗的同时，须严密观察及特检监测，并随时作好手术准备，如备血、剃头等，一旦有手术指征，即可尽早手术。

2. 手术治疗

凡有手术指征者皆应及时手术，以便尽早地去除颅内压增高的病因和解除脑受压。已经出现一侧瞳孔散大的小脑幕切迹疝征象时，更应力争在 30min 或最迟 1h 以内将血肿清除或去骨瓣减压。超过 3h 将产生严重后果。

手术指征包括：意识障碍程度逐渐加深；颅内压监测压在 270mmH_2O（2.7kPa）以上，并呈进行性升高表现；有局灶性脑损害体征；尚无明显意识障碍或颅内压增高症状，但 CT 检查血肿较大（幕上者＞ 40mL，幕下者＞

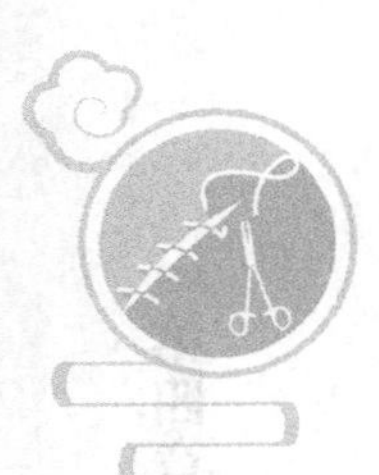

10mL),或血肿虽不大但中线结构移位明显(移位＞1cm)、脑室或脑池受压明显者;在非手术治疗过程中病情恶化者。颞叶血肿因易导致小脑幕切迹疝,手术指征应放宽;硬脑膜外血肿因不易吸收,也应放宽手术指征。常用手术方式有:

(1)开颅血肿清除术。术前经CT检查血肿部位已明确者可直接开颅清除血肿。对硬脑膜外血肿,骨瓣应大于血肿范围,以便于止血和清除血肿。遇到脑膜中动脉主干出血,止血有的困难,可向颅中凹底寻找棘孔,用小棉球将棘孔堵塞而止血。术前已有明显脑疝征象或CT检查中线结构有明显移位者,尽管血肿清除后当时脑未膨起,也应将脑膜敞开并去骨瓣减压以减轻术后脑水肿所致颅内压增高。

对硬脑膜下血肿,在打开硬脑膜后,可在脑压板协助下用生理盐水将血块冲出,由于硬脑膜下血肿常合并脑挫裂伤和脑水肿,所以清除血肿后,也不缝合硬脑膜并去骨瓣减压。对脑内血肿,因常合并脑挫裂伤与脑水肿,穿刺或切开皮质达血肿腔清除血肿后,以不缝合硬脑膜并去骨瓣减压为宜。

(2)钻孔探查术。已具备伤后意识障碍进行性加重或出现再昏迷等手术指征,因条件限制术前未能作CT检查,或就诊时脑疝已十分明显,已无时间作CT检查,钻孔探查术是有效的诊断和抢救措施。钻孔在瞳孔首先扩大的一侧开始,或据神经体征、头皮伤痕、颅骨骨折部位来选择;多数钻孔探查需在两侧多处进行。通常先在颞前部或翼点钻孔,如未发现血肿或疑其他部位还有血肿,则依次在额顶部、眉弓上方、颞后部以及枕下部分别钻孔。

注意钻处有无骨折,如钻透颅骨后即见血凝块,为硬脑膜外血肿;如未见血肿则稍扩大骨孔,以便切开硬脑膜寻找硬脑膜下血肿,或作穿刺,寻找脑内或脑室内血肿。发现血肿后即作较大骨瓣或扩大骨孔以便清除血肿和止血。在大多数情况下,须敞开硬脑膜并去骨瓣减压,以减轻术后脑水肿引起的颅内压增高。

第二节 颅内压增高和脑疝危象

一、颅内压增高

这是神经外科及急诊科所常见的临床病理综合征，为颅脑损伤、颅内炎症、出血、脑缺氧、囊肿、肿瘤、脓肿和脑积水等所共有征象。因上述疾病使颅腔内容物体积增加，导致颅内压持续在 200mmH_2O（2.0kPa）以上，从而引起相应临床综合征。

（一）类别和病理机制

可根据疾病范围不同，将颅内压增高分为弥漫性和局灶性两类。还可根据起病速度，将颅内压增高分为急性、亚急性和慢性三类。其致病机制包括：

1. 脑脊液增多

成人脑脊液（CSF）总量为 100 ~ 200mL，24h 中 CSF 全部更换 5 ~ 7 次，产生 CSF 约 1500mL/d，并处于动态平衡。CSF 从两旁侧脑室脉络膜丛产生，由侧室经室间孔到达第Ⅲ脑室后，再经中脑导水管到达第Ⅳ脑室，由Ⅳ脑室正中孔和侧孔排出到小脑延髓池、基底池及枕大池，而进到脑、脊髓蛛网膜下腔；最后经上矢状窦的蛛网膜颗粒及脊髓蛛网膜绒毛而汇入静脉。因此，疾病导致 CSF 分泌过多、CSF 循环阻塞、CSF 吸收障碍等均可引起脑脊液增多。

2. 颅内血容积增加

主要指疾病导致的静脉压增高影响了脑脊液排出，从而发生颅压升高。

3. 颅内占位病变

一般情况下脑体积与颅腔容积间差别约为 10%，因此，颅腔内界如存在 > 10% 占位病变将会引起颅内压升高。脑肿瘤、脑脓肿、脑内肉芽肿等病变除本身体积可逐渐增大外，压迫周围脑组织所致水肿，也加重了病情。

4. 脑水肿

动脉血压突然升高，可使颅内血管系统中血液容积增加而致颅内压增

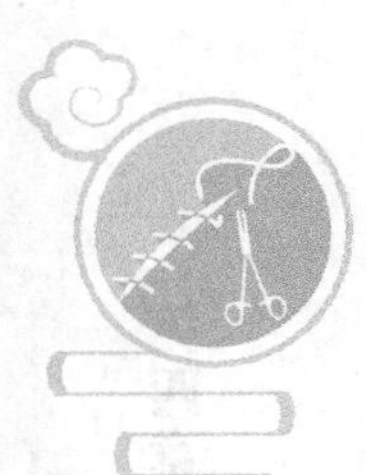

高。但动脉压逐渐升高并不影响颅内压,故高血压患者如无高血压脑病发生,则颅压仍可保持正常。颅内静脉压升高引起颅内压增高的机制,主要是静脉淤血和大脑半球水肿。

(二)临床表现和辅助检查

1. 临床表现

(1)头痛。颅内敏感结构受牵拉所致。初间歇发生,后为持续性痛伴阵发性加剧,以晨痛为其特点,用力动作可加重。常在双颞与前额,后颅窝病变多有后枕部疼痛。

(2)呕吐。常为迷走神经核或其神经根受激惹所致,可为颅高压症唯一症状。多呈喷射性,与饮食关系不大,在头痛加剧时发生。

(3)视乳头水肿。多与眼底静脉回流受阻有关。早期无视力障碍,以后可有阵发性黑蒙,发生中心视力暗点;后期视神经萎缩,而有视力下降甚至失明。双侧视乳头可不对称。

还可有癫痫样抽搐、失语(命名性失语多见)、精神异常、意识障碍、烦躁不安、动眼神经麻痹、外展神经麻痹、眩晕等。严重时发生血压升高、脉搏慢、呼吸减慢且不规则,甚至颅内高压危象或脑疝形成。

2. 辅助检查

(1)脑造影。有脑室造影和脑血管造影,诊断脑血管病及颅内压占位性病变时最常用。

(2)颅内压监测。此法最准确,有脑室内压、硬脑膜下、硬脑膜外等监测,其中,以硬脑膜外监测最常用。

(3)颅脑超声波。如发现中线偏移,说明对侧可能有占位性病变。此检查简便而易行。

(4)头颅 X 线平片。压力增高超过一个月可有阳性表现:①脑回压迹增多,加深。②颅缝裂开,颅骨的局部破坏或增生。③蛛网膜颗粒压迹增大,蝶鞍扩大等。可提示病变大体性质及方位。④小儿可见颅缝分离。

(5)CT 和 MRI。确诊率高、安全无痛苦、无创伤。对颅内占位性病变,不仅能定位诊断，且对定性诊断也很有帮助。但不能取代常规头颅X线平片和脑血管造影检查。

（三）诊断

诊断要考虑起病急缓、进展快慢、可能原因及临床表现，结合全身及神经系统检查，参考化验资料和影像学所见，由此即可作出诊断及鉴别诊断。下列指标显示颅内压增高已达严重程度：①头痛发作频繁而剧烈，并伴有反复呕吐。②患者血压升高、脉搏减慢、呼吸不规则。③视乳头水肿进行性加重或有出血。④出现脑疝前驱症状。如瞳孔不等、一侧肢体轻偏瘫、颈项强直等。⑤颅内压监测示脑压进行性上升。⑥脑电图呈广泛慢波。⑦出现意识障碍并呈进行性的加重。作出诊断还须注意：

（1）有颅内压增高，但无颅内压增高危象，有定位性体征者，应优先作影像学检查。首选CT检查，禁忌腰穿，待肯定或排除了占位性病变后，再作相应的处理。有颅内高压危象的患者做CT检查时，应由临床医生陪同。

（2）有无颅内压增高危象，即脑疝或脑疝前征象，如剧烈头痛、反复呕吐、意识障碍、瞳孔改变及生命体征的改变等。有以上表现者，应先输入甘露醇等降压药物，在保证呼吸道通畅及生命体征平稳情况下，进行影像学及其他必要检查。

（3）病史、体征提示有全身性疾病者，应作相应生化学检查，注意肝、肾功能，尿糖及血糖定量及电解质平衡。

（4）有颅内压增高症状、无定位体征而有脑膜刺激征者，可作腰穿检查。有发热及流行病学根据时，可能为脑膜炎、脑炎等。无炎症线索应考虑蛛网膜下腔出血。

（5）如需排除或治疗颅内感染时，可在专科医生指导下进行此项检查。

（6）原因不明时，应考虑药物或食物中毒。

（7）下列情况禁忌作腰椎穿刺：①脑疝。②视乳头水肿。③肩颈部疼痛、颈僵、强迫性头位疑有慢性扁桃体疝。④腰穿处局部皮肤有感染。⑤有脑脊液耳、鼻漏而无颅内感染征象者。

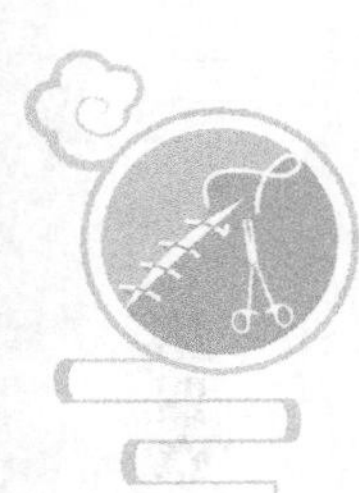

（四）治疗

治疗最终目的是去除病因，恢复脑组织功能。除去病因是救治成功的关键。颅内压增高最常见病因为颅内占位性病变，如颅内血肿、肿瘤、脓肿等。治疗时应给予有效、足量抗生素。

1. 急救

颅内压增高是继发性临床综合征，其发病原因很多，原发病变及其合并的病理、生理反应也很复杂。治疗最基本的原则是抢救患者，而不仅仅是治疗颅内压增高本身。在判断复杂的病因和高颅压对病情的影响前，必先处理可能存在的危及生命的紧急情况，然后根据病因和病情选择降低颅内压的方式。

2. 对症处理

（1）颅内压增高。发生脑衰时，由于意识障碍，往往有许多因素可以进一步促进颅内压增高，诱发或加重脑衰。常见原因有呼吸道不畅、血压不稳定、躁动不安、高热、便秘、尿潴留等。这些因素均应积极处理，以免进一步加重颅内压增高的病情。

降低颅内压须减缩脑体积，据病情可选用以下药物：① 20% 甘露醇。该药分子量大，静注后血浆渗透压增高明显，从而使脑组织内液体渗入血内，降低脑容量而使颅内压下降。剂量按 1 ~ 2g/（kg·d），快速静滴，每 4 ~ 6h 一次，每次在半小时内滴完。②高渗性葡萄糖溶液。这是应用最久的降颅压脱水制剂。一般剂量为 50% 溶液 60 ~ 100mL 静脉注射，于 3 ~ 5min 注完，每日 3 ~ 4 次。一般用药后数分钟内，颅内压即开始下降，但在用药后 40 ~ 60min 内颅内压可恢复到注射前高度。其后少数患者出现压力反跳（超过用药前压力的 10%）。其机理为葡萄糖容易进入脑细胞内，待细胞外液葡萄糖含量因代谢或经肾脏排出而减少后，血液的渗透压低于脑细胞内，水分又进入细胞内，使脑容积增加和颅内压增高。由于葡萄糖应用后出现压力反跳，对重症颅内压增高者有使病情恶化的危险，故近年来主张不单独用高渗性葡萄糖脱水治疗。有糖尿病者则禁用葡萄糖。近年来，不少学者发现脑缺血后，高血糖动物的脑功能恢复较低血糖者差。原因是脑缺氧的情况下，若用葡萄糖治疗，由于增加了糖的无氧代谢，将会导致乳酸增多，脑组织受损更严重。因此，现在一般认为，对于中风及其他缺血、缺氧性脑病，在急性期出现颅内压增高时，不适合用高渗性葡萄糖。③ 30% 尿素。这是一种强力的高渗脱水药，常用量为 0.5 ~ 1.5g/（kg・d），静滴。以每分钟 60 ~ 120 滴为宜，1 ~ 2 次 /d。尿素有明显反跳现象，且肾功能不良者禁用，故目前已极少为临床医生所采用。④ 10% 甘油。这是较理想的高渗脱水剂，副作用少。当达到同样抗水肿效果时，用甘油所排出的尿量较用甘露醇少 35% ~ 40%，因此不会引起大量水分和电解质的丧失，且很少发生反跳现象。其脱水作用强度在甘露醇与葡萄糖之间。常用 10% 甘油盐水口服（加维生素 C 更好），1 ~ 2g/（kg・d），分 3 次。静脉滴注应将 10% 甘油溶于 10% 葡萄糖 500 mL 中，按 1.0 ~ 1.2 mL/kg 计算，缓慢滴入，3 ~ 6h 滴完，每天 1 ~ 2 次。须注意浓度过高或滴速过快可引起溶血及血红蛋白尿。⑤强力脱水剂。有人主张混合用药，可使脱水作用加强。30% 尿素 +10% 甘露醇混合剂，用药后 15min 颅内压下降，降颅压率可达 70% ~ 95%，维持 6 ~ 7h，无反跳作用。尿素 – 甘露醇利尿合剂。其含量为尿素 0.5 ~ 1g/kg、甘露醇 1 ~ 2g/kg、罂粟碱 10 ~ 20mg、氨茶碱 0.5g、咖啡因 0.5g、维生素 C 1g、普鲁卡因 500mg，配成 20% ~ 30% 的溶液，静脉滴注给药，可获较强脱水利尿作用。应用大剂量高渗脱水剂时须注意：大剂量、快速、反复应用高渗性脱水药后，由于循环血量骤增，对心功能不全的患者有可能诱发急性循环衰竭。长期、反复应用高渗脱水剂后，可能出现过度脱水，使血容量过低，故应严格记录进入量并合理补充液体，在脑水肿未解除前，水出入量应为负平衡；脑水肿已控制时，水出入量应维持平衡状态。注意电解质平衡，尤其要防止出现低钾血症。⑥利尿剂。应用利尿剂治疗颅内压增高的机制是通过增加肾小球的滤过率和减少肾小管的再吸收，使排出尿量增加而造成整个机体的脱水，从而间接地使脑组织脱水，降低颅内压。但其脱水功效不及高渗脱水剂。使用利尿剂降颅内压的先决条件是肾功能良好和血压不低，而对全身浮肿伴颅内压增

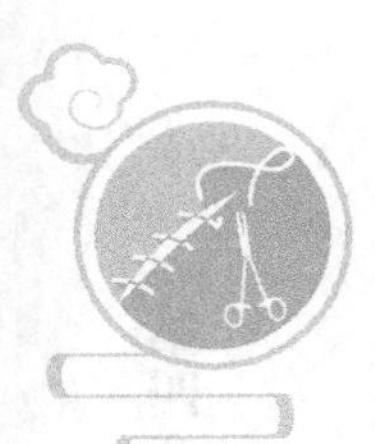

高者较为适宜。主要有：利尿酸钠，其机理主要是抑制肾小管对钠离子的重吸收，从而产生利尿作用；一般用药量为 25 ~ 50mg/ 次，加入 5% ~ 10% 葡萄糖液 20 mL 内，静脉缓注，2 次 /d；一般在注射后 15min 见效，维持 6 ~ 8h。口服 25 ~ 50m/d，可维持 10h，治疗过程中应密切注意钾、钠、氯离子的变化。速尿（利尿碳胺），作用机制同利尿酸钠，成人一般用 20 ~ 40mg 肌注或静注，每日 2 ~ 4 次；有人用大剂量一次疗法，以 250mg 速尿加于 500mL 林格液中静脉滴入，在 1h 之内滴完。其利尿作用可持续 24h，降颅压作用显著。治疗中亦应注意血电解质水平，并及时纠正其紊乱。⑦地塞米松。能降低毛细血管渗透性而减少脑脊液的形成，有效地降低颅内压。每次 10 ~ 20mg，每日 1 ~ 2 次静脉滴注。为降低颅内压首选药物。

（2）控制输液量和补盐量。脑水肿患者输液和补盐量不宜过多，因为输液和补盐过多可加重脑水肿。在每日尿量不少于 500 ~ 800mL 的基础上，一般静脉输液量不超过 24h 尿量加 500mL 入水量。以 10% 葡萄糖液为主，缓慢静滴，使患者保持轻度脱水状态。每日用盐量氯化钠不超过 5g、氯化钾不超过 3g。

（3）减少脑脊液量。①脑室引流术。脑室引流术也是救治脑疝的最重要方法之一，尤其是在持续脑室压力监护下联合应用，效果更明显。本法适用于：脑室系统或后颅窝占位性病变；脑室出血和脑出血破入脑室；自发性蛛网膜下腔出血伴严重颅内压增高；化脓性、结核性或隐球菌性脑膜炎所致的严重颅内压增高。常用的方法有常规脑室穿刺引流术、眶上穿刺术、颅骨钻孔引流术、囟门穿刺术等。②碳酸酐酶抑制剂。常用乙酰唑胺 250mg/ 次，每日 3 次，口服。地高辛 0.25 ~ 0.5mg/ 次，每 8h 一次，口服。

（4）减少脑血流量。①控制性过度换气。用人工呼吸器增加通气量，$PaCO_2$ 应维持在 3.33 ~ 4.67kPa。本法适用于外伤性颅内压增高。②巴比妥类药物。常用戊巴比妥和硫喷妥钠，首次用量 3 ~ 5mg/kg，最大用量 15 ~ 20mg/kg，维持量每 1 ~ 2h 用 1 ~ 2mg/kg。血压维持在 8 ~ 12kPa，颅内压 < 2kPa。若颅内压持续正常 36h，压力容积反应正常，即可缓慢停药。

3. 手术治疗

目的为去除病灶，减少颅内容积的扩大，从而降低颅内压。适用于颅内占位性病变和急性弥散性脑水肿药物等治疗不佳者。常用手术方法：①手术切除占位性病变。②内减压。切除额极或颞极。③外减压。分颞肌下减压和去骨瓣减压。

二、脑疝危象

颅腔内某一分腔压力高于邻近分腔时，脑组织由高压区向低压区移动，部分脑组织被挤入颅内生理空间或裂隙，产生相应临床症状和体征，称为脑疝。脑疝是颅内压增高危象和引起死亡的主要原因，常见有小脑幕切迹疝和枕骨大孔疝。

（一）类别和病因、病理

据移位脑组织及其通过的硬脑膜间隙和孔道，可以将脑疝分为以下常见的三个类别：枕骨大孔疝（小脑扁桃体疝）、小脑幕切迹疝、大脑镰下疝（扣带回疝）。尤以前两类常见。脑疝常见病因包括外伤所致各种颅内血肿、脓肿、颅内肿瘤（尤其颅后窝、中线部位及大脑半球肿瘤）、颅内寄生虫病及各种肉芽肿性病变、医源性因素。

当发生脑疝时，移位的脑组织在小脑幕切迹或枕骨大孔处挤压脑干，脑干受压移位后可导致其实质内血管受到牵拉，严重时基底动脉进入脑干的中央支可被拉断，而致脑干内部出血。出血常为斑片状，有时出血可沿神经纤维走行方向达内囊水平。由于同侧大脑脚受到挤压而造成病变对侧偏瘫，同侧动眼神经受到挤压可产生动眼神经麻痹症状。

移位的钩回、海马回可将大脑后动脉挤压于小脑幕切迹缘上，致枕叶皮层缺血坏死。小脑幕切迹裂孔及枕骨大孔被移位的脑组织堵塞，从而可使脑脊液循环通路受阻，进一步加重颅内压增高，形成恶性循环，使病情迅速恶化。

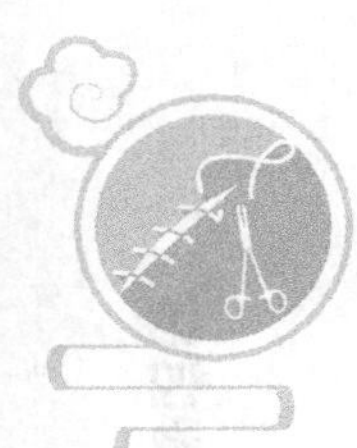

（二）临床表现

1. 枕骨大孔疝

（1）枕下疼痛、项强或强迫头位。疝出组织压迫颈上部神经根，或因枕骨大孔区脑膜或血管壁的敏感神经末梢受牵拉，可引起枕下疼痛。为避免延髓受压加重，机体发生保护性或反射性颈肌痉挛，患者头部则维持在适当位置。

（2）颅内压增高。表现为头痛剧烈、呕吐频繁等。慢性脑疝患者多有视神经乳头水肿。

（3）后组脑神经受累。由于脑干下移，后组脑神经受牵拉。或因脑干受压，出现眩晕及听力减退等症状。

（4）生命体征改变。急性疝出者生命体征改变显著，迅速发生呼吸和循环障碍。先有呼吸减慢、脉搏细速、血压下降等，很快出现潮式呼吸和呼吸停止。如不采取措施，不久心跳也停止。慢性疝出者生命体征变化不明显。

2. 小脑幕切迹疝

（1）颅内压增高的症状。表现为剧烈头痛、与进食无关的频繁的喷射性呕吐等，头痛程度进行性加重伴烦躁不安。急性脑疝患者视神经乳头水肿可有可无。

（2）瞳孔改变。病初由于患侧动眼神经受刺激导致患侧瞳孔变小、对光反射迟钝。随病情进展，患侧动眼神经麻痹，患侧瞳孔也逐渐散大，直接和间接对光反射均消失，并有患侧上睑下垂、眼球外斜等表现。如果脑疝进行性恶化，影响脑干供血时，由于脑干内动眼神经核功能丧失，可致双侧瞳孔散大、对光反射消失，此时患者多已处于濒死状态。

（3）运动障碍。表现为病变对侧肢体的肌力减弱或麻痹，病理征阳性。脑疝进展时可致双侧肢体自主活动消失，严重时可出现去大脑强直发作，这是脑干严重受损的信号。

（4）意识改变。由于脑干内网状上行激动系统受累，患者随脑疝进展可出现嗜睡、浅昏迷至深昏迷等。

（5）生命体征紊乱。由于脑干受压，脑干内的生命中枢功能紊乱或衰竭，可出现生命体征异常，表现为心率减慢或不规则、血压忽高忽低、呼吸不规则、大汗淋漓或汗闭、面色潮红或苍白等。体温可高达41℃以上或体温不升。最终因呼吸循环衰竭而致呼吸停止、血压下降、心脏停搏。

与小脑幕切迹疝相比，枕骨大孔疝的特点是生命体征变化出现较早，瞳孔改变和意识障碍则出现较晚。

（三）辅助检查

因脑疝发生后病情危重，迅速地确定病因对有效治疗极为重要。其辅助检查特点可包括：

（1）CT扫描是目前临床定位及定性的最好方法。

（2）因MRI（核磁共振）检查所需时间较长而非首选。

（3）脑超声波定位简要而迅速，但无CT精确。

（4）脑室造影、脑血管造影，均为有创伤性检查，且所显示病变为间接征象，因有一定危险性临床目前已少用。

（5）X线平片、脑电图等因定位不确切，而不能作为确诊性检查。

（四）治疗

1. 枕骨大孔疝

（1）急救。缓解脑疝急性型患者或慢性型患者突然呼吸停止。应紧急做脑室穿刺外引流术，缓慢放出脑脊液，使颅内压逐渐下降。同时做气管插管或气管切开，人工或呼吸机控制呼吸，静脉推注高渗脱水剂。若呼吸恢复，诊断明确者应立即开颅手术，去除病因。

病因不明者，应首先CT扫描明确诊断，继而手术。无法确诊者可行后颈凹探查，先咬开枕大孔、敞开硬脑膜，解除脑疝压迫，再探查病变部位，去除病因。若脑室穿刺外引流无效，可试用头低15 ~ 30° 侧卧位，腰穿，快速注入生理盐水20 ~ 40mL。

（2）常规治疗。积极预防并发症，减少后遗症。枕大孔疝患者一旦呼吸停止，抢救多难以奏效。抢救期间，除使用强力脱水剂、大剂量激素、促醒药

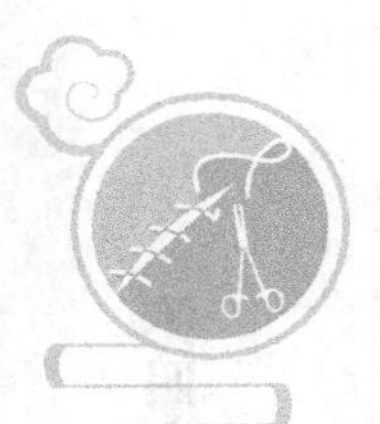

物外，还应：①及时补充电解质，防电解质紊乱。②应用止血剂及制酸剂，预防和治疗应激性溃疡所致消化道出血。③使用有效的广谱抗生素，预防发生肺部坠积性肺炎。④一旦清醒或病情稳定，应着手康复治疗，采用健脑药物、高压氧治疗、中药等减少后遗症。

（3）原发病治疗。慢性型患者入院后，各项检查应迅速完成，尽量避免各种可引起颅内压骤然升高的因素，如腰穿放液、用力咳嗽、便秘等。应尽早解除病因。如后颅凹占位性病变，应尽早手术切除，避免延髓危象发生。

2. 小脑幕裂孔疝

这是颅内压增高所致严重情况，须紧急处理。先用强力降颅内压药物暂时缓解病情，再行必要的诊断性检查，明确病变性质和部位。据具体情况手术处理，去除病因。对暂不能明确病因者，则可选择下列姑息性手术来缓解增高的颅内压。

（1）诊断明确后立即开颅手术，去除病因，以达到缓解颅内高压目的。

（2）诊断不明确者，应紧急做颞肌下减压术，去除骨瓣，敞开硬脑膜。必要时切除部分颞极部脑组织，内外同时减压。情况允许应将小脑幕裂孔边缘切开，促脑疝复位。

（3）术后应采取如下措施：①防治脑水肿。可选用脱水剂、利尿剂、激素等。②预防并发症发生。

3. 预防小脑幕裂孔疝并发症

（1）防治水电解质紊乱的支持疗法。通过血气分析、电解质检测等手段指导用药。

（2）预防和治疗感染。应用广谱或敏感抗生素。危重患者抵抗力低下，昏迷患者易并发坠积性肺炎。①可首选青霉素 + 庆大霉素（此二者有协同作用，但加入同一液体内则效价降低），价廉、效果确切。②其次，选择先锋霉素 V+ 丁胺卡那霉素。若出现耐药或不敏感可选用先锋必、菌必治或复达欣。

（3）防治消化道出血。①常用甲氰咪胍或雷尼替丁静滴，以预防出血。剂量：甲氰咪胍每日 0.6 ~ 0.8g，雷尼替丁每日 0.3 ~ 0.6g，分次应用效果更好。一旦出现消化道出血征象，则可应用制酸剂，如洛赛克 1 片，每日一次，口服或鼻饲。②局部止血药。可使用云南白药 2g，6h 一次，鼻饲。或用 10% 孟氏液 20mL+ 冰盐水 80mL，经鼻胃管注入上消化道，6h 一次。凝血酶 2000U，2 ~ 6h 一次，鼻饲。肌注药物立止血，1U 肌注，每日一次或每 8h 一次，出血量大时可临时静滴。静脉滴注止血芳酸、止血敏。出血量大时应及时补充全血或成分输血（血小板、血细胞比容）。

（4）高压氧治疗。情况允许应尽早采用高压氧治疗，每日一次，每次 45 ~ 90min，10d 一疗程。若有效，1 周后开始第 2 疗程，据病情决定疗程。急性期过后，颅压不高，可椎管高压注氧每次 40 ~ 80mL，每周 2 次，2 次一疗程。

（5）健脑促醒。常用胞二磷胆碱，静脉滴注，每日 1.0 ~ 2.0g；椎管注入，0.25g 隔日一次。脑活素每日 10 ~ 20mL。氯脂醒片每次 0.1 ~ 0.2g，每日 3 次；儿童每日 0.1g，每日 3 次。细胞色素 C 肌注每日 15mg，病重者每次 30mg，日 2 次；静注每次 15 ~ 30mg，每日 1 ~ 2 次。ATP 肌注每次 20mg，每日 1 ~ 2 次；静注时 20mg 溶于 5% 葡萄糖溶液 10 ~ 20mL 缓注。辅酶 A 肌注，静滴每次 50U，每日一次或隔日一次。

第三节　颅内肿瘤

一、总论

颅内肿瘤又称为脑瘤或脑肿瘤，为颅内占位性病变。原发性者来源于颅内各种组织成分如脑膜、脑组织、颅神经、脑血管、垂体腺与胚胎残余组织等；继发性者则从肺、子宫、乳腺、消化道、肝脏等处恶性肿瘤转移至脑部，或由邻近器官恶性肿瘤由颅底侵入颅内。脑瘤和其他肿瘤一样，病因尚不完全清楚。有一些相关致病因素如病毒感染、遗传、放射线、致癌物质、胚胎残余等。但每种观点只适合阐述某类肿瘤的病因。

脑瘤可发生于任何年龄，多见于成人。其发病性别差异不大。肿瘤发

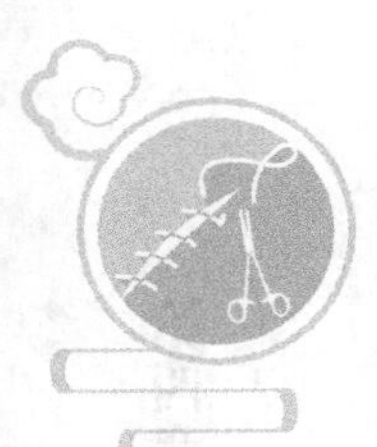

生部位以幕上者多于幕下，二者发病率之比约为3:1。幕上的脑瘤位于额叶、颞叶者居多，幕下者多见于小脑半球与蚓部，以及四脑室、桥脑小脑角。脑胶质细胞瘤（简称胶质瘤）是脑肿瘤中最多的一类，接近脑肿瘤半数，依次多见的为脑膜瘤、垂体腺瘤及神经纤维瘤等。但儿童期脑瘤多发生在幕下及脑中线部位，常见肿瘤为髓母细胞瘤、星形细胞瘤、室管膜瘤、颅咽管瘤与松果体瘤等。老年人多位于大脑半球，以多形性胶质母细胞瘤、脑膜瘤、转移瘤等居多。

（一）分类

脑瘤可按生长部位和病理性质分类。但在部位上，有时也难以截然分开，因不少脑瘤跨脑叶和部位生长，如胶质瘤经常累及相邻脑叶，有时侵入脑室，少数深部肿瘤超过中线向对侧浸润，或在幕上与幕下发展。病理方面有多种分类，至今尚无一种分类既能概括肿瘤组织来源、形态学特征、良恶性，且简便实用。以下分类较为通用：

1. 按脑瘤组织来源

分为胶质瘤、脑膜瘤、垂体腺瘤、神经纤维瘤（含神经鞘瘤）、先天性肿瘤（或称胚胎残余，如颅咽管瘤、畸胎瘤等）、血管性肿瘤（血管网状细胞瘤等）、转移瘤与侵入瘤和其他肿瘤（包括少见的肿瘤如肉瘤和难以分型的肿瘤）等八个类型。

2. 克诺汉（Kernohan）四级分类

参照周身肿瘤细胞分化、良恶性的四级分类法，将胶质瘤分为四级。以胶质瘤中最多见的星形细胞瘤为例，可分为星形细胞瘤Ⅰ、Ⅱ、Ⅲ、Ⅳ级。Ⅰ级者瘤细胞大小、形态、染色均匀一致，分化良好，属良性；Ⅱ级者部分瘤细胞大小不一，但无或偶见瘤细胞分裂相，介于良性、恶性之间，临床病理发展趋向属恶性；Ⅲ级与Ⅳ级者，瘤细胞分化不良，大小、形态不一，深染，核分裂相多，可见瘤巨细胞，属恶性，称多形性胶质母细胞瘤。

少数情况下，尚见有混合性脑瘤，如胶质瘤与脑膜瘤的混合瘤，脑膜瘤与神经纤维瘤的并存，以及多发性的脑膜瘤、神经纤维瘤、胶质瘤、血管瘤等。

（二）临床表现

一般随体积逐渐增大而产生相应临床症状。因此，其症状取决于脑瘤部位、性质和肿瘤生长快慢，并与颅脑解剖生理特殊性相关。脑肿瘤的临床表现多式多样，早期症状有时不典型。而当脑肿瘤的基本特征均已具备时，病情往往已属晚期。通常将脑肿瘤的症状归纳为颅内压增高和神经定位症状两方面，有时尚可出现内分泌与周身症状。

脑瘤发病多缓慢。首发症状可为颅内压增高，如头痛、呕吐，或为神经定位症状如肌力减退、癫痫等。数周、数月或数年之后，症状增多，病情加重。有时发病较急，病人于数小时或数日内突然恶化，陷入瘫痪、昏迷。后者见于瘤出血（瘤卒中）、高度恶性的肿瘤或转移并发弥漫性急性脑水肿、肿瘤囊性变等，或因瘤体（囊肿）突然阻塞脑脊液循环通路，以致颅内压急剧增高，致脑疝危象。

1. 颅内压增高

约 80% 脑肿瘤病人出现颅内压增高。此类症状具共性，为脑瘤生长扩张的结果。有多方面且复杂的原因：①因肿瘤在颅腔内占据一定空间，体积达到或超过可代偿限度（颅腔容积 8% ~ 10%）。②压迫脑组织、脑血管，影响血运，引起脑代谢障碍；或因肿瘤特别是恶性胶质瘤与转移瘤的毒性作用与异物反应，使邻近脑组织发生局限或较广泛脑水肿。③压迫颅内大静脉与静脉窦，致颅内瘀血。④阻塞脑脊液循环通路任何部位，形成梗阻性脑积水；或肿瘤妨碍了脑脊液吸收。上述因素相互影响，构成恶性循环，颅内压增高愈来愈剧烈。

头痛、恶心呕吐、视神经乳头水肿与视力减退，为颅内压增高的主要表现。此外，尚可引起精神障碍、癫痫、头昏与晕眩、复视或斜视和生命体征变化等。

（1）头痛。头痛多因颅内压发生变化和肿瘤的直接影响等因素，使颅内敏感结构如脑膜、脑血管、静脉窦和神经受到刺激所引起。此为常见的早期症状。90% 的脑瘤病人均有头痛。头痛部位与肿瘤部位大多不一致，但也

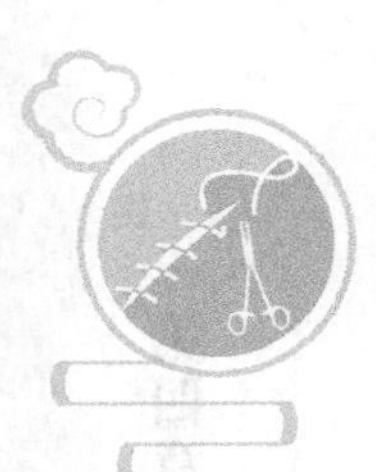

有规律性。如脑膜瘤常引起相应部位头痛，垂体腺瘤多为双颞侧或额部头痛，幕下肿瘤头痛常位于枕颈及额眶部。脑室内肿瘤可因肿瘤位置移动、头位变化，引起严重颅内压增高，出现发作性剧烈难忍的头痛，严重时，出现颅内压增高危象。另一方面，少数病人脑肿瘤发展到晚期而无头痛，不可忽视。

（2）恶心呕吐。也常为脑肿瘤的早期或首发症状，多伴以头痛、头昏。乃因颅内压增高或肿瘤直接影响于迷走神经或其他核团（呕吐中枢）之故，也可因颅后凹的脑膜受刺激引起。其特点是呈喷射性，与饮食无关，但进食有时也易诱发呕吐，且可能随呕吐而使头痛缓解，可不伴恶心，头位变动可诱发或加重呕吐。小儿颅后窝肿瘤以呕吐为首发症状而误认为是胃肠道疾病的颇不少见，应高度重视。

（3）视力障碍和视神经乳头水肿。颅内压增高到一定程度方出现视神经乳头水肿，其出现及发展与脑瘤部位、性质、病程缓急有关，在诊断上有重要意义。日久演变为继发性视神经萎缩，视力逐渐下降。长期颅内压增高发生明显视力减退前，常出现一过性黑蒙，即阵发性眼前发黑或觉事物昏暗而不清晰，过一会又恢复正常。这是将要出现持续视力障碍的警号。凡有视力减退的病人都应仔细检查视力、视野和眼底的改变，警惕颅内压增高和视觉通路附近肿瘤的可能。眼球外展麻痹引起斜视、复视，也常为颅内压增高之征。

（4）生命体征变化。颅内压呈缓慢增高者生命体征多无变化。颅内压显著增高或急剧增高可表现为脉搏缓慢，可慢至每分钟 50 次上下，呼吸深慢、血压亦可升高。这些已属脑疝前期或已有脑疝表现。丘脑下部与脑室内肿瘤等恶性肿瘤有时出现体温升高及波动。

（5）精神症状。因大脑皮层细胞正常新陈代谢受到扰乱引起，表现为一系列类似神经衰弱的症状，如情绪不稳定，易激怒或哭泣。自觉症状较多，诉述头昏、睡眠不佳、记忆减退；继而以一系列精神活动缓慢、减少为特征，表情淡漠、迟钝、思维与记忆力减退，性格与行为改变，进而发展为嗜睡、昏迷。恶性肿瘤时精神障碍较明显。额叶肿瘤常有欣快及多动、爱说、易怒甚至打人毁物等兴奋型精神症状。

（6）癫痫。脑肿瘤曾有癫痫发作者约达20%。颅内压增高有时可引起癫痫，常为大发作型。成人无原因地出现癫痫，应多想到脑瘤。

2. 定位症状与体征

为肿瘤所在部位的脑、神经、血管受损害表现。这类症状与体征可反映脑瘤部位，因此称为定位症状。各部位脑瘤定位症状均有其特点。

（1）额叶肿瘤。常见症状为精神障碍与运动障碍。表现为淡漠、迟钝、漠不关心自己及周围事物，理解力和记忆力减退，或表现为欣快感、多言多语。有时可能误诊。运动障碍包括运动性失语、对侧肢体不全性瘫痪与癫痫（大发作与局限性发作）。同向运动中枢受刺激时出现头及两眼球向对侧偏斜。有时还出现抓握反射。

（2）枕叶肿瘤。可出现幻视与病变对侧同向偏盲，而顶叶与颞叶后部病变，只出现对侧下1/4或上1/4视野缺损。

（3）顶叶肿瘤。常出现感觉性癫痫，对侧肢体、躯干感觉（含皮层觉）减退和失用等。

（4）颞叶肿瘤。颞叶为脑功能的次要区域，此部位肿瘤可以长期不出现定位症状。可有轻微的对侧肢体肌力减弱。颞叶钩回发作性癫痫，表现为幻臭、幻味，继之嘴唇出现吸吮动作与对侧肢体抽搐（称为钩回发作）以及幻听。还可引起命名性失语。

（5）蝶鞍区肿瘤。包括鞍内、鞍上与鞍旁肿瘤。以垂体腺内分泌障碍、视觉障碍（视力减退、视野缺损、失明等）较为常见。还可出现丘脑下部症状与海绵窦受累的表现，如第3、4、6以及第5颅神经损害的症状。

（6）脑干肿瘤。典型体征为病变侧颅神经与对侧肢体交叉性麻痹，其临床表现视肿瘤累及中脑、桥脑或延髓而有所不同。

（7）小脑肿瘤。小脑半球受累表现为水平性眼球震颤，同侧上下肢共济失调，向病变侧倾倒。蚓体病变时出现下肢与躯干运动失调、暴发性语言。

（8）小脑桥脑角肿瘤。以听神经瘤多见，肿瘤可依次累及第5、7、8、9、

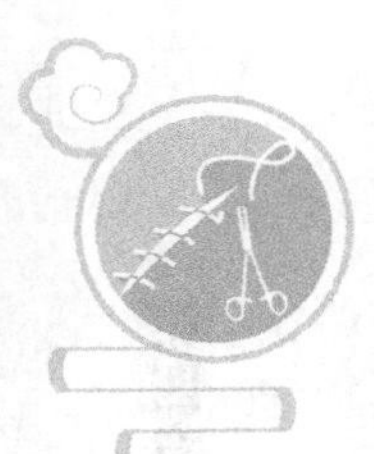

10、11 颅神经，表现为耳鸣、耳聋、同侧面部感觉减退与周围性面瘫，及饮水呛咳、吞咽困难与声音嘶哑。而后出现一侧或两侧锥体束征，晚期引起梗阻性脑积水，颅内压增高。

（9）脑室内肿瘤。原发于脑室内者，较少出现定位症状，及至肿瘤较大，影响周围神经结构才出现相应症状。如三脑室后部肿瘤，常引起两眼球上视、下视受限，瞳孔散大与共济失调；三脑室前下部肿瘤引起丘脑下部受累的症状。侧脑室肿瘤出现对侧轻偏瘫，四脑室肿瘤早期可出现呕吐与脉搏、呼吸、血压的改变等。

（10）丘脑与基底节肿瘤。可出现对侧肢体轻偏瘫、震颤，有时引起对侧躯干与肢体自发性疼痛或出现偏盲。

（三）诊断

脑肿瘤早期诊断十分重要，诊断上要求明确三个问题：①究竟有无脑肿瘤？这需要与其他颅内疾病鉴别。②肿瘤生长部位及与周围结构的关系，准确定位对于开颅手术治疗是十分重要的。③肿瘤病理性质，如能做到定性诊断，对确定治疗方案与估计预后有参考价值，一般应按照一定程序进行检诊，避免漏诊与误诊。

1. 病史与临床检查

这是正确诊断的基础。需要详细了解发病时间、首发症状和以后症状出现的次序。这些对定位诊断具有重要意义。发病年龄、病程缓急、病程长短，有无一般感染、周身肿瘤、结核、寄生虫等，这些方面与脑瘤的定位与定性相关，可资鉴别诊断参考。病史中凡有下列情况之一者，应考虑脑肿瘤的可能性：

（1）慢性头痛史。尤其伴恶心、呕吐、眩晕，或有精神症状、偏瘫、失语、耳聋、共济失调等。

（2）视力进行性减退。视神经乳头水肿、复视、斜视，难以用眼疾病解释。

（3）成年人无原因地突然发生癫痫，尤其是局限性癫痫。

（4）有其他部位如肺、乳腺、子宫、胃肠道的癌症或肿瘤手术史，数月、数年后出现颅内压增高和神经定位症状。

（5）突然偏瘫昏迷，并有视神经乳头水肿。

临床检查包括全身与神经系统等方面。神经系统检查须注意意识、精神状态、颅神经症状，以及运动、感觉和反射改变。需常规检查眼底，怀疑颅后凹肿瘤时需作前庭功能与听力检查。全身检查按常规进行，除血、尿常规外，应据需要进行内分泌功能及血生化检查等。

2. 辅助检查

脑瘤诊断一般都需选择一项或几项辅助检查，明确病变定位诊断，并争取达到定性。辅助诊断方法很多，应结合具体病情及肿瘤初步定位恰当地选用。原则上应选用对病人痛苦较少、损伤较少、反应较少、意义较大与操作简便的方法。凡带有一定危险性的诊断措施，都应慎重，不可滥用，并且在进行检查之前，作好应急救治包括紧急手术准备。

（1）颅骨 X 线平片检查。脑肿瘤可对颅骨产生一些影响，这能够从平片表现出来。20% ~ 30% 的病例可据此诊断。因此应常规做颅骨正位和侧位平片检查，必要时作断层平片及特殊位置照片。并结合临床表现正确分析 X 线征象。颅内压增高多表现为颅缝分离、脑回压迹增多，后床突与鞍背脱钙、吸收或破坏，蝶鞍轻度扩大。

对于下述六类肿瘤具有定位、定性诊断价值的征象如下：①脑膜瘤。相应的征象为脑膜动静脉沟显著增宽与增多，骨质增生或破坏，砂样体型脑膜瘤出现钙化影像。②胶质瘤。少数可显示条带状、点片状钙化，松果体瘤可能显示松果体钙斑扩大。③垂体腺瘤。早期的微腺瘤可能在薄断层片上显示鞍底局部凹下或破坏。一般病例蝶鞍多呈球形扩大，巨大垂体腺瘤能引起蝶鞍破坏。④听神经瘤。常显示内耳孔骨质吸收脱钙，内耳孔扩大、破坏。⑤先天性肿瘤。颅咽管瘤常有钙化斑，畸胎瘤有时也显出钙化点。⑥转移瘤或侵入瘤。颅骨转移可显出多发性骨质破坏，颅底侵入瘤显示颅底骨质破坏、眶上裂或眶下裂破坏。

此外，约有 1/3 的成人松果体可出现钙化，该钙化斑移位可为间接诊断征象。

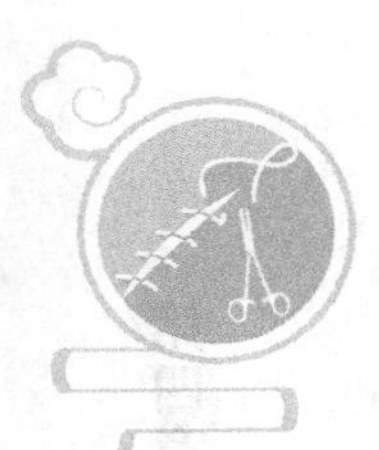

（2）CT脑扫描与核磁共振（NMR）扫描。为当前对脑瘤诊断最有价值的诊断方法，阳性率达95%以上。能显示直径1cm以上的脑瘤影像，明确肿瘤的部位、大小、范围。肿瘤的影像多数表现为高密度，少数为等密度或低密度，注射造影剂后有些肿瘤有增强效应，有助于定性诊断，宜作为首选。近来有应用正电子发射断层扫描（PET），可显示肿瘤影像和局部脑细胞功能活力情况。核素脑扫描则已少用。

（3）脑室造影与气脑造影。过去应用较广，目前只作为必要时的一项补充检查。对了解脑室内肿瘤、垂体腺瘤有一定价值。

（4）脑超声检查。A型超声一般只能依脑中线波移位与否为定位诊断参考。B型超声有时能使肿瘤显像。手术中可利用其作为一种探察手段，指示脑瘤的深浅与范围。

（5）脑血管造影。通过脑血管显像，视其位置正常或有移位以判断脑瘤的位置。异常的病理性血管可为定性诊断作参考依据，还有利于与脑血管病鉴别。其中尤以数字减影血管造影术显像清晰。

（6）CT脑定位。定向活检是一种定位准确、损害较小且能明确脑瘤病理性质的手术诊断方法，可为脑瘤的治疗提供可靠依据。

（7）腰椎穿刺与脑脊液检查。一般仅作参考，但在鉴别颅内炎症、脑血管出血性疾病有特殊价值。脑肿瘤常引起一定程度颅内压增高，但压力正常时，不能排除脑瘤。脑脊液化验有时显示脑瘤患者蛋白含量增加而细胞数正常的分离现象，而脑膜炎急性期常是蛋白与细胞数同时增加。慢性炎症时，细胞数已减少或已正常，而蛋白含量增高，易于混淆，可参考病史作分析。需要注意，已有显著颅内压增高，或疑为脑室内或幕下肿瘤时，腰穿应特别谨慎或禁忌，以免因腰穿（特别是不适当的放出脑脊液），打破颅内与椎管内上下压力平衡状态，促使发生脑疝危象。

（8）内分泌检查。对诊断垂体腺瘤很有价值。此外，酶的改变、免疫学诊断亦有一定参考价值，但多属非特异性的。

3. 鉴别诊断

脑肿瘤常需与颅内炎症如脑蛛网膜炎、化脓性与结核性脑膜炎、结瘤、脑脓肿、慢性硬膜下血肿、脑内血肿、高血压脑病与脑梗塞、颅内寄生虫病、肉芽肿、霉菌病、视神经乳头炎与球后视神经炎等相鉴别。

（四）治疗

早诊断、早治疗是所有疾病的诊疗原则，脑瘤也不例外，治疗愈早、效果愈好。治疗方法包括手术治疗、放射治疗、化学治疗、激素治疗、中医中药治疗和免疫治疗等。

1. 手术治疗

为目前脑肿瘤的基本治疗方法。进行脑瘤手术，要考虑下列原则：生理上允许、解剖上可达、技术上的可能，以及得多于失、利多于害等。显微手术在神经外科的广泛应用，有助于切除在肉眼难以识别的病理组织，且能避免损伤正常脑组织。近年来，超声吸引手术器（CUSA）与 CO_2 激光都已用于神经外科领域，为脑瘤切除创造了新的条件。手术方式如下：

（1）完全切除肿瘤。能否完全切除，决定于肿瘤性质与部位。在保证生命安全、尽量避免严重残废前提下，凡属良性肿瘤，分化良好的胶质瘤等，争取全切。脑肿瘤中能达到全切者约 1/3，其中包括脑膜瘤、听神经瘤、垂体微腺瘤、血管网状细胞瘤、先天性肿瘤或囊肿及少数胶质瘤等。

（2）次全切与部分切除肿瘤。因部位所限或因浸润性生长周界不清，或已累及脑重要功能区、生命中枢、主要血管，只能达到有限度的切除。有时采用囊肿穿刺术，如在治疗颅咽管瘤时，可缓解颅内压。同时可向囊内注入放射性同位素进行治疗。

（3）减压性手术与分流手术。如颞肌下减压术、枕下减压术、去骨瓣减压术与眼眶减压术（肿瘤累及颅眶部位）等。这些手术一般是在肿瘤不能全切除、合并脑肿胀或因手术后脑水肿反应严重时采用。手术切除一部分颅骨，并敞开硬脑膜减张，以缓解颅内压增高。

脑脊液分流是在脑肿瘤引起梗阻性脑积水或脑脊液吸收不良，致颅内压增高情况下，将脑脊液循环改道分流。使脑脊液直接引至静脉系统、淋巴系统及体腔内，以降低颅内压。如松果体瘤不能切除时，因导水管受阻，可

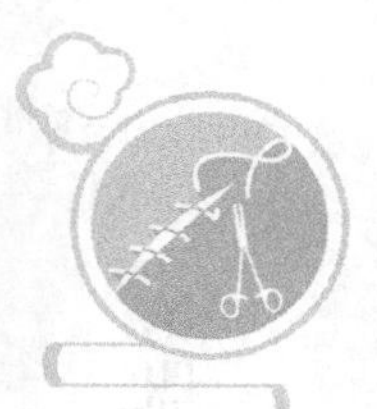

于侧脑室安置一导管将脑脊液引至小脑延髓池，称为侧脑室－小脑延髓池分流术。还有侧脑室－上矢状窦分流术、侧脑室－心房分流术、侧脑室－乳糜管分流术、侧脑室－腓胝体池分流术等，及将脑脊液引入输尿管或膀胱内的方法。颅内压在减压术后得到缓解，可改善病人周身情况，有利于争取进行放疗和化疗等。

2. 放射治疗

脑瘤综合治疗中，除手术外，放射治疗是比较有效的治疗措施。脑肿瘤不能彻底手术切除者达半数以上，术后辅以放射治疗可提高疗效、减少复发或延长寿命。一部分适于放射治疗的病人，也可以放射治疗为首选，或作为术前预备。各类脑瘤对放射能敏感度不同，垂体腺瘤、鼻咽癌的颅内入侵、颅咽管瘤、血管网状细胞瘤等较敏感或次敏感，适于放疗。

这些年因放射治疗的进展，采用了高能放射线及增敏法。过去认为一些对放射能不敏感的肿瘤，也可试用。此外尚有采用立体定向的技术，向肿瘤内植入特制的含有放射性同位素的铂针，作为脑瘤组织内放疗的方法，已取得一定效果。

3. 化学治疗

化学药物治疗是脑瘤综合治疗的一部分。但许多化学药物毒性较大，且不能透过血脑屏障，不能达到有效浓度，影响治疗效果。化学治疗有几种途径，周身给药，定向从动脉内向肿瘤内注药与局部用药。氯乙环己亚硝脲（CCNU）、卡氮芥（BCNU）、争光霉素和长春新碱等是常用药物。尚有同时采用几种药物联合配伍治疗的，但效果都有限。

4. 中医药治疗

有人研究应用中医药治疗脑瘤，对消除脑瘤引起的脑水肿有一定效果，是否能有根治作用尚待继续研究。也可用于改善病人周身情况，消除放射治疗的反应等。

5. 免疫治疗

脑瘤抗原的免疫原性弱，不易引起强烈的免疫反应，又由于血脑屏障的存在,抗癌免疫反应不易落实到脑内。这方面有一些实验研究与试验治疗研究,如应用免疫核糖核酸治疗胶质瘤,已取得一定效果,并作进一步观察、总结与发展。

二、常见脑肿瘤

(一)胶质细胞瘤

有星形细胞瘤(多形胶质母细胞瘤)、少枝胶质细胞瘤、髓母细胞瘤、胶样囊肿等。发病率合计约占脑肿瘤总数35% ~ 45%。

1. 星形细胞瘤

分Ⅰ ~ Ⅵ级。为胶质瘤中最常见的一类。Ⅰ级者,成人多在大脑白质浸润生长,分为原浆型与纤维型两类。肿瘤组织呈灰白色或灰黄色,硬度如橡皮样,一般无出血坏死,但可呈囊性变,一种囊内含瘤结节,另一种为肿瘤内含囊肿。儿童星形细胞瘤多位于小脑半球。临床表现在成人常先有癫痫,逐渐出现瘫痪、失语、精神改变,而后出现颅内压增高。儿童多先表现为颅内压增高。少数X线片可发现肿瘤钙化影像。Ⅱ级者属分化不良星形细胞瘤,或称星形母细胞瘤。这两型病程进展较缓。

星形细胞瘤Ⅲ ~ Ⅳ级即多形性胶质母细胞瘤,恶性程度高,常见于中年之后。多位于大脑半球,并侵犯基底节与丘脑,血管丰富,易出血,周围脑组织水肿明显,从而可致病情突然恶化,病程多较短。治疗:较为局限的,如位于额叶前部的星形细胞瘤,可行前额叶包含肿瘤切除。其他部位者多只能肿瘤大部或部分切除,辅以减压性手术。术后应用放疗、免疫化疗治疗和中医药治疗。多数病例愈后较差。

2. 少枝胶质细胞瘤

较少见。肿瘤偏良性,额叶者居多,临床上很难与星形细胞瘤Ⅰ、Ⅱ级区别。影像学检查约70%有肿瘤钙化斑。治疗原则相同。

3. 髓母细胞瘤

此瘤恶性程度极高,常见于儿童。肿瘤多位于小脑蚓部,侵犯第四脑室

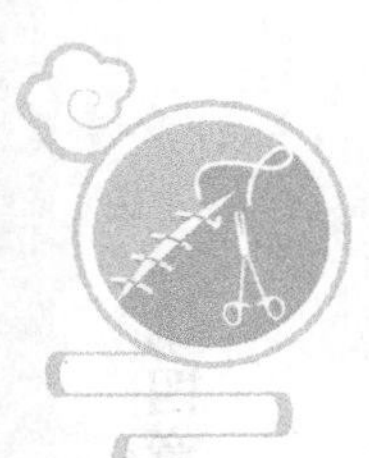

或小脑半球。外表呈紫灰色,血运很丰富。肿瘤细胞可向蛛网膜下腔播散,继发脊髓母细胞瘤。临床表现为颅内压增高、走路和持物不稳等。手术处理宜尽可能切除肿瘤实体,以恢复脑脊液循环的通畅性。如肿瘤不能切除,需行脑室分流术。术后常规行放疗,此瘤对放疗极敏感,近期疗效也较好,有长期治愈者。术后要密切观察有无肿瘤播散。

4. 室管膜瘤

占胶质瘤 10.1%。常见于四脑室、侧脑室及三脑室,少数位于脑室临近的脑实质内。肿瘤呈灰红或灰褐色,边界清楚,其基底伸向实质内。临床表现以颅内压增高症状较突出,病人有时出现强迫头位。手术争取全部切除肿瘤实体,但位于脑室底部的肿瘤组织有时难以切尽,因脑室附近有一些属于生命中枢的神经结构,过多手术操作,可能引起严重反应,甚至因此发生死亡。

5. 松果体瘤

占胶质瘤的 3%,常发于较大的儿童与青年。肿瘤位于松果体即第三脑室后部,易于压迫导水管引起颅内压增高症状。肿瘤压迫四叠体出现瞳孔散大、光反应迟钝或消失、两眼球同向上视与下视运动障碍,称为四叠体综合征。还可引起小脑性共济失调,内分泌症状有性器官早熟的特征表现。有时因肿瘤累及三脑室,引起植物神经功能障碍如肢端青紫。治疗以手术摘除肿瘤为首选,可辅加放疗。

6. 胶样囊肿

为很少见的肿瘤,发生于脑室内。症状如同其他类型脑室内肿瘤。可全切治愈。

(二)脑膜瘤

从组织学特征分为内皮细胞型、纤维或纤维母细胞型、血管瘤型、化生型与恶性脑膜瘤型五类。内皮细胞型包含砂粒型脑膜瘤,以瘤内钙化形成砂样体为特征, X 线平片可显示肿瘤钙化影像。脑膜瘤多属良性,呈球形或结节状,生长于脑实质外,但常常嵌入大脑半球之内。脑膜瘤多发部位为矢状窦旁、大脑凸面及颅底。后者包括蝶骨嵴、嗅沟、鞍结节、桥脑小脑角等部位，生长于脑室内者很少。脑膜瘤的血运极丰富，因为肿瘤常接受颈外动脉、颈内动脉或椎基底动脉等多来源的供血。这类肿瘤生长很缓慢，所以有时肿瘤长到很大仍可无症状。临床表现依据肿瘤部位而定，位于大脑半球者，常引起癫痫、偏瘫及精神障碍。位于颅底者，常出现相应部位颅神经与脑部受累的症状。颅内压增高症状通常出现较晚。病人可因长期的慢性颅内压增高而致两眼视力减退甚至失明。

治疗时，争取将肿瘤完全切除治愈。但肿瘤特别大或已累及重要的脑部中枢如丘脑下部、脑干，以及将颈动脉、基底动脉或颅神经包绕在肿瘤之中者，手术有时困难。手术中应特别注意止血和防止伤及重要的神经与血管。良好的手术显露对脑膜瘤成功切除十分重要。

（三）垂体腺瘤

属内分泌系统肿瘤，因生长在颅内，故包括在脑肿瘤之列。发病率占脑肿瘤总数的10%左右，仅次于胶质瘤与脑膜瘤，居第三位。多发生在中年，男、女发病率大致相等。肿瘤起源于垂体前叶内。早期肿瘤，直径在10mm以内者称为微腺瘤。肿瘤逐步增大，可使蝶鞍扩大，瘤体常向鞍上、有时也向鞍旁与鞍底发展，其直径超过3cm的称为大型垂体腺瘤；超过6cm者为巨大垂体瘤。

垂体腺瘤过去是按苏木精－伊红染色情况分类，可分为嗜酸性（以肢端肥大症状表现为特征）、嫌色性（或称难染色性，以垂体内分泌功能低下为特征）及嗜碱性垂体腺瘤（表现为库欣综合征）三类。目前趋向按瘤细胞来源的内分泌激素功能划分，如分为分泌生长激素腺瘤（表现为肢端肥大症或巨人症）、分泌生乳激素腺瘤（有泌乳、闭经、性功能低下综合征）、分泌肾上腺皮质激素腺瘤（库欣综合征，纳尔逊综合征）、分泌促甲状腺激素腺瘤（甲状腺功能亢进）及无分泌活动腺瘤（垂体功能低下）。垂体腺瘤的诊断，主要依据内分泌障碍、头痛、视力障碍、视野缺损（常为双颞侧偏盲）、蝶鞍扩大等方面的表现。血清内分泌激素含量放射性免疫法测定，含量数值有增高，这有助于

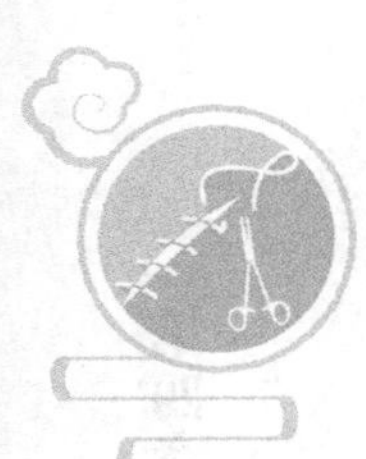

早期诊断。

手术切除肿瘤是基本的治疗。过去多经额入路手术。而目前对于微腺瘤及中等大小的肿瘤,多采用显微手术方法,经鼻蝶窦或经筛窦、蝶窦,通过鞍底,切除腺瘤。早期常能将腺瘤全切,治愈率得到提高。放疗对垂体腺瘤有一定效果。对肿瘤不能全切除或术后内分泌学检查表明仍有激素过度分泌的病人,应常规予以术后放疗。药物治疗分泌生乳激素腺瘤,多应用溴隐停,可使催乳素水平降至正常,约 2/3 的病人肿瘤体积缩小,但大多停药后又复发。垂体腺癌是一类少见的垂体肿瘤,治疗可采取放疗。

(四)神经纤维瘤

听神经瘤最常见,其次为三叉神经瘤,舌咽神经瘤。听神经瘤生长于桥脑小脑角,少数生长于内听道里。多为一侧性,属良性肿瘤。首发症状为耳鸣、听力减退,相继出现三叉神经、面神经、舌咽与迷走神经受累的症状,及小脑症状、颅内压增高症状等。X 线平片常显示病人内耳孔骨壁受破坏、扩大。

早期手术多能将肿瘤全切除,手术中要争取保存面神经与三叉神经,以免术后发生角膜溃疡。注意严防伤及脑干。在显微手术下,早期病例尚能争取恢复或部分恢复听力。三叉神经纤维瘤可生长在颅中凹或颅后凹,产生三叉神经痛,及面部麻木与咀嚼肌力弱等症状。手术切除肿瘤为基本治疗。舌咽神经瘤少见。可以切除并行舌咽神经,吻合修复。

(五)血管网状细胞瘤

常发生于小脑,少数见于脑干及大脑等部位。肿瘤由血管组织构成,呈紫红色,此瘤可发生囊性变或在囊内有一瘤结节。其症状包括定位症状与颅内压增高。部分病例有血液红细胞增多症,血色素亦明显增高。肿瘤血供丰富,境界清楚,可以争取手术全切。

(六)先天性肿瘤

包括颅咽管瘤、上皮样囊肿、皮样囊肿、畸胎瘤等。颅咽管瘤常发生于儿童,少数在成年发病。肿瘤多为囊性,少数为实质性。囊内液含胆固醇结晶。X线平片常显示肿瘤钙化影像。临床检查常有垂体内分泌功能减退表现，发育低下、视力下降与颅内压增高等。治疗上采取手术切除、囊肿穿刺引流及放疗。如肿瘤未能全切，可经常复发。

上皮样囊肿、皮样囊肿与畸胎瘤，多见于桥脑小脑角、第三脑室后部、鞍区等部位。手术宜尽可能全切或次全切除，以免复发。但应避免脑干、丘脑下部损伤。

（七）转移瘤与侵入瘤

占脑肿瘤5%～6%。颅内转移瘤最常见来源是肺癌和乳癌，其他来自肾上腺、胃肠道、前列腺、甲状腺、子宫等。脑转移瘤可为单发或多发，呈结节状或弥散型。肿瘤周围脑水肿反应较严重，因此常出现明显的颅内压增高症状、偏瘫与精神障碍，病程较急，发展较快。弥散型者有时颅内压可能属正常或稍高。治疗方面，要考虑病人周身情况与原发肿瘤情况，可选择手术切除脑内继发病灶及缓解颅内压。侵入瘤多由鼻咽癌而来，通常采用放疗。其他如巨细胞瘤、脊索瘤可行大部切除或全切。其他肿瘤如肉瘤仅偶见，疗效不佳，尚有难以分类的肿瘤。治疗按肿瘤部位而定。

第五章 泌尿外科

第一节 尿道损伤

尿道损伤在泌尿系损伤中最常见,且大多发生于男性,尤其较固定的球部或膜部。前者多因骑跨式下跌,会阴撞击硬物(巨石、树木),使尿道球部受压于耻骨弓部而损伤;后者常由于骨盆骨折,断端碎片刺破或撕裂尿生殖膈所致。此外,也见于尿道器械使用不当、产钳或贯通伤等。

一、解剖学和病因

(一)尿道解剖学

男性尿道为肌肉黏膜管,长约20cm,以尿生殖膈为界分成前后两段。前尿道为海绵体部,包括阴茎头、阴茎部和球部,长约15cm。后尿道包括膜部和前列腺部,长约5cm。男性尿道有耻骨下和耻骨前两个弯曲。耻骨下弯曲基本固定,而耻骨前弯曲在阴茎背贴于下腹时即消失。尿道背面较腹面短,且固定。当阴茎在弛缓状态时,尿道腹面有多数皱壁。尿道黏膜富有腺体,本质柔软,黏膜下层组织血供丰富。男性尿道因解剖特点,易遭受损伤。

男性尿道损伤是泌尿科常见急症,可产生尿外渗、感染、尿道狭窄和瘘管等并发症。女性尿道短而很少被损伤。但难产时胎头压迫或施放产钳可致损伤而产生尿道阴道瘘。据损伤部位可将尿道损伤分为:①前尿道损伤。多见于骑跨伤,损伤在球部。②后尿道损伤。多见于骨盆骨折造成尿道断裂,可与膀胱同时损伤。

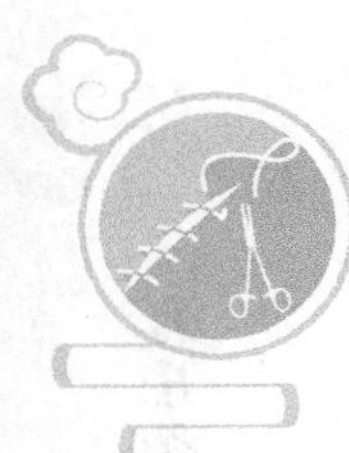

（二）病因

1. 尿道闭合性损伤

主要由会阴骑跨伤和骨盆骨折所致。

（1）会阴骑跨伤。多因由高处跌下或摔倒时会阴部骑跨于硬物上，或会阴部被猛烈踢伤所致。受伤部位多位于尿道球部，少数可伤及尿道球膜部。因尿道球部位于耻骨联合下方较固定，会阴部骑跨于硬物上，尿道球部被压挤于硬物与耻骨联合之间，因而易于致伤。这类损伤一般不合并发生骨盆骨折。

（2）骨盆骨折。最常见于交通事故、工伤事故或自然灾害时的骨盆骨折伤合并尿道损伤，部位几乎都发生在后尿道。骨盆骨折所致的后尿道损伤，多为骨折引起的尿道撕裂（断）伤，少数为骨折断端刺伤。因耻骨前列腺韧带固定于耻骨联合后下方，膜部尿道穿过尿生殖膈并被其固定，当骨盆骨折导致骨盆环前后径增大、左右径变小，或前后径变小、左右径增大时，耻骨前列腺韧带受急剧牵拉连同前列腺突然移位，致使前列腺尿道与膜部尿道交界处撕裂或断裂。或因骨折致尿生殖膈撕裂，致穿过其中的膜部尿道被撕裂或断裂。

2. 尿道开放性损伤

多见于利器伤或火器伤，偶见于牲畜咬伤及牛角刺伤等，常并发阴茎及会阴部的损伤或缺失，伤情复杂。

3. 医源性损伤

常因尿道器械操作不当所致。多发生在尿道外口、球部、膜部或尿道前列腺部。尿道有病变特别是有梗阻时，较易发生损伤。损伤程度和范围不一，可仅为黏膜挫伤，也可穿破尿道，甚至可穿入直肠。

二、病理过程

尿道损伤可仅伤及黏膜或为尿道壁挫伤，但大多伤及全层而致尿道破裂，这种破裂可为纵行也可为横断、可为部分裂伤也可完全割断，而使断端上下回缩，两端之间有一空隙和错位。尿道全层裂伤后可有血尿外溢或外渗，其范围视尿道损伤部位和程度不同而异，熟悉会阴部解剖对了解血尿外渗范围有很大帮助。

（一）前尿道损伤

尿道破裂在尿生殖膈之前时，如阴茎固有筋膜尚完整，则尿外渗仅限于阴茎，表现为阴茎肿胀。如阴茎固有筋膜也破裂而会阴浅筋膜完整，则尿液沿阴茎、阴囊、腹壁下浅筋膜外渗到阴囊、阴茎、会阴浅层和腹部，尤其尿外渗将积聚于阴囊。因腹壁浅筋膜固定于腹股沟韧带处，故尿液不会外渗到两侧股部。球部损伤时可见这种尿外渗，最为常见。

（二）后尿道损伤

当破裂发生在后尿道尿生殖膈两层间或此膈后，尿液沿前列腺而外渗到耻骨后间隙和膀胱周围。膀胱主要由膜部尿道固定于尿生殖膈。若尿道完全断裂，膀胱常被外渗血液和尿液推向上方。使尿道两断端相距一大间隙。如不及时复位固定，势必给后期修复带来困难。后尿道破裂时，破裂常在三角韧带以上，尿外渗将向前列腺和膀胱周围、腹膜外和腹膜后扩散。

尿道损伤的病理变化随尿道损伤原因及损伤程度而异：①尿道黏膜灼伤常致尿道广泛狭窄。②尿道挫伤及部分断裂可致尿道狭窄。③尿道膜部断裂时近端尿道向后上退缩移位，发生尿潴留，如用力排尿则发生尿外渗，常伴有骨盆骨折。

三、临床表现和并发症

（一）临床表现

临床表现取决于致伤病因及损伤程度、范围和伴发其他脏器损伤情况。常见有。

1. 休克

见于严重的损伤，尤多见于伴有骨盆骨折的后尿道损伤。

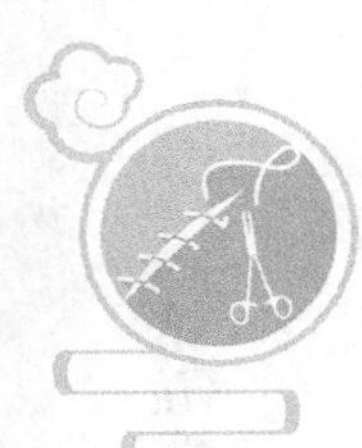

2. 疼痛

受损伤处有疼痛,有时可放射到尿道外口。疼痛尤其于排尿时更为剧烈。

3. 排尿困难和尿潴留

尿道完全断裂时有尿潴留。尿道挫裂伤时可因疼痛致括约肌痉挛而有排尿困难和尿潴留。

4. 尿道出血

如损伤在尿道膜部远端,即使不排尿时也可见尿道外口滴血。如损伤在后尿道,则出血多见于排尿时,于排尿前后有少量血液滴出。

5. 局部肿胀和瘀斑

受伤处出现组织肿胀和瘀血。如尿道骑跨伤可于会阴部、阴囊处见肿胀、明显瘀斑。

6. 尿外渗和尿瘘

尿道全层裂伤后,当患者用力排尿时,尿液可由裂口外渗到周围组织中。一旦继发感染致蜂窝织炎,出现脓毒血症,如不予及时治疗,可致死亡。如为开放性损伤,则尿液可从皮肤创口、肠道或阴道瘘口流出,最终形成尿瘘。

(二)并发症

1. 前尿道损伤

海绵体损伤可在会阴部或尿道口见大出血,压迫会阴部出血部位可控制出血,当出血难以控制需急诊手术。尿外渗的并发症主要是感染及败血症,出现感染后需彻底清创,充分引流。损伤部发生狭窄是常见并发症,但不一定需手术重建,除非严重狭窄,尿流率明显降低。

2. 后尿道损伤

狭窄、阳萎和尿失禁是前列腺膜部尿道损伤最严重的并发症。一期修补及吻合后出现的狭窄可见于半数病例。若先行耻骨上膀胱造瘘而种后行修补术,那么狭窄的发生率可减少 5%。一期修补术后出现阳痿见于

30% ~ 80% 病人，平均约 50%。但推迟做尿道重建仅先行耻骨上引流，可使阳痿发生率减少 10% ~ 15%。一期行重建吻合术者约 1/3 出现尿失禁，推迟重建术使之减少到 5% 以下。

四、诊断和鉴别诊断

（一）检查和诊断

据病史和临床表现，作出尿道损伤诊断并不困难。前尿道损伤的征象一般较明显，诊断较易。后尿道损伤的诊断较困难。

1. 诊断性导尿

这是检查尿道连续性是否完整的好方法。导尿必须在严格无菌和满意的麻醉下轻柔地进行，最好在手术室进行。如在无菌条件下顺利插入导尿管，则说明尿道的连续性完整；但如导尿管顺利插入膀胱，且经检查膀胱壁完整但患者有尿外渗现象，应考虑有尿道损伤。试插成功提示尿道损伤不重，可保留导尿管作为治疗措施，不要任意拔除。

如一次插入困难，不应勉强反复试探，以免因导尿管插入不当加重创伤或出血，导致感染。如已有证据判断为尿道破裂或断裂，不得再换管或换人再插，更忌用金属导尿管。如无法判断，应立即手术探查。急诊大剂量静脉造影时，待造影剂聚于膀胱后，行排尿期膀胱尿道造影和经尿道作逆行尿道膀胱造影，对确诊尿道损伤也有帮助。

2. 直肠指诊

凡疑有尿道损伤特别是骑跨伤和骨盆骨折时，必须进行直肠指诊，不可忽略。正常时直肠指检可以在前列腺尖与肛门括约肌之间触及尿道膜部。如直肠指检不能扪及该段尿道而直接触及耻骨后缘，则膜部尿道已完全断裂。指检时在直肠内将前列腺向上推动，如前列腺固定，说明后尿道尚未完全横断。反之，前列腺可向上移位，有浮动感，提示后尿道断裂；指套染有血迹或有血性尿液溢出时，也说明直肠有损伤，或膀胱、尿道直肠间有贯通伤。或前列腺由于失去支撑，被外渗血尿推向上方悬浮于盆腔内，则说明尿道和

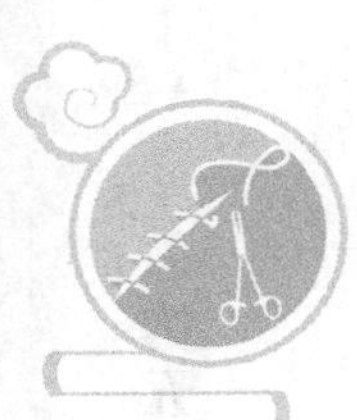

耻骨前列腺韧带均已断裂。故诊断后尿道损伤时,肛指检查也很重要。

3.X 线检查

疑有骨盆骨折时,应行骨盆正侧位平片检查。

（二）鉴别诊断

1. 膀胱破裂

腹膜外膀胱破裂也常合并有骨盆骨折,可出现耻骨后间隙、膀胱周围间隙尿外渗,有排尿困难、无尿等症状。但腹膜外膀胱破裂时,膀胱往往不充盈,呈空虚状态。导尿管可顺利插入尿道,但无尿液或仅有少许血尿引出。直肠指检无前列腺移位和压痛。必要时可行膀胱尿道造影以资鉴别。

2. 尿道肿瘤

有排尿困难症状,也常伴有初血尿或尿道内流出血性分泌物,但无外伤史,排尿困难往往呈进行性加重。沿尿道触诊或肛门指检,可触及尿道局部肿块,伴压痛。尿道造影或尿道海绵体造影可显示尿道充盈缺损。

3. 尿道结石

突然有排尿困难及尿痛,常伴尿频、尿急及血尿。既往可有肾绞痛或尿道排石史,但无外伤史。有时沿前尿道触诊或直肠指检可触及局部硬结伴压痛,尿道探通可触及异物感。X 线检查可发现尿道不透光阴影,尿道镜检查可直接窥见结石。

4. 脊髓损伤

腰部外伤后出现排尿困难或急性尿潴留时,有时须与尿道损伤鉴别。脊髓损伤时,除出现排尿困难症状外,还常伴有神经系统症状和体征,如会阴部感觉减退,肛门括约肌松弛等。

五、治疗

首先应纠正休克,然后再处理尿道损伤。治疗尿道损伤的基本原则是引流尿液和尿道断端的重新衔接。

（一）引流尿液

如尿道连续性尚完整,血肿和尿外渗不严重,则保留导尿管 10 ~ 14 天以引流尿液并支持尿道，等待损伤参合。

如导尿失败应即手术探查，病情严重不允许较大手术时可单纯作耻骨上膀胱造口术。此术可防止尿液外渗，减少局部刺激、感染，促进炎症、血肿和纤维组织吸收，从而减轻可能发生的尿道狭窄和周围疤痕的程度，为二期修复提供方便。膀胱造口术也可以用穿刺方法完成，适用于后尿道损伤病例，方法简便。

（二）尿道修补术

1. 经会阴尿道修补术

适于骑跨伤等所致尿道球部损伤。经会阴切口，显露尿道球部。如尿道未完全断裂，则在直视和手指触摸下从尿道外口插入一导尿管至膀胱保留之。沿该管缝合裂口，一般横行的断裂比纵行的裂口更易导致术后狭窄。尿道严重挫裂伤或完全断裂时，可从尿道外口插入导管找到远侧断端，压腹观察尿液流出；从耻骨上膀胱切口经尿道内口插入导尿管，找到近侧尿道断端。彻底清除坏死组织、血肿，然后用可吸收缝线间断外翻缝合两断端。吻合口应避免张力。并按解剖关系彻底引流外渗尿液，在尿外渗区作多个皮肤切口引流外渗尿液，切口应深达浅筋膜以下。

术后保留导尿管至少 3 ~ 4 周。拔管后，如排尿通畅可再拔除耻骨上膀胱造瘘管。为预防术后尿道狭窄，术后可作定期尿道扩张。也可配制灌注液，用地塞米松 0.15g、普鲁卡因 10g、新霉素 25g、5% 尼泊金 10mL、甘油 400mL、吐温 -80 取 5mL，加双蒸水至 1000mL。每天用 10mL 尿道灌注液灌注尿道 1 ~ 2 次，作为软扩张。同时可辅以音频理疗预防狭窄。

2. 经尿道会师术

后尿道损伤时，常因合并其他脏器严重外伤，病情危重，病人不能耐受大手术。此时可经耻骨上切口经膀胱作尿道会师术。由尿道外口和经膀胱尿道内口各置入雌雄探杆，会师后再引入一气囊导尿管，气囊注水后牵引导尿管使两断端对合。如无雌雄探杆，也可用手指从膀胱颈部插入后尿道，与从尿道外口插入的金属探杆会师。

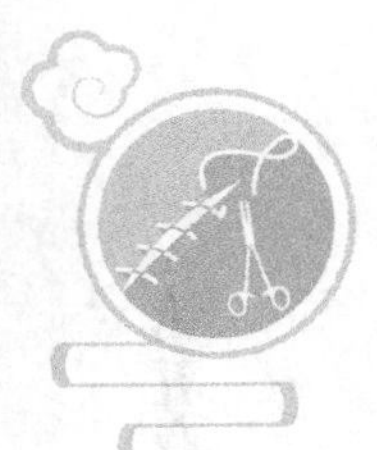

如张力较大，可在尿道断端的两侧用尼龙线各缝1针，再用直针从会阴引出，在小纱布垫上结扎，以助牵引和固定的目的。2周后拆去缝线。术后虽仍有尿道狭窄可能，但因两断端距离接近，轴心一致，给二期修复带来了方便。

3. 经耻骨上途径一期断裂尿道修复术

因后尿道断裂多伴骨盆骨折，病人濒于休克，耻骨后及膀胱周围有大量出血，如作修复术，要清除血肿、碎骨片，有可能导致更严重的出血，故有一定的困难。但如病人伤情允许及血源充沛，有经验的医生可以选用，且可得到较好效果。

4. 尿道球部损伤修补术

（1）适应证。①尿道损伤较重而又放不进导尿管者，需施行尿道吻合术（包括尿道球部修复术、后尿道修复术）。②尿道损伤合并骨盆骨折者，截石位可加重骨折移位，导致严重并发症，故应避免行尿道吻合术，而做会师术或耻骨上膀胱造瘘术。③合并骨盆骨折、直肠破裂、严重休克者，也可先行耻骨上膀胱造瘘术、结肠造瘘术，留待以后行尿道修复。④早期开放性尿道球部损伤，缺损较短时，可行尿道断端吻合术；缺损较长时，应行皮条埋藏会阴尿道造口术。

（2）术前准备。①术前纠正休克。②如已合并急性尿潴留，病人呻吟不能耐受时，为预防尿外渗和减轻病人痛苦，可先行膀胱穿刺，抽出尿液。

（3）麻醉。腰麻或硬膜外阻滞麻醉。合并休克者可选用全麻。

（4）手术步骤。①体位。截石位。②切口。会阴弧形切口，直达会阴浅筋膜。③显露尿道裂口，于中线纵行切开会阴深筋膜及球海绵体肌，清除血肿，显露尿道海绵体。由尿道口插入一根较粗导尿管或金属探子，使其在损伤部位露出，显露尿道裂口。将尿道海绵体沿阴茎筋膜下分离，修整创缘切除无生机组织。④寻找近端尿道，于耻骨上挤压膀胱，尿液在伤口区流出之处即为尿道近端所在部位。可用导尿管试行插入，如仍不能插入，应在耻骨上切开膀胱作会师术；用金属探子由膀胱切口经膀胱颈到达并显露尿道近侧断端。⑤插入导管，吻合尿道断端将 18 ~ 20 号气囊导尿管自尿道口插至尿道远侧断端，再由近侧断端插入膀胱，囊内充以消毒盐水 15mL，以免脱出。用 3% 铬制肠线作尿道对端全层间断缝合，先缝合后壁，然后缝合前壁，线结打在外面，共 5 ~ 6 针即可。如遇尿道海绵体出血甚多时可做全层褥式缝合。⑥缝合球海绵体肌用 2-0 丝线，伤口置胶皮片引流后缝合会阴部切口。⑦引流尿液。膀胱未切开者留置气囊导尿管，以防脱出；膀胱切开者，除尿道留置导尿管外，膀胱内留置伞状导管，两管用丝线连接。耻骨后间隙置管引流。

（5）术后处理。①术后尿道扩张是尿道损伤后极为重要的一环。尿道留置的导尿管于 2 ~ 3 周后拔除，隔日应即行尿道扩张术。以后每隔 5 ~ 6 日扩张一次，间歇期逐渐延长，由 7 ~ 10 日、14 日到 1 个月、1 个半月、数月，一般需坚持扩张 1 ~ 2 年。②必须保持引流尿液的管道通畅。③必须使用抗生素控制感染，尿道口应以酒精棉球定期消毒，以防留置导尿管期间发生急性附睾炎及睾丸炎。④会阴部引流胶皮片可于 24 小时后取出，耻骨后引流管 48 小时后取出。⑤膀胱造瘘管可于尿道扩张顺利进行后取出。

尿道损伤的预后，关键取决于急诊处理的正确与否。切忌反复试图导尿，加重损伤，甚至使部分尿道裂伤加重成完全性尿道断裂。至于选用何种手术方法，应视病人全身情况，尿道损伤部位和程度，合并损伤情况，主治医师经验和当时医疗条件而定，不应一概而论。尿道损伤无论经哪一种方法修复，术后均有瘢痕收缩而致尿道狭窄之可能，手术后定期尿道扩张有时也未必有效。此外，感染和尿瘘也是常见并发症。

（三）抗生素的选择与应用

合理的抗生素应用对损伤尿道顺利恢复起着重要作用。本病术后出现严重尿道狭窄，与发生尿路及损伤部感染直接相关。对于抗生素的应用，原则是术后早期（一周内）一般可根据其他相关损伤一并使用广谱抗生素。随后应根据尿道外口分泌物或尿液细菌培养 + 药敏试验结果进行选择，以增加有效性，减少尿路及尿道感染的发生或加重。

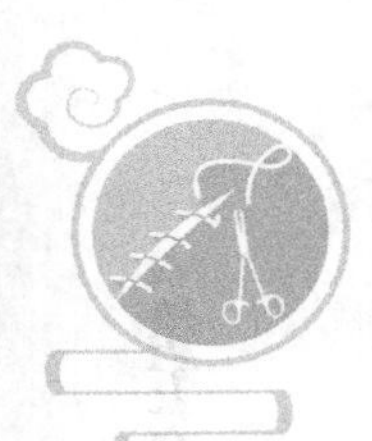

治疗中应避免抗生素过大剂量使用，减少患者体内菌群失调，尤其是尿路霉菌感染。一旦出现严重的尿道感染应及时拔除导尿管。

第二节 尿路感染

一、尿道炎

（一）急性尿道炎

本病是尿道的急性炎症，单纯尿道炎较少发生，一般多与急性膀胱炎同时发生。多数经性接触传播，由淋球菌或非淋球菌病原体感染所致。

1. 淋球菌感染

淋球菌为肾形双球菌，人是淋球菌唯一天然宿主，有易感性，发病后免疫力低下可再度感染。淋菌性尿道感染常累及泌尿生殖系统黏膜。主要由性接触直接传播，偶可经带淋球菌衣裤、毛巾、浴盆、便盆和手等间接传播。患淋病孕妇分娩则是新生儿感染的常见原因。近年性传播疾病发病率有所上升，以男性淋菌性尿道炎尤为突出。

（1）临床表现。发病较急，尿道口黏膜红肿、发痒或刺痛。尿道排出多量黄白色脓性分泌物，继之出现尿频、尿急、尿痛等症状。多数病人有明确的不洁性接触史，潜伏期 2 ~ 8 天，一般 4 天以内发病。及时治疗者大约几周后症状逐渐减轻，尿道口红肿消退，尿道分泌物减少而稀薄，排尿恢复正常，1 个月后症状可全部消失。

部分病人可继发前列腺炎、精囊炎或附睾炎，治疗未愈者可形成慢性淋菌性尿道炎，反复发作还可引起炎性尿道狭窄。

（2）诊断。有典型临床表现及不洁性生话史，尿道分泌物涂片可在多核白细胞内找到成对排列的 G- 双球菌，因此确诊并不困难。

（3）治疗。以青霉素类药物为主，亦可用菌必治、罗氏芬、头孢曲松钠、壮观霉素等药物进行治疗。感染初期可用菌必治 250mg 肌注，每日一次，共三次。并口服喹诺酮类、头孢菌素或复方硝胺甲基异恶唑。一般 7 ~ 14 日为一疗程。若病情较重，合并生殖系感染，应适当延长抗菌药物的疗程。

淋菌性尿道狭窄的处理以定期逐渐扩张尿道为主，同时给予抗菌药物。必要时作尿道口狭窄切开，广泛性前尿道狭窄可用尿道膀胱镜作尿道内切开术。配偶应同时治疗，性生活使用安全套，以免重复感染。

2. 非淋菌性尿道炎

病原体以沙眼衣原体或支原体为主，其余为滴虫、单纯疱疹病毒、肝炎病毒、白色念珠菌、包皮杆菌等。通过性接触传播，比淋菌性尿道炎发病率高。

（1）临床表现。一般在感染后 1 ~ 5 周发病。表现为尿道刺痒、尿痛和分泌少量白色稀薄液体，常见于晨起时。在男性，感染可侵犯附睾引起急性附睾炎，有典型的临床表现及不洁性行为接触传染史。

非淋菌性尿道炎与淋菌性尿道炎可以在同一病程、同一时期感染。因症状相似，鉴别诊断应慎重。尿道分泌物涂片每高倍视野下见到 10 ~ 15 个多核白细胞，找到衣原体或支原体的包涵体及未见细胞内 G– 双球菌，据此可与淋菌性尿道炎相鉴别。

（2）治疗。常用大环内酯类抗生素治疗，如红霉素、阿奇霉素、米诺环素等，性伴侣应同时治疗，并注意性生活卫生。

（二）慢性尿道炎

本病男女均可发病，可分为男性慢性尿道炎和女性慢性尿道炎。因女性尿道较短，致病菌更易进入。本病人群发病率为 30% ~ 45%，为多发病、常见病。

1. 临床表现

本病常以稳蔽方式起病，有些人急性起病后转变成慢性。症状常为烧灼感、痒痛、尿道不适，尿频、尿急、夜尿多，下腹部不适，及耻骨部位痛等，甚至排尿困难。有时可分泌一点清亮物。男性病例多伴前列腺炎，可有睾丸、阴囊不适症状。相比急性尿道炎，慢性症状较不显著，有些病人仅有蚁行感或瘙痒，尿道分泌物也减少。排尿刺激症减轻或不明显，有些病人甚至没有

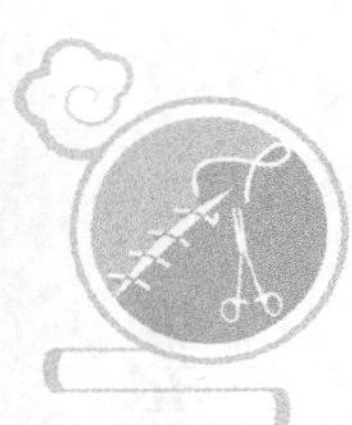

症状。VB_1 培养阳性,但 VB_3、EPS 培养阴性。

2. 治疗

慢性尿道炎较难彻底治愈。常用下述方法:

(1)抗菌素治疗。如用诺氟沙星等。应按药敏试验及细菌培养选用抗生素。临床上近年有联合应用氟哌酸和磺胺药的,效果较满意。

(2)如病人反复发作,呈慢性进程,全身用药的效果不佳,可考虑在局部用药。

(3)采用解痉、止痛、镇静药物,减轻病人疼痛。

(4)如尿道存在狭窄,除应用药物外,还可根据情况行尿道外口切开术或尿道扩张术。

(5)平日多饮水,以增加尿量,这有冲洗尿道的作用。应注意休息,有急性表现时避免性生活。

二、细菌性膀胱炎

(一)急性细菌性膀胱炎

本病是一种常见疾病,女性因尿道解剖和生理学方面的特点而多发,尤其在新婚期或更年期后更易发病。而男性尿道较长,单纯急性细菌性膀胱炎较少发生,多继发于下尿路梗阻性疾病如前列腺增生、尿道狭窄等。急性细菌性膀胱炎的感染途径几乎均为上行感染,病原菌多数为大肠杆菌,其次为变形杆菌、克雷白杆菌、葡萄球菌及绿脓杆菌。

1. 病理

膀胱黏膜可见弥漫性充血、水肿,肉眼呈深红色,黏膜下出血,严重时有溃疡形成,黏膜表面有脓液和坏死组织附着。炎症一般较表浅,仅累及黏膜及黏膜下层。显微镜下可见毛细血管扩张和白细胞浸润。

2. 临床表现和检查

(1)临床表现。发病突然,多数青壮年女性病人发病与性活动有关,表现为尿频、尿急、尿痛、尿道烧灼感。尿频程度不一,严重者数分钟排一次尿或有急迫性尿失禁。常见终末血尿,有时为全程血尿,甚至有血块排出。全身症状不明显,体温正常或仅有低热,当并发急性肾盂肾炎或急性前列腺炎、附睾炎时才出现高热等全身症状。肾功能一般不受影响。

(2)实验室检查。尿液中白细胞和红细胞增多。除尿细菌培养外,还应作菌落计数和药敏试验,典型病例常获阳性结果。在急性感染期禁忌作膀胱镜检查,尿道有分泌物应作涂片细菌学检查。

3. 诊断和鉴别诊断

根据病人典型临床表现,诊断急性膀胱炎并不困难,在进行诊断时特别要注意询问病人尿路感染的诱因和全身及尿路疾病史,并进行相应检查。

膀胱炎需与尿道炎鉴别。尿道炎也有尿频、尿急、尿痛等症状,但不如膀胱炎严重。性传播性尿道炎尿道多有脓性分泌物,常见病原菌为淋球菌、衣原体、支原体、单纯疱疹病毒和滴虫等。

4. 治疗

根据病原菌种类和药敏实验结果选用抗生素。抗菌药物可选用复方磺胺甲基异恶唑及头孢菌素类、喹诺酮类药物。一般口服抗菌药物即可,采用短期大剂量冲击治疗。在治疗过程中应多饮水,口服碳酸氢钠碱化尿液,并服泌尿灵、抗胆碱能类药如颠茄和阿托品等,以减少炎性物质对尿路的刺激。膀胱区热敷、热水坐浴等可减轻膀胱痉挛。

绝经期后妇女发生尿路感染,可能与雌激素缺乏引起阴道内乳酸杆菌减少和致病菌繁殖增加有关。因此,雌激素替代疗法可维持正常阴道内环境,增加乳酸杆菌并清除致病菌,减少尿路感染发生。另外在治疗急性细菌性膀胱炎时还应积极治疗诱发尿路感染发作的各种全身或尿路方面的疾病。

(二)慢性细菌性膀胱炎

本病多继发于下尿路梗阻性疾病,如前列腺增生、尿道狭窄等。女性继发于尿道口处女膜融合症、处女膜伞、尿道旁腺炎等,也可由尿路急性感染反复发作迁延引起。

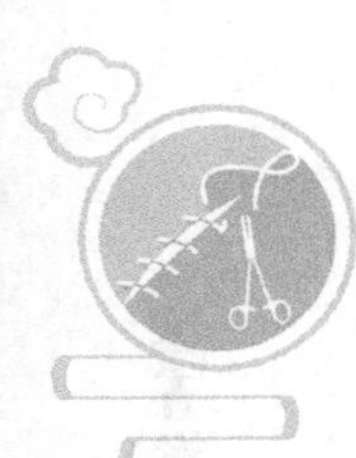

1. 病理

膀胱黏膜苍白、粗糙、肥厚,表面有时呈颗粒或小梁状,偶见溃疡。显微镜下可见固有膜内有较多浆细胞、淋巴细胞浸润和结缔组织增生。炎症累及肌层可使逼尿肌纤维化,收缩力减弱,膀胱容量可缩小,严重时影响肾功能。

2. 临床表现和检查

尿频、尿急、尿痛反复发作或持续存在,但症状较急性发作时轻微,病人一般有尿液混浊。实验室检查尿中常见白细胞,而细菌培养阴性。应考虑与泌尿系结核鉴别,应进行尿结核菌检查。B 超、静脉尿路造影、MRI 成像等可帮助了解有无尿路畸形、结石、肿瘤等。膀胱镜检可见膀胱黏膜充血、水肿。还应注意有无憩室、结石、异物或肿瘤。

3. 诊断和鉴别诊断

本病诊断不困难,但必须与肾结核进行鉴别,特别是在男性。肾结核的临床表现为尿路刺激症状反复发作,进行性加重,药物治疗无效。尿中可见白细胞和红细胞,尿培养可呈阳性,多为大肠杆菌。

4. 治疗

治疗原则以应用抗菌药物为主,因为慢性细菌性膀胱炎病程较长,抗菌药物一定要足量使用。一般交替使用 2 ~ 3 种抗生素,应用 2 周或更长时间。治疗期间保持排尿通畅,处理诱发尿路感染的病因。

三、肾脏感染

(一)急性肾盂肾炎

本病是肾盂和肾实质的急性细菌性炎症。致病菌多经膀胱上行感染肾盂,再经肾盂感染肾实质,也可经血液直接播散到肾盂和肾实质。上行感染的致病菌主要为大肠杆菌和其他肠杆菌,血行感染的致病菌主要为 G 细菌。女性发病率高于男性数倍。上尿路梗阻膀胱输尿管返流及尿潴留时可继发肾盂肾炎。

1. 病理

肾盂黏膜充血水肿，出现散在小出血点。显微镜下可见多量中性粒细胞浸润，肾水肿而体积增大、质地较软。病变严重时黏膜表面散在大小不等脓肿，呈黄色或黄白色。肾切面可见大小不等的小脓灶，分布不规则。

早期肾小球多不受影响，病变严重时可见肾小球、肾小管受破坏。化脓灶愈合后可形成微小纤维化瘢痕，一般无损于肾功能。病灶广泛而严重者，可使部分肾单位功能丧失。在致病菌及感染诱因未被彻底消除时，肾盂肾炎可因病变迁延或反复发作而转为慢性。

2. 临床表现和检查

血行感染的急性肾盂肾炎发病突然，可出现寒战、高热，体温可上升至39℃以上，伴有头痛、恶心、呕吐等全身症状，随即出现尿路刺激症状。可有患侧或双侧腰痛，肋脊角有明显压痛和叩击痛。由下尿路感染上行所致急性肾盂肾炎，先出现尿频、尿急、尿痛、血尿等症状，以后出现高热等全身症状，即骑跨刺激症状。尿液检查可发现白细胞、红细胞、蛋白、管型和细菌，中性粒细胞增多明显。病变严重时可有脓毒血症出现，此时应进行血液的细菌学检查。X 线、B 超、CT 等影像学检查有助于了解上尿路有无梗阻或其他疾病。

3. 诊断

根据病史可进行初步诊断。应特别注意询问有无下尿路感染、前列腺炎及身体其他部位有无感染病灶。

4. 治疗

（1）全身治疗。卧床休息，输液、多饮水，维持日尿量＞ 1.5L，有利于炎性产物排出。

（2）抗菌药物治疗。①磺胺类。对除绿脓杆菌外的 G+ 和 G– 菌有效。②喹诺酮类。抗菌谱广、作用强、毒性小，临床已广泛应用，但不宜用于儿童、孕妇及肾功能不全者。③大环内酯类抗生素。青霉素类药物对 G 菌有强效，其中广谱青霉素类如氨基青霉素、羧基青霉素等，对大肠杆菌、变形杆菌和肠球菌等作用较强。乙氧萘青霉素等作用比氨基青霉素强，且毒性较氨基

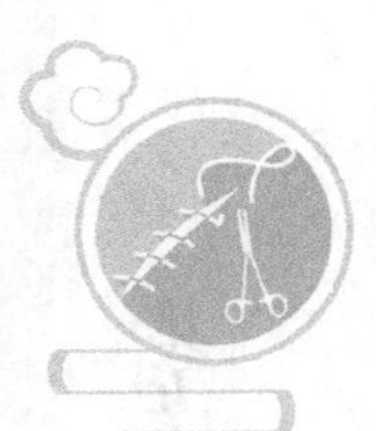

类低，主要用于绿脓杆菌感染。头孢菌素可用于产酶葡萄球菌感染，第二、三代头孢菌素对严重 G 杆菌感染作用显著，与氨基糖甙类合用有协同作用。头孢哌酮、头孢拉唑等对绿脓杆菌及其他假单孢菌等感染有效。亚胺培南 - 西拉司丁抗菌谱广，对 G 杆菌杀菌活性好，尤适用于难治性院内感染及免疫缺陷者的肾盂肾炎。④氨基甙类抗生素对多种 G- 菌和某些 G 菌有很强杀菌作用，其中妥布霉素、奈替米星等对绿脓杆菌效果较好。⑤去甲万古霉素，适用于耐甲氧西林的葡萄球菌、多重耐药的肠球菌感染及对青霉素过敏病人 G 球菌感染。疗程一般为 7 ～ 14 日，静脉用药者可在体温正常、临床症状改善、尿细菌培养转阴后改口服维持。

（3）碱性药物。如碳酸氢钠、枸橼酸钾，降低酸性尿液对膀胱的刺激，以缓解膀胱刺激症。钙离子通道拮抗剂维拉帕米可解除膀胱痉挛，缓解刺激症状。

（二）肾积脓

本病也称脓肾，为肾实质严重感染所致广泛化脓性病变。肾实质全部破坏形成一个积聚脓液的囊腔，多继发于肾结石等梗阻性疾病，致病菌多为 G 杆菌。

肾积脓的临床表现有两种类型。急性发作时可出现全身感染症状，如畏寒、高热、腰部疼痛及肿块等。慢性肾积脓病程较长，病人可有消瘦、贫血、反复尿路感染。如尿路有不完全性梗阻，脓液可沿输尿管排入膀胱而出现膀胱炎症状。

泌尿液检查可见大量脓细胞，若尿路有完全性梗阻，尿液检查可完全正常。排泄性尿显影、放射性核素肾图、B 超等检查，可了解尿路梗阻程度和患侧肾功能情况。治疗以抗感染为主，同时注意加强营养，纠正水、电解质紊乱，在肾尚有功能时行造口术。如患肾功能已丧失，可行切除。

（三）肾皮质多发脓肿

本病为葡萄球菌经血行感染所致。

原发灶可为皮肤疖肿、肺部感染、骨髓炎、扁桃体炎或外伤后感染等感染菌随血液循环侵入肾，造成肾皮质感染，进而形成肾皮质多发脓肿，小脓肿融合形成肾痈。

本病原发病灶症状较明显，继之突发畏寒、发热、腰痛、肾区压痛，肌紧张和肋脊角叩痛。实验室检查见血白细胞升高、中性粒细胞增加、血培养有细菌生长。部分病例脓肿与集合系统相通，出现脓尿和菌尿，尿细菌培养为阳性。病程约 1 ～ 2 周。尿路平片显示肾轮廓不清，腰大肌阴影模糊、消失，静脉肾盂造影显示患侧肾功能减退或消失，如脓肿较大可见肾盂肾盏受累、变形。B 超下可见肾皮质内液性暗区，轮廓不规则。CT 显示为低密度影。

早期肾皮质脓肿须及时用抗生素治疗，如肾痈形成或并发肾周围脓肿，可在 B 超引导下穿刺或切开引流。因医疗条件改善和强效抗生素广泛应用，肾皮质多发脓肿目前已很少发生。

（四）肾周围炎

本病是肾周围组织化脓性炎症，感染多来自肾，如肾盂感染（包括少见的黄色肉芽肿性肾炎）或肾皮质脓肿穿破包膜侵入肾周脂肪。也可由肾外伤血肿、尿外渗继发感染引起，少数来自肾以外感染。若形成脓肿则称肾周围脓肿。致病菌以金黄色葡萄球菌及大肠杆菌多见。

临床表现主要为腰痛、肾区压痛、叩击痛和肌紧张，形成脓肿后可有全身中毒症状，如畏寒、发热等。血白细胞及中性粒细胞上升。因肾周围炎多伴有肾实质感染，尿常规检查可见脓细胞，单纯肾周围炎尿常规无异常。若脓肿溃破，由于肾周组织脂肪丰富，且疏松，感染易沿腰大肌蔓延扩展，可出现明显的腰大肌刺激症状。腹部平片可见脊柱弯向患侧，腰大肌阴影消失。B 超和 CT 可显示肾周围脓肿，有助于本病定位、定性。

抽取脓液涂片培养，有助于明确致病菌类型和选择抗生素。未形成脓肿前，治疗首选敏感抗生素和局部热敷，且加强全身支持治疗。脓肿形成后，可作超声引导下穿刺或切开引流。

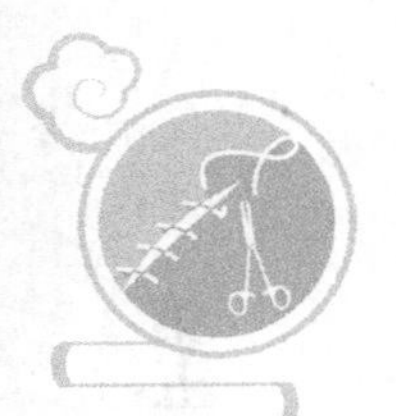

第三节 泌尿系统结石

一、肾结石

肾结石指发生于肾盏、肾盂及肾盂与输尿管连接部的结石。多数位于肾盂肾盏内，肾实质结石少见。X线平片显示肾区有单个或多个圆形、卵圆形或钝三角形致密影，密度高而均匀。边缘多光滑，但也有不光滑呈桑椹状的。

(一)危害

肾是泌尿系形成结石的主要部位，其他任何部位的结石都可以原发于肾，输尿管结石几乎均来自肾。而且肾结石比其他任何部位结石更易直接损伤肾，因此早期诊断和治疗非常重要。据结石成分的不同，肾结石可分为草酸钙结石、磷酸钙结石、尿酸(尿酸盐)结石、磷酸铵镁结石、胱氨酸结石及嘌呤结石6类。肾结石虽然是一种良性疾病，但有时候可能堵塞尿路阻碍尿液的排出，造成疼痛、肾积水，严重的可能造成尿毒症甚至肿瘤。肾结石的特点是病因复杂、成分多样、症状不特异、治疗方法多且具很强的专业性。尤其是治疗时要根据结石的不同情况制订不同策略、选择最佳方法。

(二)病因和分类

1. 病因

影响结石形成的因素很多，年龄、性别、种族、遗传、环境因素、饮食习惯和职业都与结石的形成相关。机体的代谢异常、尿路的梗阻、感染、异物和药物的使用是结石形成的常见病因。已经知道泌尿结石有32种成分，最常见的成分为草酸钙。其他成分的结石包括磷酸铵镁、尿酸、磷酸钙以及胱氨酸(一种氨基酸)等，也可以是以上各种成分的混合物。

2. 分类

(1)依据结石成分。①草酸钙结石。质硬、不易碎、粗糙、不规则、棕褐色。尿液呈酸性。②磷酸钙结石。特点为易碎、粗糙、不规则，灰白色、黄色或棕色，多因尿路感染和梗阻而引起。尿液呈碱性。③尿酸盐结石。质硬、光滑、颗粒状,黄色或棕红色,尿酸代谢异常。尿液持续酸性。④磷酸铵镁结石。特点为光滑,圆体或椎体,大多与饮食有关。与肾脏感染有关。⑤胱氨酸结石。特点为质硬、光滑、蜡样,淡黄色至黄棕色。与罕见的家族性遗传疾病有关。⑥嘌呤结石。一般为黄嘌呤结石,形成于酸性尿中,很少见。质地脆,黄棕或白色,X 光不能透过。

(2)依据结石部位。可分为上、下尿路结石两类,上尿路结石包括肾结石、输尿管结石,下尿路结石包括膀胱结石、尿道结石。

(三)临床表现和检查

1. 临床表现

(1)疼痛。一般为患侧隐痛和钝痛,急性嵌顿梗阻时可突发绞痛,从腰部沿输尿管向会阴部放射,持续数分钟到几小时不等。

(2)血尿。在疼痛发作时或发作后出现,为镜下血尿,部分患者呈现肉眼血尿。

(3)合并感染者。可出现脓尿,急性发作时可有寒战、高热和腰痛等症状。一侧结石梗阻可引起严重肾积水,甚至在腰部或上腹部摸到包块;若双侧肾结石完全梗阻,可出现尿闭。少数患者可长期无症状,称为“静石”,只在做影像学检查时偶然发现。

2. 临床检查

(1)体检。一般除患侧腰部叩击痛外无阳性发现。严重肾积水者,偶可扪及包块。

(2)B 超。作为初步诊断可发现结石,对阴性结石尤为适用,但判断结石具体部位及其对肾的影响不及 X 线检查。

(3)X 线检查。尿路平片可显示绝大多数结石。静脉尿路造影可了解结石在肾盂肾盏内的位置和两侧肾的功能,有无肾积水。对 X 线阴性的结石、碘剂过敏者、肾功能极差、静脉尿路造影不显影患者,可用逆行尿路造影诊断。

(4)实验室检查。对双侧多发性结石或手术后结石复发者,应检查血、

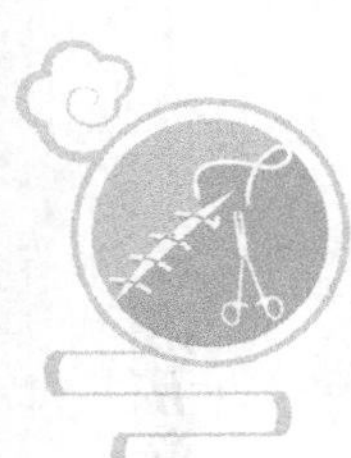

尿的钙及磷浓度，考虑是否有甲状旁腺功能亢进或其他代谢性疾病。

（5）对并发感染的患者宜做尿细菌培养和药敏试验。

（四）诊断

通过CT可以明确诊断。肾结核、肾肿瘤、血管瘤、胆囊结石、淋巴结钙化等都可能在X线片上呈现出上腹部"亮点"，需要进行甄别。

（五）治疗

1. 治疗概要

治疗肾结石的目的是去除结石、保持尿路的通畅，使泌尿系统发挥正常功能。去除结石的方法需要根据结石的部位、数目、大小、肾功能、是否合并解剖异常、是否合并感染以及患者身体状态等情况来制订。

肾结石有相当高的复发率，平时应多饮水。饮用磁化水、调整尿液酸碱度及饮食中减少富草酸钙食物等，有助于防止或减少肾结石复发。

（1）体外冲击波碎石（ESWL）。此法利用体外冲击波聚焦、粉碎体内结石。除无法纠正的血液疾病及下尿路有梗阻和孕妇外，有手术治疗适应证的肾结石均可采用此法，小于2cm的单个结石效果更佳。

（2）经皮肾镜取石（PCN）。适用于直径1cm左右的肾盂或肾盏结石，或体外冲击波及手术后残余结石，与体外冲击波碎石联合应用可以治疗鹿角形结石。目前，随着混合动力碎石清石系统和双导管系统的研发成功及应用，PCN可以应用于所有类型肾结石和L4水平以上输尿管结石。

（3）手术。适用于结石较大合并肾盂积水或感染难控制者。包括：①肾盂或肾窦内肾盂切开取石。②肾实质切开取石。③肾部分切除。④肾切除用于肾已破坏，功能丧失，但对侧肾功能良好者。

（4）治疗肾绞痛。解痉镇痛药阿托品0.5mg，皮下注射，必要时可并用哌替啶50～100mg肌内注射。或静脉补液中加山莨菪碱（6542）10mg。或用1%普鲁卡因做肾周围封闭或肾区及侧腰部皮丘封闭。或吲哚美辛栓100mg，直肠用药。还可针刺肾俞、足三里、关元。

（5）中草药治疗。适于结石直径不超过1cm，无肾盂积水，尿路无狭窄或梗阻者。治疗原则以疏中理气和排石消炎为主,可应用排石汤基本方:车前子、海金沙、冬葵子、石韦及牛膝各 9 ~ 15g,应用时可随症加减。

2. 急救措施

遇到下列情况,需要尽快到医院进行急诊治疗。

(1)肾绞痛。给予解痉、镇痛治疗。

(2)感染高热。给予抗生素、退热治疗。更重要的是要尽快通过放置输尿管支架或肾穿刺造瘘引流肾的脓液。

(3)无尿。如果已经发生尿毒症、身体情况危急,需要进行透析治疗。如病情稳定,也需要放置输尿管支架或肾穿刺造瘘暂时引流尿液,保护肾功能。

(六)预防

1. 消除病因

针对结石的病因进行干预是预防肾结石的重点。如甲状旁腺肿瘤合并甲状旁腺功能亢进导致的肾结石,可以手术切除甲状旁腺腺瘤。肾盂输尿管连接部狭窄导致的肾结石应进行连接部成形手术。其他先天性、遗传性的代谢因素,要根据其具体病情进行相应的指导。饮食调整是预防结石复发的重要内容。对于草酸钙结石的患者,应当减少容易产生草酸的食物的摄入,如菠菜、苋菜、空心菜、芥菜等,避免摄入大量维生素 C。对于老年人,一般不限制补钙,但补钙应当与吃饭同时进行。现在,尿酸结石的发病率逐年增加,与现代人摄入过量的肉类和脂肪有关。尿酸结石患者应少吃产生嘌呤的食品,如动物内脏、海鲜、煲汤、牛羊肉、果仁等。

2. 多饮水

饮水也是预防结石复发的重要一环。建议结石患者每日饮用 4000mL 以上液体,保持每日排出 1500mL 以上的尿液,使尿液保持非常稀释的状态。尿酸结石患者每日尿量建议在 2000mL 以上,胱氨酸结石患者每日尿量建议在 3000mL 以上。饮水的种类以白开水、纯净水、矿泉水为主,淡茶水、橘汁与西瓜都是较好的摄水方式。要主动饮水,在一天中饮水要均匀分布。适当

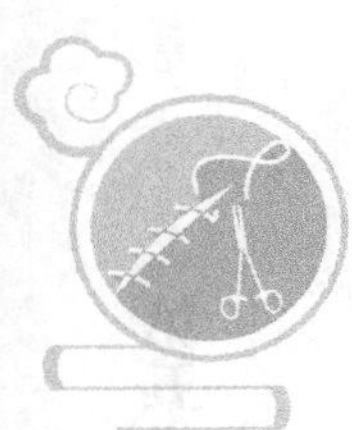

运动有利于较小结石的排出。

3. 提高尿液酸碱度

尿酸结石与胱氨酸结石患者还可通过服用碱性药物来提高尿的酸碱度，增加尿酸和胱氨酸的溶解度，降低其复发概率。定期复查是随访的重要内容。治疗结石后，一定要进行仔细的复查，以明确结石是否完全排出。

二、输尿管结石

结石多来自肾脏，易停留在肾盂输尿管、输尿管髂动脉等交界处，以及女性阔韧带、男性输精管跨输尿管处，输尿管膀胱壁间段、输尿管膀胱开口处。

（一）诊断要点

1. 疼痛

突发绞痛，在患侧上腹部及肾区，沿输尿管方向向下放射至阴囊或阴唇和大腿内侧，伴有冷汗、恶心、呕吐和休克等症状。

2. 尿频、尿急、尿痛

多见于输尿管下 1/3 段的结石。

3. 血尿

常于疼痛发生时出现。

4. 尿液中有红细胞

如有感染尚可有脓细胞或透明管型。

5. 泌尿系平片

可做各种尿路造影，判断结石部位，肾功能等。

6. 膀胱镜检查

对于输尿管下 1/3 处结石，常可见到输尿管开口处充血、水肿等。对输尿管开口处结石可窥见部分结石显露在开口处。

7. 肾区肿大

输尿管梗阻引起肾积水时可扪及肿大的肾脏。

（二）治疗

1. 非手术治疗

（1）指征。①结石呈椭圆形，直径 < 1cm，而无尿路感染。②绞痛反复发作，而结石位置有移动，虽有轻度肾盂积水但肾功能尚良好者。

（2）方法。①大量饮水，多活动、跳跃以期结石自行排出；定期X线复查，观察结石移动情况。②使用利尿合剂（醋酸钾 0.5mg，碳酸氢钠 0.6mg，枸橼酸钾 0.5mg，蒸馏水加至 10mL），每次 10mL，3 次 /d。③ ESWL 法。输尿管结石的定位和粉碎较肾结石困难，但因方法的改进和经验积累而仍被看作治疗输尿管结石的优选方法，可用于各段结石。④中药治疗同肾结石。

2. 经膀胱镜手术治疗

（1）指征。输尿管下 1/3 段的结石，非手术治疗无效且无尿路感染。

（2）方法。①以输尿管导管扩张输尿管，并通过导管注入润滑剂，同时配合非手术治疗措施。②输尿管下 1/3 处结石，用输尿管镜取出。③输尿管开口处结石，采用膀胱镜剪刀剪开输尿管开口，然后用膀胱镜取石器取出。

3. 手术治疗

（1）指征。①结石直径 > 1cm，表面粗糙，多角形或圆形者。②有输尿管梗阻伴有肾盂感染、肾积水，肾功能有损害者。③经导管扩张或输尿管镜取石失败者。④非手术治疗 3 ～ 6 个月以上，结石无移动，且有肾盂积水倾向者。⑤经常绞痛，而无法控制者。

（2）方法。行输尿管切开取石术。

三、膀胱结石

这是指在膀胱内形成的结石，可分原发性和继发性两类。前者在膀胱内形成，后者则来源于上尿路或继发于下尿路梗阻、感染、膀胱异物或神经原性膀胱等形成的膀胱结石。

（一）流行病学

膀胱结石是与上尿路结石不同的疾病，在好发地区、病因、性别、年龄等

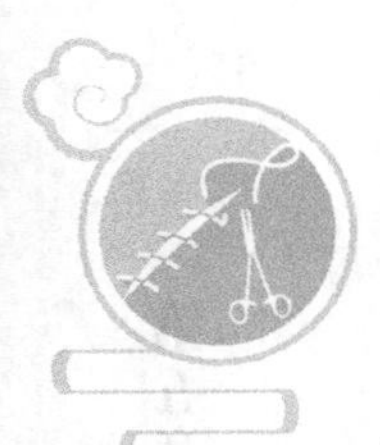

方面都有差异。膀胱结石发病情况有明显的地区性。在我国,膀胱结石主要发生于老年男性,且多患有前列腺增生症或尿道狭窄;而贫困地区则多见于儿童,一般为营养不良引起的原发性膀胱结石。女性较少见。印度、老挝、泰国、巴基斯坦、伊朗等地区,90% 膀胱结石发生于 5 岁以下儿童,营养不良,特别是缺乏动物蛋白质摄入,为其发病主要原因。膀胱结石成分以尿酸盐为主,结石取出后极少复发。而上尿路结石以草酸钙为主,结石复发率高,可达 50%。另外,膀胱结石在性别方面也有极大差异,一般男女之比＞10∶1。

(二)病因和发病机制

1. 病因

下尿路梗阻、感染、膀胱异物、代谢性疾病均可继发膀胱结石。下尿路梗阻如前列腺增生、尿道狭窄、膀胱颈部肿瘤等,均因尿液滞留容易诱发膀胱结石形成。膀胱异物如导管或缝线等,可作为核心,继发膀胱结石形成。另外,在埃及血吸虫病流行区,可见以虫卵为核心的膀胱结石。据统计,约 10% 左右的前列腺增生症患者合并膀胱结石。这一方面是尿液潴留使某些形成结石的物质如尿酸、草酸等容易在膀胱内形成晶体,并逐渐聚集在一起形成结石。另一方面,尿路感染形成的细菌团块、脓块也会与这些晶体颗粒聚集起来,促使结石的形成。过去,营养不良是导致原发性膀胱结石的主要因素。

2. 发病机制

我国膀胱结石多为草酸钙、磷酸盐和尿酸盐混合结石,结石常以尿酸为中心发展为含磷酸钙和磷酸镁铵的感染性结石。结石对膀胱壁机械性刺激可致膀胱壁充血水肿或出血,并发感染时可形成泡状水肿,溃疡并可有黏性脓液。结石间歇或持续地阻塞膀胱出口可使膀胱肌纤维增生,小梁、小憩室形成,致输尿管口梗阻、狭窄或扩张,引起上尿路积水。长期慢性刺激使黏膜鳞状上皮化生而发展为鳞状细胞癌。少数严重溃疡病例可穿破到邻近的直肠、阴道或前腹壁形成尿瘘。

（三）临床表现和辅助检查

1. 临床表现

膀胱结石主要有下述表现，也可无特殊症状。

（1）尿痛。疼痛可因结石对膀胱黏膜的刺激引起。表现为下腹和会阴部的钝痛，亦可为明显或剧烈的疼痛。活动后疼痛症状加重，改变体位后可使疼痛缓解。常伴尿频、尿急及尿痛症状，排尿终末时疼痛加剧。

（2）排尿障碍。结石嵌于膀胱颈口时可有明显排尿困难，并有典型排尿中断现象，还可引起急性尿潴留。合并前列腺增生患者，本来就有排尿困难症状，如前列腺体积巨大，突入膀胱并使尿道内口的位置升高，结石不容易堵塞尿道内口，故反而不会出现排尿中断现象。

（3）血尿。大多为终末血尿。膀胱结石合并感染时可出现膀胱刺激症状和脓尿。

（4）并发症。结石对膀胱黏膜的长期刺激，会导致膀胱黏膜移行上皮的鳞状化生，并进一步发展为鳞状上皮细胞癌。此时会加重血尿程度。病史长者并发有脱肛、内痔、腹外疝。

2. 辅助检查

（1）实验室检查。本病无特异性实验室检查，尿中可有蛋白、白细胞和红细胞，如伴感染，尿培养可为阳性，活动后尿红细胞可增多。

（2）其他检查。超声诊断膀胱结石简便有效，结石呈特殊声影，随体位变换而移动。X线检查需拍摄全腹平片，可了解结石大小、位置、数目和形态。膀胱憩室内结石在X线平片上出现在异常部位，且较固定，应引起注意。

膀胱镜检查是诊断膀胱结石最可靠的方法，不仅可确诊结石，而且可发现其他问题，如良性前列腺增生、膀胱憩室、癌变等。

（四）诊断和鉴别诊断

1. 诊断

据临床表现做B超、X线检查，必要时作膀胱镜检查，可诊断膀胱结石。如无条件作B超、X线及膀胱镜检查，可采取金属尿道探条插入膀胱，左右

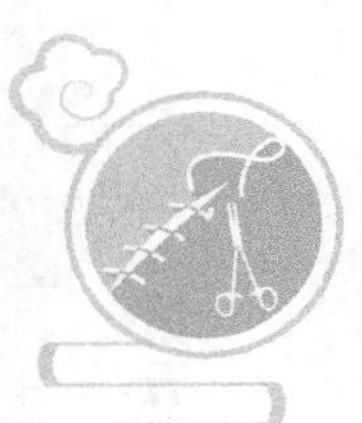

摆动可探到撞击结石的特殊感觉和声响。诊断的关键问题是找到引起膀胱结石的原发病因。

2. 鉴别诊断

（1）膀胱异物。可引起排尿困难、尿频、尿急、尿痛和血尿。有膀胱异物置入史，但常被隐瞒。X线平片对不透X线的异物有诊断价值。膀胱镜检查是主要鉴别手段。

（2）前列腺增生。主要表现为排尿不畅和尿频，夜尿次数增多，可有尿痛和血尿。但主要发生于老年人，病史长，呈渐进性发展。肛门指检可发现前列腺增大。B超检查显示前列腺体积增大，向膀胱内突出；膀胱内无结石的强回声光团。膀胱镜检查显示前列腺向尿道内或膀胱内突出，膀胱颈部抬高；膀胱内无结石。

（3）尿道结石。可表现为排尿困难、尿痛、排尿中断等症状，易与膀胱结石混淆。体检时男性前尿道结石在阴茎或会阴部可摸到硬结和压痛，后尿道结石可经直肠摸到，女性患者可经阴道触及。用尿道探条探查可有与结石相遇的摩擦感和声响。尿道X线平片也可显示尿道部位致密影，尿道镜检查可明确诊断并发现同时存在的尿道病变。

（4）尿道狭窄。表现为排尿困难、尿线变细。多有尿道外伤、尿道炎症、经尿道检查或操作、留置导尿等病史。尿道扩张时探杆受阻。尿道造影可显示狭窄部位和程度。尿道镜检查可见尿道内径突然变细呈小孔。

（五）治疗和预防

1. 治疗

（1）纠正结石成因。本病最大病因为下尿路梗阻，如前列腺增生、尿道狭窄、膀胱预部抬高，因此对明确梗阻所致结石者应同时治疗梗阻性疾病。异物所致结石者应在取出结石时一并取出异物。控制尿路感染、加强营养对抑制结石复发也具明确意义。膀胱结石是否复发也与尿路感染及梗阻性病变的治疗情况相关。如为神经源性等无法纠正膀胱原发病，可视具体病情及患者自身意愿决定是否行耻骨上膀胱造瘘术。另据结石成分分析结果应用类似碱化尿液、抑制尿酸等药物，同时养成大量饮水、低钙饮食等生活习惯，亦能预防结石复发。

（2）取出结石。主要有下述方法：①腔内手术。对直径较小、质地较疏松的结石可采用经尿道膀胱镜下碎石术。碎石方法有机械、液电、超声、气压弹道、激光等。可据医疗单位具体器械条件及操作者喜好自行选择。目前临床使用最多的是气压弹道及铁激光碎石。术者需加强对术式操作的熟练度，避免不必要损伤；术中尽量击碎结石并将碎片冲洗干净。一般残余结石直径为 1 ~ 2mm 即能确保其自行排出。术后需加强抗感染治疗，同时嘱患者多饮水以促结石排出。②体外冲击波碎石（ESWL）。对直径 1 ~ 2cm 的结石，可在俯卧位下行 ESWL 治疗。但因膀胱容量体积较大，结石活动度较上尿路明显增加，术中较难聚焦定位，碎石效果难以确定，目前较少用。③开放手术。对结石较大或需处理膀胱其他疾病者可行耻骨上膀胱切开取石术。其指征为：结石体积过大；膀胱憩室内结石，尤其是巨大膀胱憩室者；合并前列腺增生症或尿道狭窄等需开放手术治疗；在膀胱异物基础上生长的结石；合并需开放手术治疗的膀胱肿瘤；因种种原因无法进行腔镜手术者等。

2. 预防

（1）避免劳累，平时多饮水。多喝水使尿中盐类代谢加快，每天可至少喝 3000mL。

（2）多运动，加强锻炼可提高身体素质，增强抗病能力。还可减少骨钙流失，进而减少结石产生。

（3）急性发作期注意休息。

（4）减少草酸摄取。菠菜、茶叶等含草酸较多的食物要减少食用。

（5）减少钠摄取。饮食清淡，罐头和加工食品尽量减少食用。多吃香蕉等含钾食物。

（6）减少肉类摄取。减少动物性蛋白质摄取，可降低形成结石的机会。

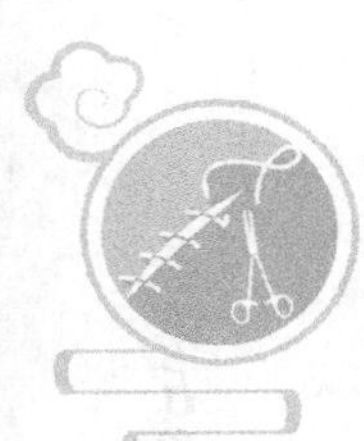

四、尿道结石

临床上并不多见。多数来源于膀胱及膀胱以上的泌尿系统，如肾结石、输尿管结石或膀胱结石。结石在排出时可停留在尿道或嵌顿在前列腺部尿道、舟状窝或尿道外口。少数继发于尿道狭窄、尿道闭锁、异物或尿道憩室。原发于尿道的结石相当罕见，一般为单发结石，合并感染的结石成分多为磷酸镁铵。女性尿道结石多数发生于尿道憩室内。

（一）分类和发病机制

1. 分类

（1）原发性结石。指在尿道内生成的结石，尿道狭窄、感染、潴留性囊肿、黏膜损伤、憩室及异物等为结石产生的病因。

（2）继发性结石。结石先在尿道上方的泌尿系统中形成，而后排入尿道并停留在尿道内。多停留在尿道生理膨大部位及狭窄部的近侧，故尿道结石多见于尿道球部、阴茎部、前列腺部、舟状窝及尿道外口等处。

2. 发病机制

尿道结石多数来源于膀胱和上尿路，所以其成分与膀胱结石或上尿路结石成分一致。如果结石与感染有关，原发尿道结石多为感染结石，通常为多发。结石也可以原发于尿道狭窄近端或者尿道憩室中。尿道结石除了原发病的损害外，还可以引起尿道梗阻，结石对局部黏膜的长期机械刺激引起黏膜损伤，发生炎症、溃疡、增生、感染、脓肿等，少数甚至引起尿瘘等严重并发症。

（二）临床表现和检查

1. 症状和体征

（1）疼痛。原发性尿道结石常是逐渐长大或位于憩室内，早期可无疼痛症状。继发性结石多为突然嵌入尿道，常突感尿道疼痛和排尿痛。疼痛可向阴茎头、会阴部或直肠放射。

（2）排尿困难。结石致尿道不全梗阻，可有尿线变细、分叉及射出无力，伴尿频、尿急及尿滴沥。继发性尿道结石因突然嵌入尿道内，多骤然发生排尿中断，并有强烈尿意及膀胱里急后重；多会发生急性尿潴留。

（3）血尿及尿道分泌物。急诊病人常有终末血尿或尿初血尿，或排尿终末有少许鲜血滴出，伴有剧烈疼痛。慢性者尿道常有黏液性或脓性分泌物。

（4）尿道压痛及硬结。绝大多数病人均能在尿道结石局部触到硬结并有压痛，后尿道结石可通过直肠指诊触及。对尿道憩室内多发性结石，可触到沙石样摩擦感。

（5）女性尿道结石。女性尿道短和膀胱结石少，与男性相比，结石并不常见。不管是否合并结石，女性尿道憩室较多，常表现为下尿路感染。性交时疼痛是另一突出症状。当脓性分泌物流出时，症状会暂时得到缓解。经阴道检查可在其前壁尿道区触及质硬团块。治疗方法为手术切除尿道憩室同时取出结石。

2. 并发症

结石长期停留于尿道内，可引起尿道炎症及狭窄。严重者可并发尿道周围脓肿或尿道瘘。

3. 辅助检查

（1）实验室检查。尿常规检查可见红细胞、白细胞和盐类结晶，合并感染时可有脓尿。

（2）X 线检查。X 线平片可证实尿道结石及其部位，且可同时检查上尿路有无结石。尿道造影可以发现阴性结石、有无尿道狭窄和尿道憩室。

（3）B 超。尿道结石声像图表现为尿道腔内的强回声光团，后方伴声影。

（4）尿道镜检查。尿道镜能直接观察到结石、尿道并发症及其他异常情况。

（三）诊断和鉴别诊断

1. 诊断

尿道结石的诊断除仔细询问病史外，体格检查十分重要。主要包括以下几点：

（1）男性前尿道结石在阴茎或会阴部可触及硬结并有压痛，后尿道结石

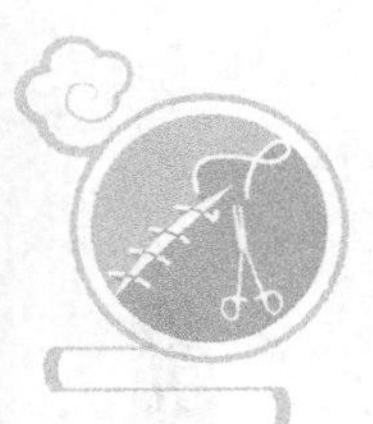

可于会阴部或经直肠摸到。位于舟状窝及尿道口的结石甚至可看到。女性患者经阴道可触及结石及憩室。

(2)用金属探条检查尿道。当探子接触到结石时能感到触及硬物和有摩擦音。

2. 鉴别诊断

(1)尿道狭窄。无肾绞痛及排石史,多有损伤、炎症或先天、医源性原发病因,排尿困难不具突发性。尿道探查可于狭窄部位受阻。X线平片无结石影,尿道造影可显示狭窄段。

(2)非特异性尿道炎。无肾绞痛及排石史,无急性排尿困难。体检不能触及结石,X线平片无结石影。

(3)尿道痉挛。无排石史及尿频、尿急等症状,体检不能触及结石。尿道探子可正常通过尿道,X线检查无异常。用镇静药后症状可缓解。

(4)尿道异物。有明确病因。X线检查可见尿道内充盈缺损或异物阴影,尿道镜检查可见异物。

(四)治疗

根据结石的大小、形状、所在部位和尿道情况确定治疗方案。

1. 前尿道结石取出术

接近尿道外口的结石和位于舟状窝的小结石如不能自行排出,可注入液状石蜡挤出,也可用钳子或镊子取出。前尿道结石在注入液状石蜡后可用手将结石推向尿道外口,再用钳子或镊子将结石夹出。也可用探针拨出,或将探针弯成钩状将结石钩出。但操作要轻柔,以免严重损伤尿道。

2. 尿道镜取石术

尿道狭窄阻碍结石排出或结石嵌顿严重者,可经尿道镜在窥视下先切开狭窄段,再行取石。结石大而嵌于尿道时间久者,可在内镜下行气压弹道碎石或激光碎石。不能取出者可行尿道切开取石。

3. 前尿道切开取石术

较大的或嵌顿于舟状窝的尿道结石,如用上述方法不能奏效,可切开尿道外口，向尿道内灌入无菌液状石蜡，然后边挤边夹，将结石取出。前尿道结石嵌顿严重、不能经尿道口取出者，可以行前尿道切开取石术。阴茎部尿道切开后有形成尿瘘的可能性，故应尽可能避免采用尿道切开取石法；此时可将结石推向尿道球部，尽量在尿道球部处切开取石。

4. 后尿道结石处理

对后尿道结石可用尿道探子将结石推回膀胱内，再在内镜下采用大力钳碎石、气压弹道碎石、激光碎石等方法治疗。也可行体外冲击波碎石或经耻骨上膀胱切开取石。如结石大而嵌顿者，可经会阴部或经耻骨上切开取石。憩室中的结石，取出时必须同时切除憩室。有尿道梗阻和感染者需一并处理。

5. 预后

尿路结石病人早期确诊并用药治疗，结石可自行排出，必要时经手术摘除。患者在结石排出后临床症状当即解除，如梗阻时间不长又无并发症，一般疗效满意，预后良好。

（五）预防

结石的形成与饮食有关，因饮食中可形成结石的有关成分摄入过多而引起，要预防结石病发生，就必须注意食物搭配。各种食物都应适量进食，即使检查出身体缺乏某种营养素需某种食物来补充时，也不宜一次大量进食。因人体消化、吸收功能是有限的，不能消化、吸收的养分就要通过排泄器官排泄出去。这样也会增加泌尿系统负担，即便不患肾结石病，也对健康不利。特别是当检查确认为泌尿系结石症时，在患病期间，要限制病人吃那些易促使结石形成的食物。具体方法为：

1. 多饮水

可增加尿量，稀释尿液。成人每 24 小时尿量应＞2000mL。

2. 据结石成分调节饮食

有草酸盐结石的病人应少吃菠菜、土豆等，少饮浓茶，服用维生素 B_6 可减少草酸盐的排泄。有含钙结石者，应限制牛奶、精白面粉、巧克力等摄入。

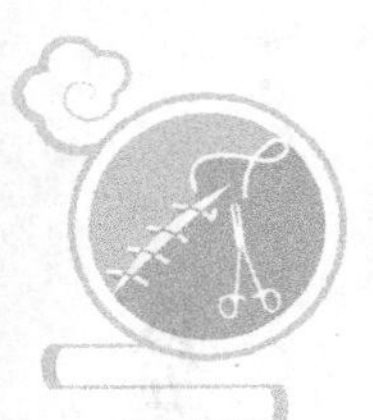

有尿酸结石者，不宜吃含嘌呤高的食物（如动物内脏），并可服碱性药物使尿pH保持在7～7.5。

3. 控制感染

及时解除尿路梗阻，控制尿路感染。及时取出或更换留置尿路的导管，去除尿路异物，鼓励长期卧床者作功能锻炼。

第四节　前列腺疾病

一、前列腺增生症

前列腺增生症（BPH）即前列腺肥大，为中老年男性常见良性病变之一。病变起源于后尿道黏膜下的中叶或侧叶的腺组织、结缔组织及平滑肌组织，形成混合性圆球状结节。前列腺增生引起梗阻时，膀胱逼尿肌增厚，黏膜出现小梁、小室和憩室。长期排尿困难使膀胱高度扩张、膀胱壁变薄、膀胱内压增高、输尿管末端丧失其活瓣作用，产生膀胱输尿管反流。

（一）病因和病理机制

1. 病因

前列腺增生症的病因目前仍不十分明了。概括地说，中老年男性体内性激素，包括雄性素和雌性激素代谢失平衡，为导致前列腺良性增生的病因。但具体环节和机制，虽经多年基础和临床研究，目前仍不十分明确。

发生前列腺增生，一定有2个必备条件：①年龄，40岁以后发病增多。②存在有功能的睾丸。早在90年前就有人指出被阉割的男性不会出现前列腺增生。

2. 病理机制

（1）前列腺病理改变。正常前列腺分为内外层：内层为围绕尿道的尿道黏膜及黏膜下腺，又称移行带；外层为周边带，两层之间有纤维膜分隔。前列腺发生增多改变时，首先在前列腺段尿道黏膜下腺体区域内出现多个中心纤维肌肉结节及基质增生，进而才有腺上皮增生。可分为腺型结节和基质结节两种，这种结节若出现在无腺体区，则形成基质结节；然后刺激其邻近的上皮细胞增殖并侵入增生的结节内，形成基质腺瘤。增生组织将真正的前列腺组织向外周压迫，被挤压的组织发生退行性变，转变为纤维组织，形成灰白色坚硬假膜或外科包膜。有人将增生按组织成分分为 5 型：纤维肌肉增生、肌肉增生、纤维腺瘤样增生、纤维肌肉腺瘤样增生和基质增生。其中基质增生是前列腺增生的重要特征。

前列腺增生时，间质所占比例（约 60%）较正常前列腺（约 45%）明显增加。同时间质的结构成分也发生变化，平滑肌占间质面积的百分比明显高于正常前列腺，而上皮增生以基底细胞增生肥大为特点，基底细胞由正常扁平变为立方和矮柱状。平滑肌细胞粗大、密集地弥漫分布于间质中，核形态未有明显异常变化。但腺上皮细胞 DNA 及 RNA 活力均增加而衰老前列腺增生症组织的主要特征则呈现出血管成分的下降。

本病症状与以下 3 方面变化有关：①逼尿肌病变。动物试验证明，梗阻发生后，膀胱逼尿肌发生显著变化，逼尿肌内神经末梢减少，呈部分去神经现象，膀胱体积增大，但肌肉收缩强度相对减弱，乙酰胆碱酯酶活性显著降低。②动力因素。前列腺含较多 α_1-AR 受体，98% 均存在于腺基质内，其中肌细胞可通过这种受体刺激平滑肌收缩张力增加，引起膀胱出口部梗阻。③静力因素。前列腺体积逐渐增大对膀胱颈造成压迫而出现梗阻症状。

前列腺增生时前列腺腺体、结缔组织和平滑肌组织逐渐增生，可形成多发性结节，此组织学过程开始于尿道周围的前列腺等组织，然后向前列腺外层扩展。结节不断增长，将周围腺组织压迫成前列腺假包膜，其厚度为 2 ~ 5mm，质白而且坚实，具有弹性。一般以两侧叶和中叶增生为明显，突入膀胱或尿道内，压迫膀胱颈部或尿道，引起下尿路梗阻。

（2）尿道及膀胱改变。本病病理生理变化的根本原因是膀胱流出通道梗阻，在此基础上发生膀胱功能异常、上尿路扩张及肾功能损害。出现：①首先引起膀胱流出道梗阻。可因前列腺增生造成尿道横切面积下降和尿道延长而致机械性梗阻，还可因前列腺部尿道、组织及包膜张力增高引起动力

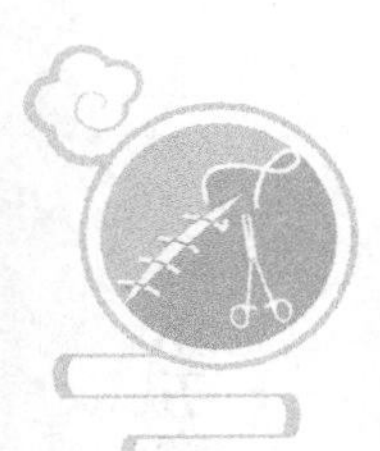

性梗阻。增生组织中平滑肌明显增生，α 受体是主要影响因素。②膀胱功能异常。表现为膀胱不稳定、无力及低顺应性。52% ~ 82% 患者出现不稳定性膀胱，这是引起尿频、尿急、紧迫性尿失禁的主要原因。膀胱逼尿肌无力和收缩功能下降也可致排尿困难、术后恢复差。增生性结节可拉长、扭曲、压迫后尿道，中叶增生结节甚至突入膀胱颈造成梗阻，导致排尿困难。若前列腺仅向外周增生扩展，不压迫阻塞尿道和膀胱颈，则不引起排尿困难。所以临床上可以见到有些患者前列腺明显增大，但排尿自如。临床上还发现前列腺增生程度与排尿困难症状不成比例，可见造成前列腺增生患者排尿困难不止前列腺增生一个因素。现在研究已明确排尿困难还和前列腺包膜张力及膀胱颈部、尿道等平滑肌紧张度密切相关。张力和紧张度增高，排尿困难症状加剧。这些部位张力随交感神经兴奋性增加而增加，而这又受丰富的 α_1 受体调节。所以不难解释焦虑、紧张、寒冷等交感神经兴奋会加剧前列腺增生患者排尿困难，而 α_1 受体阻滞药会缓解患者的排尿困难症状。此外，排尿困难还和膀胱逼尿肌的顺应性和协同性有关。实验证实，任何使尿流减弱的慢性疾病都会影响膀胱，一般以膀胱全层增厚（上皮细胞、平滑肌结缔组织及浆膜均受影响）、顺应性和协同性降低为表现。前列腺增生不断进展，排尿困难加剧，膀胱逼尿肌因长期过分逼尿，最终导致损害。膀胱壁由初起的代偿增高，到最终膀胱壁变薄，布满小梁、小室，甚至出现膀胱憩室，更加剧排尿障碍。③上尿路病理改变。大量残余尿、膀胱内压持续 > $40cmH_2O$ 是导致前列腺增生症上尿路扩张的两个基本原因，根据膀胱的主要病理特征可有：高压性慢性尿潴留，以低顺应性膀胱为其特征，储尿期膀胱内压 > $40cmH_2O$，上尿路扩张术后上尿路功能恢复亦较差；低压性慢性尿潴留，以膀胱感觉功能受损、大量残余尿为其特征，多伴有膀胱无力，其储尿期膀胱内压 < 3.92kPa（$40cmH_2O$）。下尿路梗阻若得不到合理治疗，膀胱壁可失去代偿能力，膀胱扩大、膀胱壁变薄，进一步发展导致支持输尿管膀胱壁段的肌力软弱，并造成膀胱输尿管入口处的活瓣作用受损，产生膀胱输尿管反流，而发生双侧肾盂、输尿管积水。肾盂膨胀成囊状，逐渐扩大；肾实质

也逐步伸长变薄，并充血，肾盂膨胀而渐扩大，肾锥体与肾柱受压变薄最后几乎消失。肾小球仍能维持排尿功能，但因肾小管坏死、失去浓缩功能，致尿液比重低，在发病过程中可造成各种病理变化：肾盂尿反流，肾积水发生后，一部分尿液仍能从输尿管排空，但另一部分将反流至肾周围静脉和肾盂周围淋巴管；肾脏平衡与代偿，肾积水发生后，正像由其他原因所导致的肾组织丧失功能一样，余下组织能产生肥大改变且代偿部分功能，但此种作用随年龄的增加而减弱，一般35岁后此代偿功能便几乎丧失。肾血管收缩、肾小管萎缩、输尿管压力逐渐低下，肾血流量减少，使肾功能损害，表现为食欲不振、贫血、血压升高、嗜睡、意识迟钝及氮质血症等。这些症状不易被发觉，常常误诊为消化道疾病。所以，在老年人出现原因不明的肾功能不全时，应考虑前列腺增生症。

又因长期排尿困难，膀胱内常有残余尿，会继发感染和形成结石，更进一步加剧排尿障碍和恶化肾功能。因排尿费力，需收缩腹肌和膈肌、屏气加压，以促使尿液排出。长期易引起疝、痔、肺气肿等并发症，所以说前列腺增生造成的损害是全身性的。

（二）临床表现

1. 症状

（1）尿频。最早表现，首先为夜间尿频，随后白天也出现尿频。后期膀胱逼尿肌失代偿使剩余尿增多，膀胱有效容量减少，使尿频更加严重。

（2）排尿困难。为本病的显著特点，呈进行性过程，表现为排尿时起始延缓、尿线变细、射程缩短、尿后滴沥等。

（3）血尿。前列腺黏膜毛细血管充血及小血管扩张，并受到膀胱充盈、收缩的牵拉而破裂出血。合并膀胱肿瘤时也会出现血尿。

2. 体检

急性尿潴留时，下腹部膨隆。耻骨上区触及充盈的膀胱。直肠指检前列腺增度，表面光滑，富于弹性，中央沟变浅或消失。可按腺体增大程度把本病分成3度：Ⅰ度肿大，前列腺较正常增大1.5 ~ 2倍，中央沟变浅，突入

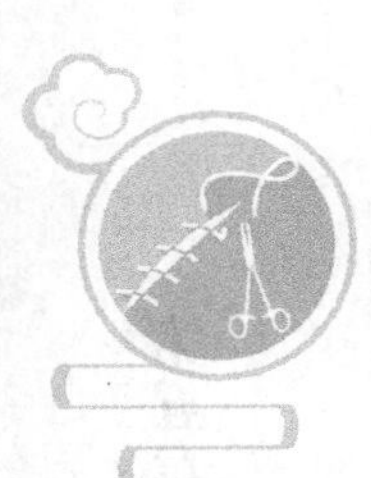

直肠距离 1 ~ 2cm；Ⅱ度肿大，腺体中度肿大，大于正常 2 ~ 3 倍，中央沟消失或略突出，突入直肠 2 ~ 3cm；Ⅲ度肿大，腺体肿大严重，突入直肠超过3cm，中央沟明显突出，检查时手指不能触及上缘。

还可按国际标准（IPSS）对前列腺症状评分。询问患者 7 个排尿的问题，据症状严重程度对每个问题进行评分（0 ~ 5 分），总分为 0 ~ 35 分（无症状至症状非常严重）。其中，0 ~ 7 分为轻度症状、8 ~ 19 分为中度症状、20 ~ 35 分为重度症状。尽管 IPSS 分析力图使症状改变程度得以量化，但仍会受到主观因素影响。

3. 并发症

前列腺增生的并发症包括：

（1）尿路感染。尿流梗阻是引起感染的先决条件，故前列腺增生压迫易发生膀胱颈、后尿道及膀胱炎症。

（2）急性尿潴留、血尿、膀胱结石、肾积水、肾性高血压及肾功能不全。

（3）痔疮、脱肛。因排尿困难，腹压长期增加，故易引起痔疮和脱肛等并发症。

（4）当前列腺增生引起排尿困难时，有高血压病史者易并发脑血管意外及心衰，应引起重视。当前列腺增生梗阻引起肾及输尿管明显积水时，可触到肿大的肾脏并有压痛。膀胱充盈时，下腹正中可摸到囊性包块。有时腰部包块可能是肾周围炎性浸润或肾周围脓肿。

（三）临床检测

1. 实验室检查

长期尿潴留影响肾功能时，肌酐、尿素氮升高，合并尿路感染时，尿常规检查见红细胞及脓细胞。BPH 时 PSA 虽可增高，但测定 PSA 意义不在于诊断 BPH，而在于早期发现前列腺癌。结合游离 PSA、直肠指检、B 超可发现大多数前列腺癌。

2. 辅助检查

（1）影像学检查。① X 线。IVU 或膀胱尿道造影时于前后位及排尿状态下摄片，可见膀胱底部抬高，有弧形密度减低阴影，后尿道长度增加。如合并憩室、肿瘤、结石可显示充盈缺损。晚期 IVU 可显示膀胱输尿管反流、肾积水或肾显影不佳甚至不显影。② B 超。有经直肠和经腹部超声两种方法，以经直肠 B 超为佳。可测定腺体大小、剩余尿，并可根据声像图排除前列腺癌。

（2）膀胱镜检查。可见膀胱颈部突出隆起，尿道内口变形。膀胱壁形成小梁、小室甚至憩室。如合并膀胱结石、膀胱肿瘤也可一并诊断。本法不作常规检查，仅在有指征时进行。

（3）尿动力学检查。为无创检查，测定时膀胱容量应＞ 150mL。主要指标有：①最大尿流率（Qmax），正常＞ 15mL/s。②膀胱容量，正常男性 350 ~ 750mL，女性 250 ~ 550mL。③逼尿肌收缩力等。对前列腺增生症治疗方案选择及预后判断有重要意义。

（4）剩余尿量。病人排尿后，插入导尿管，收集膀胱内尿液，测定其容量即为膀胱残余尿量。亦可用超声波测定其排尿后膀胱容量，计算出残余尿量。正常＜ 50mL。前列腺增生时，剩余尿量常增加。

（四）鉴别诊断

1. 膀胱颈挛缩

此病继发于炎症病变。膀胱颈口平滑肌为结缔组织所代替，亦可能是发育过程中膀胱颈部肌肉排列异常，致膀胱逼尿肌收缩时颈部不能开放。膀胱镜检查时，膀胱颈后层抬高，后尿道与膀胱三角区收缩变短。

2. 前列腺癌

前列腺有结节，PSA ＞ 4ng/mL，经直肠超声可见前列腺内低回声区。CT 可见前列腺形状不规则，膀胱精囊角消失，精囊形状发生变化。活检可证实。

3. 神经病源性膀胱

各年龄段均可发生，有明显神经系统损害的病史和体征，往往同时有下肢感觉和运动障碍，有时伴肛门括约肌松弛和反射消失。直肠指检前列腺不大，尿动力学检查可进行鉴别。

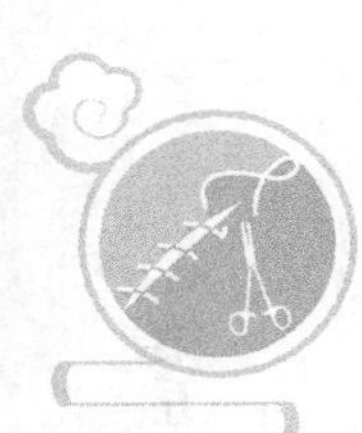

4. 膀胱癌

膀胱颈附近的膀胱癌可表现为膀胱出口梗阻，常有血尿，膀胱镜检查可鉴别。

5. 尿道狭窄

多有尿道损伤、感染等病史。

（五）治疗

BPH 患者一经诊断和评估，医生就应该告知患者有几种不同的治疗方法可供选择。患者也应该同医生商讨，听取医生的指导来选择效果好、不良反应少的治疗方法。个体化治疗方法应推荐给患者。轻症患者（症状评分0～7分）只需等待观察。出现顽固性尿潴留（至少有1次拔管后再发尿潴留）、反复 UTI、肉眼血尿、合并膀胱结石以及出现肾功能不全、巨大膀胱憩室的患者，均为绝对手术指征。

1. 等待观察

关于 BPH 自然病程的研究报道并不多，病程进展和出现并发症的危险性尚不确定。毫无疑问，对于出现症状的 BPH 患者，病情发展有时不可避免，但一部分患者的症状有可能自动缓解或消失。选择等待观察并不是放任病情发展、消极等待。每年应进行 1 次全面评估，包括 IPSS、DRE、尿常规、肾功能测定、尿动力学检查、B 超及必要的影像学检查。有疑问时应测定血清 PSA 水平，警惕前列腺癌的发生。

对一组患者观察 2 ～ 2.5 年不治疗，有 33% ～ 60% 症状改善，许多患者病情稳定，但 30% ～ 45% 患者需手术治疗。另一组 112 例 BPH 患者约 38% 需要前列腺切除，而 945 例无 LUTS 者只有 8% 需手术。前列腺体积和 Qmax 变化最能预测手术结果。年龄的手术风险 50 岁约 10%，70 岁约 50%。可见，观察等待适用于轻度症状患者（评分 0 ～ 7）。中重度症状患者如果坚持的话也可一试，但最佳随访周期和治疗干预时机尚无定论。

2. 药物治疗

（1）α 受体阻滞药。人类前列腺和膀胱基底部都含有 α_1 肾上腺素能受体,对相应的激动剂有收缩反应性。α 受体阻滞药可不同程度地减轻和改善部分患者的主观和客观症状。据受体选择性和其半衰期,α 受体阻滞药可以分成几种类型:①非选择性 α 受体阻滞药,如酚苄明和哌唑嗪。酚苄明目前不再提倡使用。哌唑嗪则须控制剂量,并注意其不良反应。②长效 α 受体阻滞药。每天只服 1 次,须严格控制剂量,如特拉唑嗪、多沙唑嗪等。控释多沙唑嗪可避免首剂效应,作用持久,不良反应小。③选择性 α_1A 受体阻滞药。因作用部位定位于前列腺和膀胱颈,全身性不良反应明显减少,避免了烦琐的剂量控制,如坦洛新。新型 α_1A 受体阻滞药萘哌地尔具有 α_1A 和 α_1D 双重阻滞作用,效果更好。每天服用 25mg 时体位性低血压发生率极低。

(2)5α-还原酶抑制剂。如非那雄胺,主要作用于前列腺上皮,可缩小前列腺体积和改善症状,但达到最佳疗效(前列腺体积缩小 20%)至少需 6 个月。

3. 手术

药物治疗效果不明显或出现多次尿潴留的病人,其下尿路症状已严重影响生活质量,可选择手术治疗。常用手术方式包括:

(1)经尿道电切术(TURP)。这是由尿道插入电切镜以切除前列腺增生组织。目前被视为治疗的金标准,可快速缓解排尿困难,明显提高术后尿流率。少数病人可有膀胱颈挛缩、尿失禁、尿道狭窄、逆行射精等并发症。

(2)经尿道电汽化术(TUVP)。此术在 TURP 基础上,运用电流热效应接触前列腺组织并使之汽化。适于前列腺体积较小及凝血功能较差者,止血的效果更好。其远期并发症与 TURP 类似。

(3)经尿道激光切除术(TLRP)。此术应用激光特性来剜除或切除前列腺组织,以解除尿潴留。近些年此术已成本病治疗的重要方式,或可能取代 TURP。术中出血较少,切除更彻底,适于绝大多数患者,包括有贫血、重要脏器受损、高龄等具高危因素者。按激光器类型,此术又分为铥激光、半导体激光、绿激光、钬激光等类型。

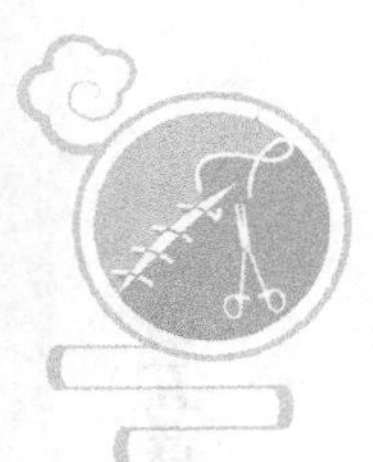

（4）开放性摘除术（OP）。适于前列腺明显增大者尤其合并膀胱憩室一期手术或膀胱结石者。此术的出血量、输血率及住院时间均较TURP高，故现在使用较少。

（5）经尿道等离子双极电切术（TUPKP）。TUPKP经尿道插进电切镜，采用等离子双极电切，以切除前列腺。此术术中、术后出血均少，减小输血率并缩短术后导尿和住院时间。

（6）经尿道等离子剜除术（TUKEP）。此术可以从包膜内将前列腺切除，切除得更为完整。术中出血较少，复发率也低。

（7）经尿道切开术（TUIP）。此术经尿道插进电切镜，于前列腺上做出数个小口，使尿液更易经过尿道。多用于有高危因素或小体积增生患者。和TURP比较，其并发症较少，手术和住院时间均较短，但远期的复发率高于TURP。

良性前列腺增生症一般经治疗，预后良好。如不治疗，严重影响生活质量，慢性下尿路梗阻可致肾功能衰竭而威胁生命。

（六）预防护理

年龄是前列腺增生发病的基本条件之一。40岁对于人的发育来说是个重要转折点，正如。《素问·阴阳应象大论》中所说："年四十，而阴气自半也，起居衰矣。"说明人在40岁后的身体开始走下坡路，如前列腺组织间质成分相对比上皮组织更活跃，发生前列腺增生时主要表现为间质增生。虽然人们对前列腺增生病因尚未彻底明了，但下述措施对减轻病情及推迟发病仍有一定价值：①伙食应以清淡、易消化者为佳，多吃蔬菜水果，少食辛辣刺激之品，少饮或戒酒以减少前列腺充血的机会。②切忌长时间憋尿，以免损害逼尿肌功能。③尽可能减少对前列腺部位的压迫，以免加重病情。④及时治疗泌尿生殖系统感染，积极预防尿潴留。⑤对于性生活，既不纵欲，亦不禁欲，可据年龄和健康状况而定。⑥应保持心情舒畅，避免忧思恼怒，切忌过度劳累。⑦适度进行体育活动，以增强机体抵抗力，并可改善前列腺局部的血液循环。

目前，前列腺增生的预防分3级：

1. 一级预防

在没有前列腺病的人群中，大力开展健康教育，动员全社会都来关注男性健康。而这关注应从前列腺开始，要提高广大群众对前列腺健康重要性的认识。当然，健康教育应贯穿在整个前列腺病防治的过程中，无病预防，有病促其康复。

2. 二级预防

在有了前列腺疾病后应尽可能的早期、彻底地治疗，不留后遗症和并发症。

3. 三级预防

在疾病已发生器质性变化后，积极维护前列腺功能。如已经Ⅱ度肥大了，说用药可以将其消除并恢复正常，那当然不现实；但却应该帮助身体恢复排尿功能，做到不阻不憋、顺畅自然，维护正常肾功能。

二、前列腺癌

本病是发生于前列腺组织中的恶性肿瘤，为前列腺腺泡细胞异常无序生长的结果。前列腺癌发病率具有明显的地理和种族差异。在欧美等发达国家和地区，这是男性最常见的恶性肿瘤，其死亡率一般居各种癌症的第二位；在亚洲，其发病率低于西方国家，但近年来呈迅速上升趋势。

（一）病因和分类

1. 病因

本病原因还不清楚。然而，有一些因素对前列腺癌的发展起到一定的推动作用：年龄增加、家族史、食用高脂肪、输精管切除、遗传因素、社会经济地位、吸烟、性生活及性传染病以及由于职业原因须接触镉等重金属。

2. 分类

（1）潜伏癌。指生前没有前列腺疾病的症状和体征，死后尸检中由病理学检查发现的原发于前列腺的腺癌。潜伏癌可发生在前列腺任何部

位，但以中心区和外周区多见，常为分化好的腺癌。其发生率国外报道为18% ~ 50%，国内报道约为34%。统计学研究表明，前列腺潜伏癌的发病可能与环境及遗传因素有关。

(2)偶发癌。临床以良性前列腺增生为主要症状，在切除的增生前列腺组织中，组织学检查发现前列腺癌。表现为分化较好的腺癌，以管状腺癌和筛网状腺癌为主，少数为低分化腺癌。在国外前列腺偶发癌的发病率为10% ~ 30%，国内发病率有报道为5%左右。

(3)隐匿癌。患者无前列腺疾病表现，但淋巴结活检或骨穿标本病理学检查证实为前列腺癌。并可再经过前列腺穿刺活检得到进一步证实。这类患者血清前列腺特异抗原(PSA)和前列腺酸性磷酸酶水平增高。活检组织做PSA及PAP免疫组化染色均为阳性。

(4)临床癌。临床检查(指诊、超声、CT或磁共振等)诊断为前列腺癌，并可经过活检证实，也可由患者血清PSA和PAP增高来协助诊断。多数患者肛门指诊可摸到前列腺结节，超声检查提示前列腺结节外形不规整，回声不均匀且回声偏低。

(二)转移途径

前列腺癌转移途径有三种：

1. 向附近组织或邻近器官浸润

首先侵及两侧叶，穿破被膜，至输精管壶腹、精囊、膀胱颈和后尿道。

2. 淋巴转移

可至髂内外及腹主动脉旁淋巴结。

3. 血行转移

最常见为骨盆、脊椎、股骨。剧烈疼痛，可发生病理性骨折，也可转移至肝、肺、肾上腺、胸膜、脑等内脏器官。

(三)临床表现

因为前列腺癌多起源于前列腺周边带，起病较为隐匿，生长较为缓慢，早期前列腺癌可无任何预兆症状，仅仅是筛查时发现血清PSA值升高及直肠指检发现前列腺异常改变。而一旦出现症状，常属较晚期的进展性前列腺癌。

1. 排尿障碍

如前列腺肿瘤局部进行性增大，压迫其包绕的前列腺部尿道，可有排尿障碍，表现为进行性排尿困难、尿流变细或尿流偏歪，或尿流分叉、尿程延长、尿频、尿急、尿痛、尿意不尽感等，严重时尿滴沥及发生尿潴留。这些症状与良性前列腺增生（BPH）症状相似，容易误诊和漏诊，延误疾病的早期诊断和早期治疗。

2. 疼痛

腰部、骶部、臀部、髋部疼痛，骨盆、坐骨神经痛是常见的，剧烈难忍。晚期进展期前列腺癌，可出现全身疼痛等症状，由于疼痛严重影响到饮食、睡眠和精神状况。

3. 全身症状

前列腺癌患者可能会有严重的贫血。贫血的原因可能与肿瘤骨转移、内分泌治疗或患病时间相关。由于一般情况下血细胞数量呈缓慢下降，早期患者可能无任何贫血的症状。一些贫血严重的患者会出现虚弱、体位性低血压、头晕、气短和乏力感。经长期折磨，全身情况日渐虚弱，消瘦乏力，疲劳，呈进行性贫血、恶病质或出现肾功能衰竭。

4. 转移症状

本病转移很常见。约有1/3甚至2/3的病人在初次就医时已有淋巴结转移，如果前列腺癌转移到邻近区域淋巴结，通常没有任何症状。如果前列腺癌侵犯膀胱底部或有盆腔淋巴结广泛转移，会出现单侧或双侧输尿管梗阻。输尿管梗阻的症状和体征包括少尿（双侧输尿管梗阻时则出现无尿）、腰背痛、恶心、呕吐，合并感染时可出现发热。远处转移多发生在髂内、髂外、腹膜后、腰部、腹股沟、纵膈、锁骨上等部位，可致相应部位淋巴结肿大及下肢肿胀。少数情况下淋巴结广泛转移，淋巴结肿大明显，压迫血管、阻塞下肢淋巴回流，会出现下肢和阴囊肿胀症状。

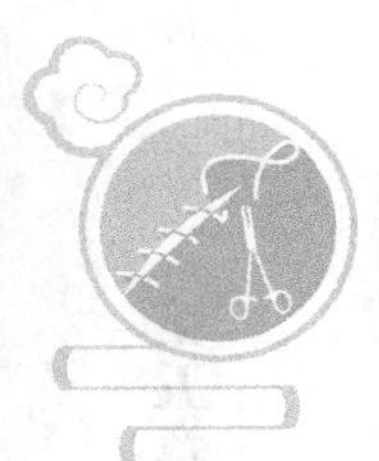

当前列腺癌转移到骨时,可引起转移部位骨痛。骨转移的常见部位包括脊柱、髋骨、肋骨和肩胛骨,约60%晚期患者发生骨痛,常见于腰部、骶部、臀部、髋部骨盆。骨痛有不同的表现形式,有些患者可表现为持续性疼痛,而某些患者则表现为间歇性疼痛。骨痛可局限于身体的某一特定部位,也可表现为身体不同部位游走性疼痛;在一天内的不同时间骨痛可能会有变化,对休息和活动的反应也不同。如果因为肿瘤侵犯使骨质明显变脆,很可能会发生病理性骨折。伴有脊柱转移的晚期前列腺癌,如果脊柱骨折或者肿瘤侵犯脊髓,可导致神经压迫,进而引起瘫痪。广泛转移的前列腺癌可能会发生肿瘤破裂出血。

某些部位是关节炎常见部位,如膝关节和肩关节,在这些部位出现的疼痛并不一定是前列腺癌转移所致,需要进一步检查明确是否存在前列腺癌转移。

(四)诊断和鉴别诊断

1. 诊断

前列腺诊断中,临床症状与体征颇为重要,若定期普查体检可发现早期较小病灶。40岁以上有高度患病危险及50岁以上男性,每年应接受仔细直肠检查或常规体检,并且应该做PSA检查。前列腺癌的主要诊断方法如下:

(1)直肠检查。这是诊断前列腺癌的主要方法,在80%病例中可获得诊断。对45岁以上的病人做直肠指检普查,可早期发现前列腺癌并可提高手术率。

(2)显微镜检查。①尿液涂片找前列腺癌细胞。此种方法不能代替前列腺活检,只能作为辅助方法。②前列腺液涂片细胞学检查。此种方法准确率较高(可能达86%)。③白细胞黏附抑制实验(LAI)。这种实验被公认是一种较为简便而敏感的肿瘤抗原检测方法。

(3)生化检查。常包括酸性磷酸酶(PAP)、骨髓酸性磷酸酶(BMAP)、前列腺特异抗原(PSA)、精浆蛋白(r-Sm)、血清肌酸激酶(CK-BB)、碱性磷酸酶、癌胚抗原(CEA)、激素受体、乳酸脱氢酶同功酶(LDH)、尿内多胺物质、尿液生化羟脯胺酸等测定，血浆锌测定和维生素 A/ 锌的比值计算，以及免疫蛋白分析、相对酶指数计算等。

（4）超声检查。可以描出前列腺的切面而反映病变范围。

（5）放射性核素扫描检查。常用来诊断前列腺癌的骨转移。

（6）X 线和 CT 检查。CT 检查可确定前列腺癌的浸润程度。

（7）MRI 检查。MRI 检查可显示前列腺及周围组织的病变程度。

（8）穿刺活检。①前列腺穿刺活检。前列腺活体组织检查能提供细胞学诊断依据，对于早期前列腺癌的诊断具有重要意义。②骨髓穿刺。采取骨髓标本是评价前列腺癌是否已经转移到骨的另一种方法。

前列腺癌的诊断方法虽不断改进，但仍无单一最敏感、最可靠的方法。在筛选病人时应从简到繁，先考虑无损伤检查，后考虑创伤检查。可疑病例以前列腺活组织检查最可靠。

2. 鉴别诊断

（1）前列腺增生。前列腺癌最主要需与前列腺增生相鉴别。前列腺增生和前列腺癌是两种不同性质的疾病，虽然都发生于前列腺，但在一般情况下，前列腺增生本身是不会转变为前列腺癌的。如果把前列腺比作一个鸡蛋，那么前列腺的包膜是蛋壳，前列腺外周带是蛋白，而前列腺移行带是最中心的蛋黄。前列腺增生主要发生在前列腺中央区域的移行带，而前列腺癌则主要发生在前列腺的外周带，两者在解剖部位上有很大的差别。

另外，前列腺增生与前列腺癌有两种完全不同的病理进程。到目前为止，已有雄激素促使病理性前列腺癌向临床前列腺癌转变的证据，但并无促良性前列腺增生向前列腺癌转化的证据。然而，前列腺增生和前列腺癌是可以同时存在的，千万不要以为有良性的前列腺增生就不会长癌，也有一小部分前列腺癌（约 10%）会发生于前列腺移行带，所以有时在前列腺增生手术后的标本中也可发现前列腺癌。因此，老年男性出现排尿症状，千万不能想当然地认为一定是前列腺增生，应通过检查排除前列腺癌。

（2）前列腺炎。一般情况下，前列腺炎属于炎症范畴，与前列腺癌并无

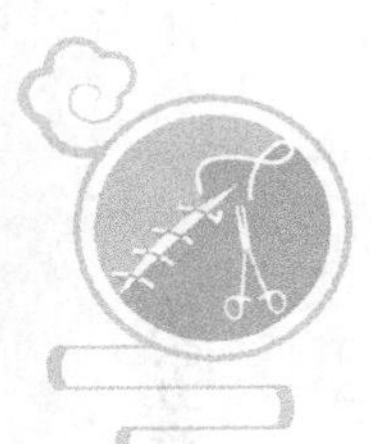

直接联系。前列腺炎多发于青中年男性,而前列腺癌多见于老年男性。前列腺炎在急性发作的时候可伴有发热和排尿灼热疼痛的症状,同时也可引起血清 PSA 值暂时性升高,但通常在抗炎治疗后症状很快消退,而 PSA 在短时间内也可迅速下降至正常水平。

不过,许多导致前列腺炎的诱因,如饮酒和辛辣饮食都不利于前列腺癌的预防,戒除这些不良嗜好和饮食习惯,对保持前列腺健康非常有益。

(3)血尿和血精。前列腺癌通常不伴血尿和血精,然而一旦出现则应该至泌尿科门诊进行相关检查,排除前列腺或精囊腺肿瘤的可能。

(五)治疗

前列腺癌有多种治疗方法,每种方法都各有其利弊。而根据治疗目的,前列腺癌的治疗方法可分为治愈性和姑息性治疗。其中,姑息性治疗是指那些以延缓肿瘤进展和缓解肿瘤相关症状为目的的疗法。

1. 手术治疗

(1)前列腺癌根治术。这是治疗前列腺癌效果最有效的方法,其范围和手术要点包括切除前列腺腺体及前列腺包膜,以及精囊。其后则进行排尿通路的重建,并根据患者淋巴转移情况及危险分层,决定对病变部位淋巴组织及周围肌肉、血管、神经和脂肪等组织是否应进行切除,如行盆腔淋巴结清除术。

(2)传统前列腺手术。①经尿道前列腺切除。主要用于解除膀胱颈部梗阻。②一般是在脐下切开 20cm 垂直切口,极少情况选择会阴部位,切除前列腺。

(3)结合先进技术的手术。①前列腺腹腔镜切除。本术在腹部切开数个小口,以插进摄像头及手术器具,通过体外监视、指导,而切除前列腺。此术较传统开放手术创伤小、住院的日数更短、某些并发症较少,但勃起功能障碍及尿失禁发生率更高。②机器人协助外科手术。即通过控制操控系统完成手术,较传统微创手术可更精准地达到手术目标。

2. 内分泌治疗

此为现在前列腺癌特别是晚期前列腺癌的主要治疗方法。

（1）使用药物。包括雌激素类药物、抗雄激素药物（分类固醇和非类固醇两类）、促性腺释放激素类似物（GnRH-a）、抗肾上腺药物。

（2）降低睾酮等。一般为睾丸切除术，多与其他治疗方法联用，可以取得较好疗效。

3. 放疗和化疗

（1）放射治疗。应用放射线治疗前列腺癌已有60余年历史，主要有以下方法：①体外放疗。②组织内放疗。这种方式常与前列腺癌根治术或盆腔淋巴结清除术结合进行。③全身放疗。在一定程度上可缓解骨转移的局部疼痛和减轻病变发展。④重离子 / 质子治疗。所谓重离子就是比电子重的粒子。目前应用于放射线治疗的重离子通常是指碳素离子，应用其离子放射线和质子放射线治疗肿瘤，又称为重离子 / 质子放射治疗。质子放射线是一种穿透力很强的电离放射线。

（2）化学治疗。于1973年开始用于临床，两种药物联用的效果较单用一种药物好。

4. 冷冻前列腺癌治疗

此法适于前列腺肿瘤体积较大、全身情况较差者，可促进患者免疫能力，使骨、肺等转移病灶发生退化。因需要特殊设备，目前尚未广泛使用。

5. 免疫治疗

当患者前列腺癌组织用其他治疗方法减到极微量时，应用免疫疗法清除体内少量残余癌细胞，可能会取得更好效果。其中，细胞免疫疗法一直是肿瘤生物治疗中活跃领域，此法对细胞免疫功能低下者，如大剂量化疗及放疗后、骨髓移植后、受病毒感染的患者更为适合。

第六章　手术中的麻醉安全

第一节　呼吸功能监测和维护

一、监测呼吸功能

（一）麻醉和手术对呼吸功能的影响

1. 全身麻醉

可较多地降低肺容量，促使肺通气血流比（VA/Q）不匹配。且吸入麻醉药、巴比妥和阿片类药也减弱了患者对高二氧化碳及低氧的通气反应，导致术后发生低氧血症和肺不张。

2. 脊椎麻醉或高位硬膜外麻醉

可阻滞肋间神经或膈神经，抑制辅助呼吸肌的驱动，从而降低通气量。全脊椎麻醉时可出现呼吸停止，最多可达 20min 左右。

3. 手术部位及体位对呼吸的影响

俯卧头低位可使肺和胸壁的顺应性降低 35%，截石位可增加顺应性 3%。手术操作对顺应性影响更大，开腹时拉钩压迫肝区，使肺、胸壁顺应性降低 18%。开胸手术或放置胸廓开张器，都可不同程度地减少肺顺应性，且术终肺和胸壁顺应性也较术前减低约 14%。

4. 正压通气

可使肺上部通气充分。但重力使下胸部血流增加，增大生理无效腔量并使 VA/Q 不匹配。

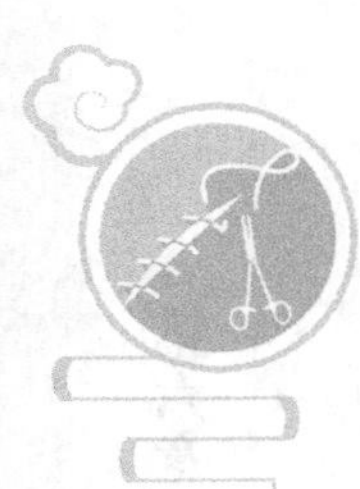

（二）呼吸功能的常规监测

麻醉期间呼吸功能变化可很急骤，除用仪器辅助监测外，观察临床表现也不容忽视，常可及时发现异常并挽救病人生命。

1. 呼吸功能观察

（1）呼吸运动。麻醉诱导和持续时如未用肌松药，必须密切观察呼吸运动，一旦呼吸运动停止，应立即判断是屏气、气道梗阻还是呼吸暂停。①屏气多发生在开始吸入有刺激性麻醉药时，呈现胸腹肌紧张而无起伏运动，面罩加压困难，唇色不致发绀就可恢复呼吸，有时压迫胸廓就使屏气中断。②气道完全梗阻时也中断通气，但胸廓及膈肌剧烈收缩，面罩加压困难，口唇发绀显著，压胸时口鼻无气呼出，血压脉搏波动明显。如不解除梗阻，很快导致衰竭。③麻醉出现呼吸运动停止，不一定是呼吸衰竭，应用肌松药出现不呼吸时，常呈现胸廓及膈肌松弛和不运动，密闭面罩下胸廓可随控制呼吸而起伏运动，并能保持口唇红润，循环稳定，压迫胸廓，口鼻也可呼出气体。④必须排除心跳骤停引起的呼吸暂停。

由于临床上全麻中广泛应用肌松药及气管插管，因此机械呼吸下需不断观察气道压力变化及进行气体分析。

（2）呼吸音监听。诱导及气管插管后听呼吸音以确认插管位置是否恰当；在维持中经胸或经食管监听呼吸音，有否有摩擦音、痰鸣音，后者显示分泌物过多，应及时吸痰。一旦出现粉红色泡沫痰，显示有心衰肺水肿。

小儿麻醉呼吸频率过快极易导致呼吸衰竭，持续监听呼吸音更显重要。

（3）口唇、指甲颜色变化。无贫血病人一旦出现紫绀，显示可能缺氧和二氧化碳蓄积。

2. 呼吸功能监测

（1）一般呼吸功能测定。多利用麻醉机的呼吸功能测定装置，可监测呼吸频率、潮气量、吸呼比、气道压等。

（2）脉搏氧饱和度（SpO_2）测定。主要用荧光光度计测量血红蛋白吸收光谱。可提示氧输送已达测定部位，但不能提示输氧量。同时应注意测量仪差：如亚甲蓝、靛胭脂染料可降低 SpO_2 数值，碳氧血红蛋白（COHb）可使血氧饱和度升高；正铁血红蛋白对 940nm 红外线吸收率大于 Hb 和 HbO_2，大量正铁血红蛋白存在时接近 85%；兰色指甲油也可降低测值。

另外，91% 的 SpO_2 相当（动脉血氧分压）$PaO_2$60mmHg，所以脉搏氧饱和度不要与 PaO_2 混淆。正常 SpO_2 应为 92% ~ 96%，相当 $Pa0_2$64 ~ 82mmHg。据氧离曲线图，SpO_2 低于 90%，氧分压急剧下降；相反 PaO_2 升至 100 ~ 400mmHg，SpO_2 也只能升至 100% 封顶，不能显示氧量。因无创应用非常方便，麻醉病人均应监测此项目。

（3）呼气末二氧化碳分压（$PETCO_2$）监测。为无创性监测，反映二氧化碳产量和通气量是否充分以及发现恶性高热、肺栓塞等病理状态。如 VA/Q 不匹配，$PETCO_2$ 就不能正确反映二氧化碳分压（$PaCO_2$）。麻醉中气管插管如误入食管，$PETCO_2$ 迅速降至 0，所以是鉴别误入食管最确切的方法，也是呼吸管理中重要指标。

（4）麻醉气体监测。有条件时可用麻醉气体分析仪，连续测定呼吸时氧、二氧化碳浓度及吸入麻醉药气体浓度（分数）。便于调控麻醉深度及通气。

（5）血气分析。取肝素化动脉血用血气分析仪可较好地测定血氧和二氧化碳分压、血氧饱和度及酸碱代谢变化。有的仪器还可测离子及乳酸量，更有利于呼吸及循环调控。常用于复杂或危重患者手术。

二、呼吸道管理

应重视呼吸道管理，因麻醉时最易发生急性气道阻塞：①完全性阻塞可出现三凹征（吸气时胸骨上凹、锁骨上凹及肋间隙凹陷），而口鼻不出气。如不立刻解除阻塞，常可危及生命。②部分阻塞出现鼾声或严重喘鸣，长时间不解除终可导致呼吸衰竭。

（一）原因及处理

1. 舌后坠

重度镇静、昏迷病人或全麻后咬肌及下颌关节松弛者，在平卧时常有舌

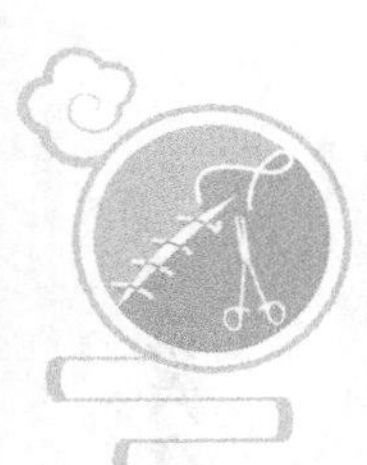

根后坠。不同程度紧贴咽后壁,使气道完全或部分阻塞,后者还出现鼾声而不能像睡眠中间断消除。应即刻托起下颌以解除梗阻。深麻下也可置入口咽通气管或喉罩通气管解除梗阻;浅麻下尤其硫喷妥钠麻醉病人切忌置入通气管,以免诱发严重喉痉挛。

2. 误吸和窒息

全麻或基础麻醉常抑制保护性气道反射。一旦胃内容物反流或呕吐,易误吸入气管,可引起支气管痉挛或淹溺、缺氧、肺不张、呼吸增快、心动过速、低血压,严重时可导致窒息死亡,尤其肠梗阻或饱食病人诱导时更易发生。大咯血也可导致溺死。

因此,择期病人术前 8 小时、婴幼儿术前 4 小时禁食,术前 2 ~ 3 小时应进糖水。诱导前应取下活动义齿,以防麻醉后脱落窒息。分泌物过多者应给以阿托品或东莨菪碱肌注。诱导时头低位使反流物或分泌物流至鼻咽腔以便吸除,同时声门处于最高位避免误吸。有误吸危险的急诊病人应先下胃管抽吸并准备吸引器及吸痰管、有管芯的气管内导管或双腔导管(大咯血或湿肺)、不同型号喉镜片等。再快速顺序诱导,即诱导前面罩给氧 3 ~ 5min,去氮后静脉注入硫喷妥钠或异丙酚等,随后注入琥珀胆碱;同时请助手用食指压迫环状软骨(Sellick 手法)以防止反流物进入咽部。轻度挤压呼吸囊后行快速气管插管,并冲气套囊。

拔管前应自胃管排空胃内容物。以往对有误吸危险者多行清醒插管,但如表面麻醉阻滞气管黏膜(如环甲韧带穿刺)同样消除保护性反射,不能防止误吸;且表面麻醉不确切,反易引起强烈呕吐动作,Sellick 手法也难以见效。所以清醒插管并非最安全的措施。大咯血或湿肺病人必须采用双腔导管隔离两肺。

3. 喉痉挛

这是功能性上呼吸道梗阻,为麻醉中防异物侵入气道的一种防御反射。其原因为麻醉过浅、未用肌松药及气管插管,或用硫喷妥钠、氯胺酮等药诱导,使咽喉部在应激性增高状态下,直接刺激咽喉或间接刺激远隔部位引起喉痉挛。如过去应用开放滴醚、喉镜置入或口咽通气管直接刺激咽喉，或间接牵拉直肠、肛门，引起神经反射激发喉痉挛。在缺氧和二氧化碳蓄积时更易促成痉挛。

（1）轻度喉痉挛。吸气时声带紧张、声门裂变窄，发出高亢喉鸣音。多发生于吸入麻醉药或静注氯胺酮时刺激咽喉，加压面罩供氧多能解除。

（2）中度喉痉挛。因保护性反射，呼气时假声带紧张，气流受阻而发出粗糙喉鸣，吸气时可有三凹体征。应立即托起下颌并用面罩加压供氧。

（3）严重喉痉挛。咽喉部肌肉皆发生痉挛，声带、假声带和勺状会厌壁完全内收，使气道完全梗阻，出现三凹体征及严重紫绀。应立即静脉注入琥珀胆碱及面罩加压给氧或气管插管等。紧急时可先用16号粗针穿刺环甲韧带，解除梗阻，挽救生命。

临床上普遍应用的肌松药及气管插管，可避免喉痉挛发生。但未用气管插管的吸入或静脉麻醉患者或病儿仍应警惕喉痉挛的发生，并准备面罩给氧或气管插管用具。

4. 支气管痉挛

这也是下气道的一种保护性反射，有哮喘病史或过敏体质者，细胞内环磷腺苷（cAMP）水平常低于环磷鸟苷（cGMP），以致不能抑制组胺等化学介质释放，促使支气管痉挛。这类病人气道反应性也较正常人高100 ~ 1000倍，一旦麻醉过程接触变应原，即可激发支气管痉挛，呈现可逆性呼气梗阻及喘鸣。人工呼吸挤压呼吸囊阻力很大，甚至不能进气，呈现下呼吸道阻塞，也可并发大量黏稠痰液。出现哮喘严重状态时，1秒用力呼吸量（FEV1）及最大呼气流率（FEV25% ~ 75%）往往分别小于35%及20%预计值，$PaCO_2$急剧上升。

对于急性支气管痉挛，首先应面罩给氧，争取支气管插管间断加压给氧。已插管病人应用吸痰管排除气道机械梗阻。检查气管插管位置勿触及隆突，然后应用扩支气管药及控制支气管炎症药。通常加深吸入麻醉药如异氟醚等能减轻痉挛。当通气障碍严重时，可静脉注入氯胺酮，通过内源性儿

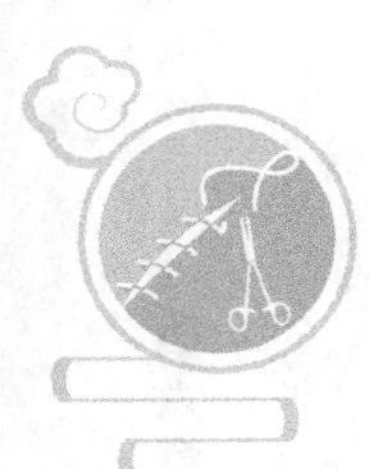

茶酚胺释放扩张支气管；同时静脉输入氢化可的松2～4mg/kg，3～4h后改为0.5mg/（kg·h）。也可用甲基泼尼松龙60～160mg静脉注入1/6h。

扩支气管药多应用在上述治疗效果不显著时。常用β激动药，激活β_2受体即兴奋腺苷环化酶，使细胞内cGMP增加，促进气管平滑肌扩张。首选选择性β_2激动药可减轻β_1兴奋副作用，最常用沙丁胺醇气雾剂。每次深吸2～3回（0.1～0.2mg）。对严重难治性支气管痉挛可静脉注入小剂量肾上腺素（0.25～1.0μg/min），具β_2效应，并有β_1兴奋作用。必要时也可应用小剂量异丙肾上腺素（0.25～1.0μg/min），但多会出现心动过速副作用。

（二）麻醉中呼吸变化及管理

全身麻醉抑制呼吸中枢，降低肺容量，促进肺VA/Q失衡，许多麻醉药还减弱病人对高二氧化碳和低氧的通气反应。另外手术机械刺激均可使术中出现呼吸变化。

1.呼吸停止

指病人呼吸动作完全消失。这种情况在全麻过程中经常遇到。由于麻醉中呼吸停止不一定为呼吸衰竭所引起，且麻醉中经常应用肌松药有意识地使呼吸停止，有利于机械通气及降低病人代谢，所以麻醉中出现呼吸停止不一定是并发症或意外。问题是必须明确呼吸停止性质，首先须排除心搏骤停引起的呼吸停止，以免耽误心肺复苏时间。

全麻药及麻醉性镇痛药均不同程度抑制呼吸中枢，吸入麻醉药时加压通气加深过快，多先出现呼吸停止，如不停止麻醉药吸入，将导致心肌抑制和心脏停搏。静脉麻醉药注入速度过快而使计量较快增大，对呼吸停止的影响更大，如硫喷妥钠缓慢输入1～2g不一定引起呼吸停止，如快速静脉注入0.3g即可引起呼吸暂停。通过颈动脉缺氧通气反应，可很快恢复呼吸；如同时面罩给氧控制呼吸，抑制缺氧通气反应，可延长呼吸暂停，有利于气管插管。大剂量芬太尼静脉麻醉必然出现较长时间呼吸停止，由于对心血管抑制很轻，很受心外手术欢迎。

吸入麻醉诱导时，如应用刺激性吸入麻醉药，可能出现病人主动屏气现象。浅麻下手术操作的机械刺激也可引起反射性呼吸暂停，如牵拉内脏刺激腹腔神经丛、甲状腺手术牵拉颈动脉窦，均可出现呼吸暂停，往往同时出现心动过缓、脉压变窄。切骨膜时出现呼吸暂停数秒钟，这类呼吸停止多能自行恢复，局部用0.25%普鲁卡因阻滞也可防止此反射。有时还需静脉注入麻黄碱提升血压。麻醉过程中如二氧化碳蓄积过久，一旦二氧化碳排出过快也可出现呼吸暂停，往往还出现血压下降等二氧化碳排出综合征。

2. 通气不足和交换障碍

麻醉期间通气不足和交换障碍并不少见，呼吸系统疾病患者则更常见。麻醉药或麻醉性镇痛药对呼吸中枢的抑制使潮气量减少，而无效腔量不变。虽通过增加呼吸频率维持每分通气量，但有效肺泡通气量明显减少。仰卧位使功能残气量减少，同时膈肌被腹腔内容物挤向头侧，缩小了胸腔容量。如用肌松药施行间断正压通气时，上部肺通气大于下部肺通气；肺血流分布取决于重力，而下部肺血流增加导致VA/Q不匹配，增加生理无效腔量和分流量，结果将导致缺氧和二氧化碳蓄积，持续过久而不予纠正同样可发生严重后果。所以麻醉过程不能只观察呼吸的“有”“无”及呼吸次数，更要观察呼吸深浅、发绀与否，现已普遍应用脉搏氧饱和度（SpO_2）及呼吸末二氧化碳分压（$PETCO_2$）监测，及时纠正通气不足及交换障碍。

局部麻醉、区域阻滞和椎管内麻醉不抑制呼吸中枢，似乎不影响呼吸，但并用镇痛药或麻醉性镇痛药同样可影响通气量。而高位硬膜外麻醉如阻滞颈及上胸段（C_2 ~ T_6）平面脊神经，可使大部分肋间神经及部分颈神经受阻滞，致副呼吸肌、肋间肌及膈肌麻痹，出现呼吸乏力，呼吸储备量及静息通气量均显著降低。甚至潮气量可减少约70%，血氧分压下降。一旦呼吸频率较麻醉前增速30%以上就说明静息通气功能已明显受损，二氧化碳分压甚至大于50mmHg，须用密闭面罩行扶助呼吸。呼吸功能障碍患者选用高位硬膜外麻醉，常不如气管内全麻容易维持呼吸功能。

麻醉后手术体位对通气量的影响不容忽视。如俯卧头低位及侧卧位加

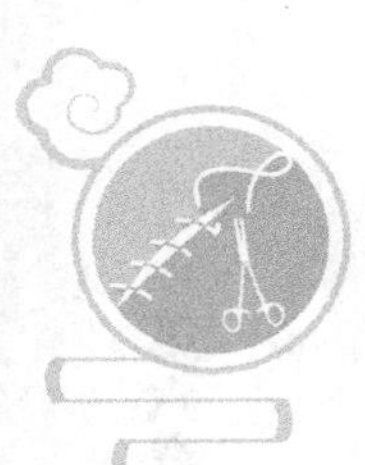

腰桥的病人胸腹受压,降低通气量最为显著。必须适当调整固定位置,如俯卧位利用支架使胸腹架空,侧卧位腋下垫枕以尽量减少胸腹扩张活动的限制。可显著缓解通气量降低,否则单纯靠扶助呼吸难以奏效。手术操作对通气量的影响也应重视,如开腹手术损伤胸膜出现气胸,严重降低通气量,应及时通知术者开大胸腔或排气后闭锁胸膜。开胸手术应用单侧支气管麻醉,需用扶助呼吸或控制呼吸纠正,一旦术中出现粉红色泡沫痰就说明有急性肺水肿,必须施行呼吸末正压通气。对麻醉中有严重通气不足和交换障碍患者除连续监测 SpO_2 及 $PETCO_2$ 外,还应间断做血气分析及酸碱系列,才能有效管理呼吸。

3. 维持通气功能的方法

麻醉期间出现通气不足必然导致缺氧与二氧化碳蓄积,前者可增加吸入氧浓度来弥补,后者只有加强通气管理维持足够通气量。过去曾主张麻醉中过度通气可增强麻醉效应并防止二氧化碳蓄积,现已证明过度通气带来低二氧化碳血症及血清钾降低、心排血量下降,甚至出现心肌缺血征象,实不可取。近来麻醉中气体监测已较普遍,通气量应维持在 $PETCO_2$35 ~ 45mmHg 较为适宜。

(1)供氧。麻醉中为避免机体从空气中得不到细胞代谢所必需的氧时,适当增加吸入氧浓度甚为必需。正常血液中血红蛋白含氧量 190mL/L,氧饱和度为 96%,血浆中含氧量为 3mL/L(呈溶解状态)。因此全血含氧量为 193mL/L,组织细胞需从血浆中摄取氧,血浆再从血红蛋白得到补充。如机体吸入纯氧(100% 氧气),虽血红蛋白中含氧量仅升高 10mL/L,但血浆中溶解氧含量可从 3mL/L 上升到 22mL/L,达 7 倍多,有利于组织摄取。此外,吸入氧还可提升低通气量肺泡氧浓度,增加动脉血氧分压,以纠正 VA/Q 失衡导致的低氧血症。

通常麻醉中均用纯氧,但持久吸入易产生氧中毒及麻醉后肺不张,许多医院已不用纯氧,这更为合理。吸入麻醉时给氧可提高氧分压,特别在婴幼儿呼吸储备量较小、残气量相对较大,如不供氧,吸入麻醉后极易发生低氧血症。同样在椎管内麻醉后，平面过高极易出现脑缺氧性恶心甚至呕吐及血压下降，应立即施面罩吸氧并静脉注射麻黄碱加以缓解。因此麻醉过程必须准备供氧装置。

（2）人工通气。当麻醉中病人通气不足时，通常用带风箱或贮气囊的麻醉机通过面罩或气管导管进行手法或机械人工通气。人工通气可以是部分的扶助呼吸，也可以是完全的控制呼吸。手法通气优点是能保持病人生理状态，压力柔和；同时麻醉者可了解麻醉深浅及肺、胸壁顺应性，及时发现通气装置漏气或脱机，保证足够的通气量。

但随着麻醉机及呼吸装置性能改进、报警装置灵敏度提高，近年来维持期间几乎已完全不用手法通气。手法通气仅限于诱导前、脱机过程或术中膨肺试验等。①扶助呼吸。在保留病人自主呼吸情况下，随病人呼吸起伏在开始吸气时顺势同步，逐渐挤压麻醉机贮气囊，压力达 7 ~ 15cmH_2O，吸气量成人约 500 ~ 600mL。使用各种抑制呼吸的麻醉用药或麻醉方法保证足够通气量。当病人完成吸气动作时，应迅速将手放松，务必让吸入气充分呼出，待下次吸气初再顺势扶助，如此反复加压（连续加压呼吸）或每 2 ~ 3 次自主呼吸时再扶助一次（间歇加压呼吸）。这主要决定于自主呼吸频率调整。开胸手术关胸前需膨肺，应持续挤压，将三次呼吸并为一次（也称压力递增扶助呼吸），以膨张萎陷肺叶。此法只能短时间用 2 ~ 3 次。当出现肺水肿时应连续加压扶助呼吸，使呼气时保持 2 ~ 4mmHg 正压。手术结束前为恢复自主呼吸，应用扶助呼吸压力不能大，需逐步减少压力，充分培养自主通气，保持足够通气量返回病室。②控制呼吸。先用某种措施将病人自主呼吸消除，代之以人工被动通气，优点为呼吸平稳。特别在开胸手术时可避免反常呼吸或纵隔摆动。配合肌松药停止膈肌运动，可保证手术野平静，有利于需精细操作的胸、腹腔血管吻合。危重患者控制呼吸还可节约机体代谢能量约 30%，也可间接降低心肌耗氧及麻醉药剂量。所以控制呼吸已普遍用于全身麻醉。控制呼吸应先消除患者自主呼吸，静注麻醉镇痛药如吗啡或加深吸入全麻药如安氟醚等，即可抑制呼吸。快速静脉推注硫喷妥钠也可

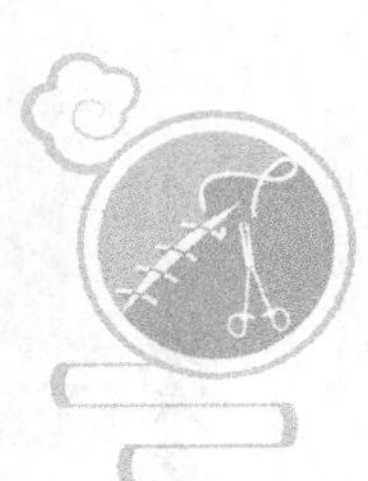

出现呼吸暂停。施行过度通气以过度膨胀肺泡，可使拉长感受器不断兴奋，吸气反射不断受抑制，阻断黑－伯氏反射，也可延长自主呼吸消失时间。但这些方式不宜长久使用，可并用肌松药来消除呼吸动作及降低肺、胸壁顺应性，并可降低麻醉药用量，减少对循环功能的抑制。

手法控制呼吸通常采用间歇正压通气（IPPV），以每分钟 12 ~ 18 次频率有规律地挤压贮气囊。一般需 8 ~ 20cmH_2O 正压，每次挤压气体容量相当病人潮气量，挤压后（吸气末）即应迅速放松贮气囊，使肺内气体充分排出（呼气）。如长时间进行控制呼吸，每小时应给一次较大通气量，相当于清醒状态正常平静呼吸时间有深吸气或叹气动作，有防止部分肺萎陷和交换肺泡通气作用。呼吸终末正压通气法（PEEP）即在通气环路上安一个阻力装置，使呼气终末仍保持 5 ~ 8cmH_2O 正压，从而阻止肺泡塌陷，增加功能残气量，减少肺内分流，减轻肺充血和间质水肿，特别适宜术中肺水肿病人应用。但此方法也不宜长久应用。更不宜用于肺气肿、支气管喘息及心源性或低血容量休克病人。

机械控制呼吸在临床上有着普遍的应用，这是因为麻醉机上的呼吸机已相当精密，可随意准确地调控通气量、气道压、呼吸频率、吸呼比，配合气体分析仪及呼吸功能监测，可以准确地调控通气参数。通常呼吸频率为每分钟 10 ~ 16 次（婴儿 30 ~ 40 次），潮气量约 8 ~ 10mL/kg，吸气压随病人肺、胸壁顺应性而异，通常为 7 ~ 15cmH_2O。施行控制呼吸时应密切注意①SpO_2 和 $PETCO_2$、气体分析等监测参数，随时调整通气参数，并应观察风箱升降功能是否完全、胸廓是否起伏。②注意气道压应在 15cmH_2O 左右，不宜超过 30cmH_2O，否则应查找气道梗阻原因是支气管痉挛还是机械梗阻，应及时解除。吸入麻醉时施行控制呼吸，可增加挥发性麻醉药气体分压，开大蒸发器浓度阀可迅速加深麻醉，易造成意外，应注意血压、脉搏等生命体征。③须保持呼吸道清净，随时清除气道分泌物，以免挤压使分泌物进入细支气管导致感染播散。④当病人出现自主呼吸干扰控制呼吸时应追加肌松药，不宜用较高正压强行对抗，以免影响静脉回血及血压下降。

三、特殊患者呼吸道管理

小儿、肥胖者或颅脑脊柱手术、胸外手术及应用激光手术的呼吸管理，除具一般麻醉呼吸管理共性外，还各有其特点。

(一)小儿

婴幼儿会厌呈 V 型，气管插管时用弯喉镜暴露声门困难，应采用直喉镜挑起会厌。婴幼儿颈部肌肉较软弱，不能支持头部重量，气管插管后如头部固定不牢，易摩擦声门，造成损伤、水肿；头前屈易使导管脱出声门，头后仰易使导管误入单侧总支气管。未插气管导管的小儿仰卧位极易发生舌后坠，肩部垫一薄枕多可改善。提下颌时应略张开嘴或气管导管插入口咽通气道维持气道通畅。婴幼儿喉头呈漏斗状，喉头组织脆弱、疏松，血管及淋巴等较丰富，最狭窄部在声门下相当于环状软骨水平。所以，小儿气管插管时，如导管通过声门后遇有阻力，即应更换小一号的导管。

婴幼儿胸小、腹部膨隆使横膈上升，肺活量小，主要靠腹式呼吸。当需要增加通气量时只能靠增加呼吸频率来代偿，增加呼吸做功导致呼吸肌疲劳，所以婴幼儿全麻时应给予扶助呼吸。并且小儿功能残气量小，即肺内氧贮备少，而氧耗量较高，故对缺氧耐力极差，但吸入麻醉时诱导及苏醒均较快。

(二)肥胖患者

体重指数即体重(kg)/身高(m^2) ≥ 30 称为肥胖，体重超过正常 100% 以上者即为病态肥胖，5% ~ 10% 可出现肥胖性低通气量综合征(OHS)，也称 pickwickian 综合征，表现为高度肥胖、嗜睡、肺泡低通气量、高二氧化碳血症、低氧血症、继发性细胞增多症、肺动脉高压、右心衰及右室肥厚等。

肥胖患者常有睡眠呼吸暂停综合征(SAS)，入睡后出现舌后坠阻塞上气道，继而因缺氧及二氧化碳蓄积唤醒病人而恢复呼吸。入睡后再现舌后坠，如此周期发作呼吸暂停，使夜间不得安眠、白天嗜眠不止。所以在局麻或区域麻醉时应慎用镇静药，同时应准备麻醉机、面罩及插管用具。由于 88% 肥胖病人的胃液量在 25mL 以上，pH 在 2.5 以下，诱导期误吸率约 1.7%，因此全麻手术当日早晨应予甲氧氯普胺 10mg 口服或雷尼替丁 150mg 口服。使

胃液降至 16mL 以下，pH 升到 5.86。不必麻醉前用药或慎用镇静、镇痛药，避免抑制通气量。

肥胖病人由于颈短，下颌和颈椎活动受限，气管插管的困难率达 13.2%，应充分准备各种型号喉镜。诱导时为了维持气道通畅，防止误吸，至少应有 2 人协助压迫环状软骨挤压呼吸囊等，以便麻醉者双手托起下颌压紧面罩。吸氧去氮后停止通气，SpO_2 较正常下降快（约 2.7min），应尽快插入气管导管。须警惕肥胖病人胸壁过厚可能致气管插管误入食管，有时很难鉴别，甚至因此窒息死亡。如采取 $PETCO_2$ 监测，则能及早准确地发现误入食管。全麻时肥胖者常不能维持满意的氧分压，特别在俯卧位时，以应用大潮气量人工通气为宜。术后防止低氧血症仍为最重点的处理。

（三）颅脑手术患者

颅脑损伤或颅脑占位性疾病患者常并发颅内高压损伤脑干，出现昏迷、误吸及呼吸过缓现象；一旦出现脑疝可很快导致心跳、呼吸停止，故应尽早做气管插管，保持气道通畅。麻醉前用药应谨慎或小剂量应用，避免用阿片类镇痛药，以免降低呼吸频率和深度，增加 $PaCO_2$ 致脑血管扩张，促进颅内高压。术前 45min 可肌注阿托品 0.4 ～ 0.5mg 和咪达唑仑 2mg。

麻醉用药应选用避免升高颅内压者，静脉麻醉药除氯胺酮外，均能降低颅内压，尤以硫喷妥钠最显著；吸入麻醉都可增加颅内压及脑血容量，尤以氟烷最明显。以往认为 N_2O 对颅内压影响最小，近年研究却发现：N_2O 如与安氟醚或氟烷并用，颅内压较单纯用安氟醚或氟烷高。偏瘫病人要避免用琥珀胆碱，以免发生心跳骤停。为降低颅内压，麻醉中多采用过度通气，降低 $PaCO_2$ 达 20mmHg，可收缩脑血管降低颅内压，开颅后恢复正常通气。

颅脑手术部位如额叶接近框面，牵拉显露术野时因额叶和丘脑、下丘脑有关联，可影响到自主神经系统的功能，呼吸、血压和脉搏均可发生变化。后颅窝肿瘤（如听神经瘤）切除时，手术部位邻近生命中枢及其他颅神经，如伴血压下降、呼吸紊乱则提示脑干损伤。坐位手术又可能发生气栓意外。由于麻醉中应用肌松药及机械通气，常掩盖呼吸变化的征象，更应格外注意气道压及心率、血压变化，及时与术者互通信息。颅脑外伤大失血病人常因颅内高压呈现高血压、呼吸缓慢、心动过缓三联征，掩盖低血流量休克。如开颅后迅速降低颅内压即可出现血压急降甚至测不到心率及呼吸增快，故应及早快速输血、输液，静脉注入去氧肾上腺素提升血压，同时停止过度通气，维持正常通气。

总之，颅脑手术麻醉时呼吸管理关键是维持气道通畅，防止颅内压升高及密切观察手术操作对呼吸、循环的影响。

（四）胸外科麻醉

胸外科手术对呼吸干扰最大，侧卧、开胸、手术探查及单肺通气均可改变 VA/Q，导致低氧血症。

1. 单肺通气

为便于开胸手术操作或防止患侧肺咯血或脓痰流入健侧，常采用双腔导管插管进行单肺通气，严重影响 VA/Q。因未通气侧肺血流量是决定动脉血氧合最重要因素，缺氧性肺血管收缩可使肺内分流有所减少，侧卧位因重力作用减少病肺血流也可减少肺内分流，开胸后也可要求术者压缩病肺以减少血流量，均可改善 VA/Q。

单肺通气时应停用 N_2O，吸入纯氧可避免低氧血症，同时靠床侧肺吸入高浓度氧可以扩张肺血管，接受更多来自非通气侧肺血流进行氧合。通气频率应使 $PaCO_2$ 保持在双肺通气时约 40mmHg 水平，不应采用过度通气，以免增加靠床侧肺血管阻力。潮气量维持在 10mL/kg 为宜，吸气末气道压应保持在 30 ~ 35cmH_2O，气道压过高时应检查导管位置有否不当或分泌物是否过多。从双肺通气转换到单肺通气时，可行手法控制呼吸使机体迅速适应肺顺应性变化。一旦明确了通气量和顺应性并观察到肺萎陷，可重新进行机械通气。单肺通气时管道较窄，稍有分泌物即使阻力增加，故应不断清除分泌物。一旦脉搏氧饱和度低于 90% 即应提高吸入氧浓度，或加用 PEEP10 ~ 15cmH_2O 通气；必要时对非通气侧肺施行 CPAP，在直视下将萎陷肺稍加压并维持在 5 ~ 7.5cmH_2O 水平。

上述处理对持续低氧血症无效时，应通知术者，将术侧肺充氧，暂时恢复双侧通气，必要时请术者压迫术侧肺动脉以改善VA/Q。纠正低氧血症后再重新手术。当单肺通气回复到双肺通气时，手法通气数次以延长吸气时间，有助于萎陷肺泡重新膨张。如分泌物过多，术终还应更换单腔导管，充分清除分泌物。

2. 气管重建

气管和主气道手术常要中断通畅的或已狭窄呼吸道造成完全梗阻，加重麻醉危险性。如气道极度狭窄，应在诱导过程保持自主通气，因呼吸停止无法面罩通气。最好使用挥发性麻醉药保持自主呼吸，勿用肌松药。插管时应达到较深的麻醉深度，年老衰弱病人常需用去氧肾上腺素支持血压。如已有气管造口，可静脉快速诱导，经造口插入气管内导管，术中由术者更换无菌导管。

如气管导管不能通过狭窄处，中断气管后可在远端放置灭菌的气管导管及螺旋管做控制呼吸；待切除气管狭窄处或肿瘤后与近端气管缝合，同时拔出远端气管导管，再将原近端气管延伸插入远端气管，套囊充气后恢复通气。同样在隆突切除时，术中用灭菌导管插入单侧总支气管；套囊充气后维持通气，也可用喷射通气维持通气，同时辅助静脉麻醉，待切除气管狭窄处或肿瘤后与气管近端缝合时再更换近端气管导管延伸至总支气管。

术终应从下颏到前胸放置粗的缝线使颈屈曲头部垫高，减轻气管缝合线张力。搬运、苏醒及拔管过程均要保持前曲位。总之保持气道通畅是最主要目标。

（五）心内手术

心脏功能受累时常存在不同程度呼吸功能异常。而大部分心内手术又需体外循环辅助呼吸，易致呼吸功能紊乱。故体外循环中应密切监测血气及酸碱值改变，建议监测钾、钠、钙等离子变化，尽量维持生理状态，便于脱机后及早拔管。

体外循环转流开始后灌注压应维持在60～100mmHg，超过100mmH

以上可在机内滴入硝酸甘油或硝普钠降压。如动静脉血氧分压差增大或尿量少于 60mL/h，说明灌注量不足，应增大灌注量，约 2.2 ～ 2.5L/（m^2·min）。血流量与氧流量之比为 1 :（ 1.5 ～ 2.0），鼓泡式氧流量较膜式为低，一般维持氧分压在 100 ～ 200mmHg 左右，出现血红蛋白尿或少尿时应给呋塞米或甘露醇利尿。脱机前应补充氯化钾、碳酸氢钠及氯化钙纠正低钾血症及酸中毒。

术终对严重心肺功能不良患者尚需用机械法控制呼吸，同时需补充镇静药及阿片类镇痛药，必要时追加肌松药。对心肺功能良好者，应尽早脱离呼吸机，拔去气管内导管。

（六）喉、呼吸道肿瘤激光手术

这类手术既要在通气道进行，又要应用激光，麻醉时呼吸道管理很棘手。麻醉尽量选择异丙酚静脉输注，便于及时清醒，又不干扰通气。气管插管选用稍细的导管（< ID6mm），有利于再插硬支气管镜进行激光操作。为避免燃烧，可用空气或氮气稀释吸入氧浓度，但勿用 N_2O 稀释，因其有助燃性能。

因激光直射或点着易燃物如气管导管均可造成烧伤，手术室应设置非燃烧保护屏以降低激光的反射烧伤。红橡胶及聚氯乙烯透明气管导管均可被二氧化碳（CO_2）、掺钕钇铝石榴石（Nd-YAG）及磷酸钛钾（KTP）激光点燃，因此激光手术应采用包有螺旋形不锈钢套（如 Laser-Flex TM）或螺旋薄带（如 Laser Trach）的特制导管，可防止 CO_2 或 KTP 激光燃烧穿孔。由于气管导管套囊不能包裹，套囊充气时应预备注射用水，一旦烧着有助于灭火。

第二节 循环功能监测和维护

一、麻醉期间监测循环系统

正确的治疗取决于正确的判断，而正确的判断必须建立在细致、周密、准确的观察基础上。现代监测技术已能使麻醉师获得系统而又具体的生理

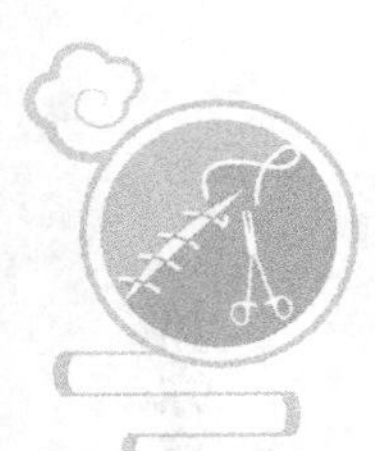

学参数，但围术期仍需麻醉师密切细致的观察。常用的测定方法包括心电图监测、动脉压波形、脉氧饱和度指脉波形等，其中心电图监测所能反映的心功能状况最多，也是临床最基本的监测手段之一。在血流动力学参数中，无创动脉压监测临床应用最广，价值最大的属直接动脉压，其次为中心静脉压。但对危重病人而言，心排血量和肺动脉压监测等有较大意义。

（一）常规监测项目

1. 心率

这是最基本的循环指标，许多血流动力学扩展参数的计算都基于此。一般成人正常心率范围是 60 ~ 100 次 / 分，小于 60 次 / 分为心动过缓，大于 100 次 / 分是心动过速。

2. 血压

动脉血压也是基本生命体征之一，能较确切反映患者心血管功能。血压、心排量、总外周血管阻力是初步估计循环血容量的基本指标，对指导术中输液及用药都有重要意义。

动脉压由收缩压、舒张压和脉压三部分组成，其正常值分别为：收缩压（SBP）90 ~ 139mmHg（12.0 ~ 18.7kPa）、舒张压（DBP）60 ~ 90mmHg（8.0 ~ 12.0kPa）、脉压 30 ~ 39mmHg（4kPa ~ 5.3kPa）。麻醉期间血压升高超过麻醉前血压 20% 或达 139/95mmHg 以上者，称为高血压；下降超过麻醉前血压 20% 或收缩压降到 80mmHg 以下者，称为低血压。脉压减小提示心排血量减小，因此脉压小者常伴有速脉和心排血量降低所致细脉。应当指出，有时脉压可减小到用听诊器无法测出的程度，而实际上血压是存在的，甚至还可能相当高。

临床常用于监测动脉血压的方法分为有创和无创监测。对于进行常规手术的美国麻醉医师协会（ASA）分级Ⅱ – Ⅲ级病人，一般无创监测就能满足手术需要。但当收缩压低于 60mmHg（8.0kPa）时，振荡式血压计不能准确测出读数，即不适用于严重低血压患者。对重症、一般情况较差、并发症较多、手术对心血管系统影响较大的患者，如休克、嗜铬细胞瘤手术、心内直视手术、低温麻醉和控制性降压、心肌梗死、心力衰竭抢救等患者以及婴幼儿,需行有创动脉压监测,以便更准确、直观、及时地掌握病人情况。常用的穿刺部位有桡动脉、股动脉、肱动脉、足背动脉、腋动脉等。

3. 心电图

此为心脏电学活动的记录,对了解心脏节律变化和传导情况有价值。对于诊断心房、心室增大及心肌病变,以及心肌梗死和心脏的缺血、劳损、药物与电解质影响等,都有较大参考价值,并能反映起搏及传导系统功能。术中连续监测病人心电图对及时掌握患者心功能基本状况十分必要。

4. 脉氧饱和度指脉波形

此为无创监测,由快波和慢波两部分组成。快波代表心脏泵血,血液自主动脉根部沿血管壁推进至终末动脉床,即脉氧仪监测处。慢波代表呼吸波形,反映通气所致胸内压变化传导至外周。因静脉顺应性是动脉的10倍,胸内压变化主要通过静脉血管床影响血容量,这在机械通气和气道阻塞时更为显著。由于脉氧波除可反映循环血容量变化外,还能探测到机体对外界刺激的自主神经系统反应以及麻醉药的作用,故应仔细分析这些因素的作用,以做出正确判断。

(二)中心静脉压

在麻醉期间测定中心静脉压(CVP)是一种比较易行而又有价值的方法。正常值为5 ~ 12cmH_2O(0.5 ~ 1.2kPa)。本指标并不能直接反映患者血容量,反映的是心脏对回心血量的泵出能力,并提示静脉回心血量是否充足。CVP < 2.5cmH_2O(0.25kPa)表示心脏充盈或血容量不足,即使动脉压正常,仍需输入液体;CVP > 15 ~ 20cmH_2O(1.5 ~ 2kPa)提示右心功能不全,应控制输液量。但CVP不能反映左心功能。测定时应注意调整零点至右心房水平。

中心静脉穿刺插管测压常用于脱水、失血和血容量不足、心衰、低排综合征和各类重症休克,及体外循环心内直视手术等心脏大血管和其他危重病。主要穿刺途径是颈内静脉、锁骨下静脉和股静脉,手术病人常用颈内静

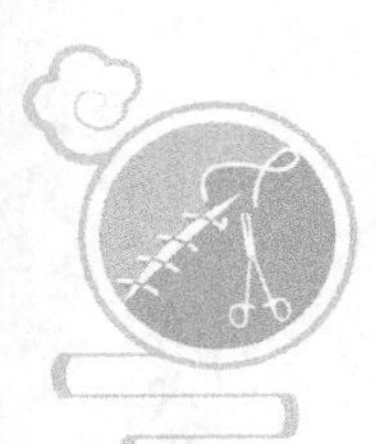

脉。必须指出，从安全角度考虑问题，术中中心静脉压的变化反应可能太慢。当经静脉输液有效地使中心静脉压从 0 升到 5 或 10cmH_2O 时，说明此时已有足够的回心血量可被泵入肺动脉，但是，如果此时肺血管处于收缩状态，右心泵出的血液可导致肺动脉高压，甚至引起肺水肿。事实上只有当右心室功能不足以克服已很高的肺动脉压力时，中心静脉压才开始上升。因此，在某些情况下，在中心脉压升高之前，肺水肿可能已经形成，甚至已经处于危险状态。因此通过肺动脉导管测定肺动脉压，可为终止或减慢输液提供早期警报。

在临床实际工作中，如未作肺动脉测压，应在中心静脉压升到 7 ~ 10cmH_2O 后减慢输液速度，以便有时间对输入更多液体可能发生的问题进行评估，从而降低肺水肿发生率。中心静脉压、动脉压和尿量的联合观察和综合分析，并进行动态观察，注意这些参数对治疗的反应，可作为维持麻醉期间循环稳定与否的重要指标，亦有助于判定血容量和心脏的功能状态。

（三）微循环

此项观察甚为重要，有时血压虽偏低，但只要微循环血流良好，就不致对正常组织供血产生明显影响；相反，即使血压较高，但出现微循环血流障碍情况，组织血供便可减少，机体生理机能即可受碍。对微循环血流状态应细致观察，并进行综合分析。此外，有条件时下列项目亦可供参考：

1. 皮肤（腋下）与直肠温度差

正常情况下其温差不超过 0.5 ~ 1.0℃，若温差超过 2 ~ 3℃，则提示有周围血管收缩，微循环血流障碍。

2. 眼底检查

观察眼底血管有无收缩或痉挛、动静脉比例、有无渗出或出血等情况。

3. 生化测定

热原血液中乳酸盐含量、血液 pH 及碱剩余（BE）、碳酸氢根（HCO_3^-）等。

4. 微循环镜检查

目前已有专供观察微循环的显微镜，可在甲皱与球结膜等部位进行观察，对了解微血管的舒缩状态、微血管内血液流态以及有无渗出、出血等有很大帮助。

（四）斯-甘（Swan-Ganz）漂浮导管

（1）肺动脉漂浮导管可持续监测肺动脉压，也可间断测量肺动脉楔压（PAWP），后者能评估左心室舒张末压（LVEDP），进而间接估计左心室前负荷。可反映缺氧、肺水肿、肺栓塞和肺动脉功能不全等引起的肺血管阻力变化。

因心脏右侧压力不能很好地反映左室充盈情况，而肺动脉漂浮导管在充气嵌顿肺动脉分支时就将右心及其瓣膜的影响排除在外，舒张末期可在漂浮导管顶端与左室之间形成流体液柱。理论上，左室舒张末房压（LAP）、肺动脉舒张末压（PAEDP）和肺动脉楔压一致。肺动脉压正常值为收缩压15 ~ 30mmHg（2.0 ~ 4.0kPa）、舒张压 5 ~ 15mmHg（0.67 ~ 2.0kPa）、平均压 10 ~ 20mmHg（1.3 ~ 2.7kPa）。

（2）可采取混合静脉血测定动静脉血氧含量差，计算心排血量和静脉血杂情况。混合静脉血氧饱和度（SVO_2）与心排血量、血红蛋白浓度及氧耗改变直接相关，持续监测能反映组织氧供需平衡，显示术中及重症监护病人的氧供耗化情况，指导药物治疗并了解其疗效。正常组织 SVO_2 为 68% ± 4%。

（3）可用热稀释法测定心排血量。

二、麻醉期间维护循环系统

麻醉首要任务是消除患者手术疼痛，保证其安全，为手术创造良好条件。所谓临床麻醉状态主要是在意识消失基础上抑制交感 - 内分泌反应，而反映循环系统的各项指标也反映了交感 - 内分泌状态。维持麻醉期间循环系统稳定的根本方法就是达到并维持稳定的理想麻醉状态。这种状态首先要确保病人术中无意识，对术中刺激无记忆，术后无知晓；然后是适度抑制伤害性刺激引起的应激反应，保持生命体征稳定；并要求肌肉松弛，能满足手术需要。

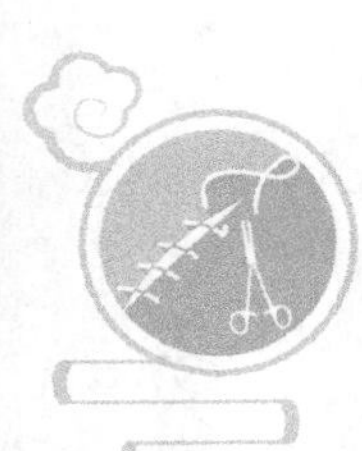

（一）诱导期管理

为尽快平稳地将病人从清醒状态转入麻醉状态，并保持其间循环稳定，麻醉师应意识到：

（1）在未行麻醉插管和手术操作前，绝大多数麻醉药对循环系统具有抑制作用，特别是在临床常用的全麻诱导药，如：异丙酚、芬太尼、咪唑安定等。

（2）病人由于术前禁食或原发疾病（如肠梗阻、长期高血压）影响，多处于循环血容量欠缺状态，对任何外因引起的循环波动更为敏感。因此术前应早期快速扩容，宜在诱导前后30分钟内输入平衡液或代血浆500～800mL，直至血压平稳、指脉波宽大，指脉图无随呼吸而波动现象。指脉波即容积脉搏图形，反映交感神经紧张度、末梢灌注、组织器官灌注和有效循环血量。一般建议先输平衡液，尤其应确保麻醉诱导期间输无其他溶质（如抗生素）的平衡液，以防过敏反应引起的循环变化被诱导时的变化所掩盖，或加重循环变化程度，以尽量保证诱导期循环稳定。

（二）维持期容量控制

麻醉期间维持有效循环血容量相当重要。容量负荷过多可增加心脏负担，甚至诱发心衰和急性肺水肿；而血容量欠缺又使回心血量和心排血量减少，发生血压下降，甚至休克。但对术中每一具体病例血容量补充以多少为合适，确是麻醉师所面临的一个实际问题。考虑到血容量的补充受术前情况（如脱水）、术中出血以及肾心肺等脏器功能多方面影响，因而建立生理学监测指标十分重要。

如有条件应测定脑电双频指数（BIS）、中心静脉压（CVP）、肺毛细血管楔压（PCWP）和左房压（LAP）以指导体液治疗，调节输液量和速度，然后再在治疗中观察其动态反应。如此才有可能使麻醉病人血容量补充趋于合理。各种指标均有其局限性，因此必须综合分析，切忌片面决断。麻醉深度的掌握既要避免麻醉过深（或椎管内阻滞范围过广）抑制循环，又要防止麻醉过浅、镇痛不全时体内应激反应对循环功能的扰乱。因此，维持适当麻醉深度，保证充分镇痛对维持循环稳定是很重要的。据脑电双频谱指数（BIS）指导麻醉深度调控，使 BIS 维持在＜ 50，可以确保无知晓、无回忆。对因手术刺激而引起的血压升高，可用异丙酚、芬太尼等来加深麻醉或增加麻醉药吸入浓度。只有维持足够麻醉深度，才能排除因手术刺激所致循环改变，从而更精确地判断病人循环容量的情况。至于补充什么，主要应根据原发病可能造成的水与电解质失衡的特点，以及低血压时微循环障碍和各脏器功能状态来决定。推荐使用晶体液与胶体液的比例为 1:1。

1. 晶体液

最常用于临床麻醉中，主要用以补充细胞外液，而钠离子是血浆的主要因子，对维持血容量起重要作用。即使出血性休克，短时间内快速输入乳酸盐林格氏溶液也有一定好处。但过多输入平衡液也可导致组织水肿，宜在手术中、后期适度利尿。

2. 胶体液

主要作用是扩张血容量。对围术期低血容量病人，通过输注胶体液可提高血浆胶体渗透压，使血管外组织间隙水、钠转移并保留在血管内，从而改善血流动力学和氧运输。对某些特殊病人，如脑外伤合并系统脏器损伤者，为恢复脑灌注和降低颅内压，采用胶体液可能比晶体液效果更好。中分子右旋糖酐离开血管腔较慢，维持血容量效果较好。而低分子右旋糖酐虽易于经肾排出，但具有改善微循环血液流变学、预防微血管血栓形成的作用，如用量超过 2L/24h 又有引起凝血障碍的危险。

3. 高渗高张液（HHS）

这是临床上使用的一种新型溶液，组成为 7.2%NaCl、6% 或 10% 羟乙基淀粉溶液。由于 HHS 高渗高张特性，输注后使细胞内液移至细胞外，继而进入血管腔，所以既能有效扩张血容量又能防止组织水肿，还可增加心肌收缩、减慢心率，促进氧供耗比恢复正常。

正常人对血容量增加或减少的代偿能力较强，只要其变化幅度不超过容量的 15%，均不致发生明显血压下降或升高及心率增快。但如病人在术前已存在病理改变，或病人循环系统代偿能力已遭削弱，那么，即使是丢失

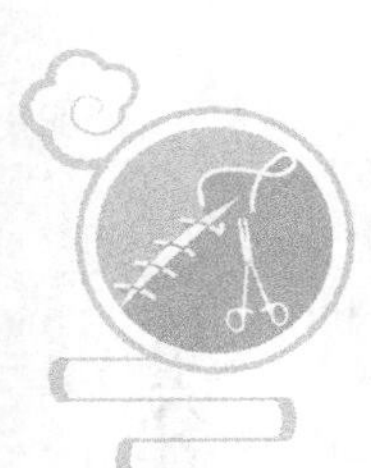

或超过的血容量不多,亦可发生明显的循环障碍。如原有脱水患者如出血量未能及时补充或硬膜外阻滞使血管床容积扩大,则低血压常在所难免。原有肾衰无尿的病人,或心衰患者,如血容量补充过多,则极易发生急性左心衰竭和急性肺水肿。因此,对麻醉师来说,应当在日常工作中经常训练自己对血容量判断的精确性,否则就难以在遇到特殊情况时应付自如。

(三)苏醒期管理

与诱导期相比,苏醒期过程较长,易出现躁动、苏醒延迟等并发症,使病人平稳而安全恢复也非易事。为保证苏醒过程平稳,推荐深麻醉后再拔管,主要目的是减少拔管、吸引等刺激引起的循环波动,减少病人痛苦,以保证循环稳定。所谓深麻醉下拔管,其实并非深麻醉状态下拔管,而是在呼吸完全恢复正常、意识尚未恢复或未完全恢复下拔管。具体做法是手术临结束前,据不同吸入麻醉剂药代学特征,提前 10 ~ 15 分钟停止麻醉药吸入,改用异丙酚维持 BIS 于麻醉水平,以保证病人仍无意识。如要术后镇痛,此时可行背景输注。胸腹腔关闭后拮抗肌松药并持续机械通气,直至呼气末麻醉气体浓度 $< 0.2\%$,并观察呼出末二氧化碳浓度波形,有无自主呼吸所致切迹或不规则波形,如有则表明自主呼吸恢复。此时停止机械通气,观察自主呼吸次数、幅度、潮气量、吸气后 SpO_2 变化,$PetCO_2$ 波形。如呼吸 < 20 次 / 分、VT > 6mL/kg、吸入空气下 $SpO_2 > 95\%$、$PetCO_2$ 波形规则、有正常肺泡平台即可拔管。

拔管后如有舌下坠,可用口咽通气道、喉罩处理,必要时可再插管。同时,应注意麻醉状态下病人通常处于血管开放状态,末梢循环良好,循环容积较清醒状态大。因此手术结束前应适当给予利尿药,排出多余容量,以适应术后循环状态,减少肺水肿等并发症发生。并注重患者术后镇痛,不能因为手术、麻醉结束而不再顾及病人因术后疼痛可能引起的烦躁和循环不稳定。如病人完全清醒后诉疼痛,可追加患者自控镇痛(PCA)治疗。

第三节 麻醉危象处理

一、手术室内严重低血压

（一）原因

1. 患者因素

低血容量、静脉梗阻致回流不畅、张力性气胸等致胸内压升高，过敏反应、栓子脱落（气体、空气、血栓、骨水泥、羊水），心脏泵功能衰竭、快速型心律失常，全身脓毒败血症等。

2. 技术原因

监测有误、麻醉过深；高位区域阻滞，包括从眼球周围或斜角肌间隙意外中枢扩散；医源性用药失误，包括局麻药中毒、巴比妥类药物所致卟啉症。

3. 影响因素

术前未治疗的高血压或“白大衣高血压”（不稳定性增加），术前液体量不足（脱水、腹泻、呕吐、失血），纵膈、肝脏、肾脏手术（失血，腔静脉受压），术前存在心脏疾病或心律失常，多发伤，脓毒败血症，良性肿瘤综合征（缓激肽）。

（二）鉴别诊断

1. 张力性气胸

当一侧反响过强肺野去除间歇正压通气（IPPV）并拔除气管导管后伴呼吸音消失，应高度怀疑张力性气胸的可能（特别是插入中心导管后），表现为颈静脉充盈。须立刻经锁骨中线第二肋间置入导管进行胸腔减压。

2. 脱水

患者自觉口渴，干燥伸舌，尿色深，全血细胞数、尿素氮、肌酐及电解质离子数值升高。

3. 低血容量

患者心率＞ 100 次 / 分，呼吸频率＞ 20 次 / 分，毛细血管回流＞ 2s。四肢厥冷、静脉萎陷及脉搏细弱，或中心静脉压（CVP）、脉搏强弱随呼吸变化。

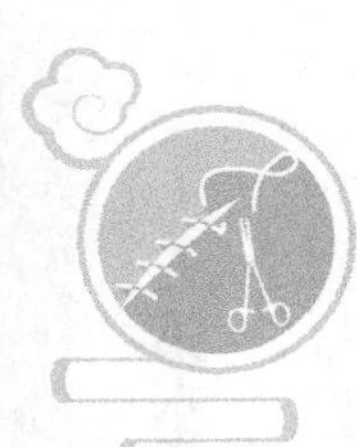

4. 心衰

患者心率 >100 次 / 分，呼吸频率> 20 次 / 分，中心静脉充盈，毛细血管回流> 2s。四肢厥冷，肺水肿，SaO_2 随液体负荷增加而降低。

5. 空气或气体栓塞

术前即存在 CVP 低、静脉血管床开放的患者须警惕空气或气体栓塞，其表现多样，包括 ETCO 突然下降、血氧饱和度（SaO_2）下降、脉搏不可触及、心脏电机械分离而 CVP 也随之降低。

6. 脂肪栓塞及骨水泥反应

多发骨折或长骨骨髓腔内手术时应考虑。

7. 药物反应

服用促组胺释放药等，或稀释溶液错误。

8. 高位中枢神经阻滞

可表现为霍纳（Horner）综合征（瞳孔缩小，上睑下垂，嗅觉丧失，无汗）。

9. 过敏反应

88% 出现心血管反应，45% 有红斑，36% 有支气管痉挛，24% 发生血管源性水肿，13% 有药疹，8.5% 有风疹。

10. 监测有误

重测无创血压的同时，触摸远端脉搏；查看脉搏恢复时的监护仪放气数值。监测有创血压时须检查传感器高度。

（三）处理措施

1. 紧急处理

纯氧吸入、检查手术失血、检查通气、减浅吸入麻醉、抬高双腿（如可行）、静脉补液、使用血管收缩药或正性肌力药。做进一步检查，如心电图，胸片，动脉血气，心肌酶谱等，以明确诊断。

2. 首要措施

（1）先要检查医生手术台上操作（是否腔静脉受压或出血）。钳夹是否直接压迫血管，还要防止进一步失血。

（2）提高吸入氧浓度，保证器官灌注和氧合远比单纯维持血压重要。血压（BP）= 血管阻力指数（SVR）× 心排血量（CO），增加心输出量可提高灌注压。

（3）最佳前负荷。如已放置测压装置，可先测出起始 CVP，其变化趋势比实际值更有意义。抬高双腿可增加中心静脉血回流，同时可提高后负荷。可用加压输液器，按照 10mL/kg 快速补充晶体或胶体液。评估患者对快速补液的反应，适当时重复此过程。

（4）增加心肌收缩力。麻黄碱 3 ～ 6mg 静注，具直接和间接双重作用。肾上腺素 10μg 静注，具 β_1、β_2 及 α 受体激动作用。可考虑缓慢静注钙剂（最大量为 10% 氯化钙 10mL）。

（5）收缩全身血。a 受体激动剂可提高组织灌注压同时降低心输出量。选择甲氧胺 1 ～ 2mg 或间羟胺 1 ～ 2mg、苯肾上腺素 0.25 ～ 0.5mg、肾上腺素 10μg，均为静注。

3. 次要措施

（1）纠正酸中毒，提高心肌对药物的反应性。据血气分析结果，首先纠正呼吸性酸中毒。如存在严重代谢性酸中毒（动脉血 pH ＜ 7.1，BE ＜ -10），则考虑使用重碳酸盐 50mmol（8.4% 重碳酸钠 50mL）。

（2）必要时可持续泵注肾上腺素、去甲肾上腺素等缩血管药，或多巴酚丁胺等正性肌力药。

二、手术室内严重高血压

（一）原因

麻醉或镇痛深度不够、监测错误、低氧或高碳酸血症、先兆子痫、颅内压增高、甲状腺危象、嗜铬细胞瘤、用药失误等。相关危险因素还有：术前未治疗的高血压或白大衣高血压（不稳定性增加）、主动脉手术（阻闭主动脉可明显升高血管阻力指数，即 SVR）、妊娠高血压、药物（单胺氧化酶抑制剂或加哌替啶、氯胺酮、麦角新碱）、有家族性多发性内分泌肿瘤（Ⅱ型）综合征病史、

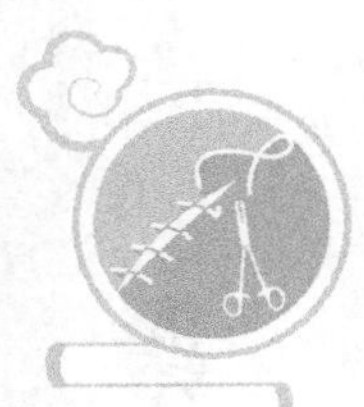

甲状腺髓质癌、原发性醛固酮增多症（Conn）综合征、急性颅脑外伤等。

（二）鉴别诊断

1. 麻醉过浅

做嗅觉试验（闻气体）、查看吸入麻醉药浓度、检查靶控注射（TIVA）泵及连接管和静脉导管。

2. 镇痛不足

可给予阿芬太尼 10 ~ 20μg/kg，并观察效果。

3. 低氧或高碳酸血症

严格执行常规呼吸管理程序，排除不当呼吸管理因素，观察患者颜色和 SpO_2。

4. 正电子发射断层显像（PET）

若患者怀孕超过 20 周，检查尿蛋白含量、血小板计数、凝血功能及肝功能。

5. 应激反应

相当于高血压 + 反射性心动过缓（压力感受器介导），多伴瞳孔散大。颅内介导反应在颅内压升高时可维持脑灌注。

6. 甲状腺危象

导致 T3 和 T4 水平升高。

7. 嗜铬细胞瘤

引起血浆去甲肾上腺素等升高，可导致快速性心律失常。

8. 药物反应

使用可卡因，误用麻黄碱、甲氧胺等药物，药物稀释错误（如局麻药加入肾上腺素、吗啡溶液、苯肾上腺素时）。

9. 监测错误

重测无创血压时触摸桡动脉等远端脉搏，脉搏恢复时查看监护仪放气数值有误，监测有创血压时传感器高度有误。

（三）处理措施

1. 紧急处理

停止手术直至血压得到控制、加深麻醉、充分镇痛，使用扩血管药以及β或α受体阻滞剂等。进一步检查心电图（ECG）、心肌酶谱、甲状腺功能、24h尿儿茶酚胺。

高血压伴颅内压升高时，需头颅CT检查，紧急情况下做神经外科手术。维持血二氧化碳正常、平均动脉压（MAP）> 80mmHg、上腔静脉回流通畅、气道压不高、氧合良好，头部垫高。可使用甘露醇0.5g/kg。心率过慢时使用抗胆碱能药。

2. 首要措施

如高血压并不是对某个可纠正诱因的生理反应，那么控制的总目标就是防止高血压可能导致中风、心内膜下心肌缺血或梗死。除加深麻醉、充分镇痛之外（全身或局部），在心血管效应器或受体水平的治疗还包括：

（1）扩血管（可引起心动过速）。提高异氟醚浓度，同时增大新鲜气流量可更快达到此目的。每15min缓慢静注肼苯哒嗪5mg，使用硝基甘油（50mg/mL，从3mL/h起，据血压调整剂量）或硝普钠。硫酸镁2 ~ 4g缓慢静注，时间不短于10min，然后以1g/h持续输注。

（2）尤其在心率增快或心律失常时使用β受体阻滞剂。艾司洛尔25 ~ 100mg静注，再按50 ~ 200μg/（kg·min）持续输注。艾司洛尔浓度可为10mg/mL或250mg/mL。必要时可用拉贝洛尔5 ~ 10mg静注（自100mg/20mL安瓿中抽取1 ~ 2mL）。β:α受体阻滞比例为7:1。

（3）尤其在心率正常或下降时使用α受体阻滞剂。必要时可用酚妥拉明1mg静注（从10mg/10mL安瓿中抽取1mL）。

3. 次要措施

（1）加强镇痛。可使用瑞芬太尼0.25 ~ 0.5μg/（kg·min），根据血压调整剂量。

（2）据ECG以及肌酸激酶同工酶（CKMB）等系列心肌酶谱及肌钙蛋白

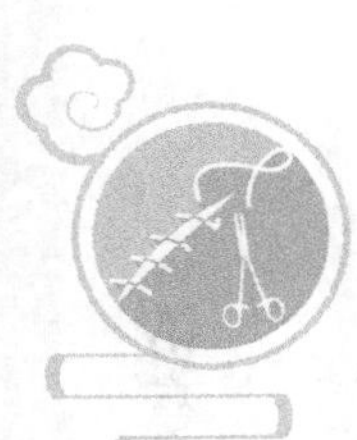

值采取措施。

(3)据甲状腺功能、24h 尿中去甲肾上腺素、肾上腺素、多巴胺含量采取措施。

三、手术室内严重低氧

(一)原因

1. 混合气体中氧含量低

流量计显示有误,第二气体效应(特别是拔管时),供氧故障,麻醉机故障。

2. 通气失败

呼吸机麻痹,但间歇正压通气(IPPV)不足(用药失误)。通气受限或昏迷状态(用阿片类药物后做区域阻滞),呼吸回路断开,气管导管位置有误(进入食管或支气管),气道、气管导管、回路及过滤器等梗阻,气道阻力增加(喉及支气管痉挛、过敏反应),功能余气量减少(气胸、腹内压增高、病理性肥胖)。

3. 分流

肺不张,呼吸道分泌物增多,颈动脉海绵窦瘘(CCF)伴肺水肿,低氧性肺血管收缩反应减弱(扩血管药或 β_2 受体激动剂),胃内容物误吸,原有病理基础(如室缺、房缺加全身血管阻力减小、返流)。

4. 氧供减少

全身低灌注(低血容量、脓毒败血症),栓塞(气栓、空气、血栓、骨水泥、羊水),局部问题(四肢冰冷、雷诺综合征、镰状细胞性贫血)。

5. 氧耗增加

脓毒败血症、恶性高热等。

还有一些危险因素:①功能余气量减少(肥胖、肠梗阻、妊娠),致氧储备减少。②诱导前未进行充分给氧,增加了困难气道难度。③喉痉挛可引起胸腔内负压,导致肺水肿。④头颈手术(共用气道)增加了呼吸回路脱开的危险且这种危险不易发现。⑤先天性心脏病史或可闻及心脏杂音(左向右分流)。⑥慢性肺部疾病。⑦镰状细胞性贫血。⑧高铁血红蛋白血症(去氧血红蛋白高,可通过监测脉搏氧发现)。

(二)鉴别诊断

1. 吸入气氧浓度(FiO_2)低

随时可由氧气分析仪测得。

2. 通气

上腹部及双侧腋下听诊,反复确认胸廓起伏原因;监测二氧化碳浓度,测量呼出潮气量和气道压。

3. 测量有误

患者有无紫绀。需要注意,贫血患者血去氧血红蛋白达 5g/dl 时,可能并无紫绀。

4. 误吸气道分泌物

听诊,并用吸痰管吸出气管内分泌物。石蕊试纸检测。

5. 张力性气胸

尤其中线插管后。IPPV 时气管移位,由高共鸣肺移向对侧,伴呼吸管减弱,应怀疑张力性气胸。可表现为颈静脉充盈。应立即在第二肋间锁骨中线处置入开放导管,做胸腔减压。

6. 低血容量

心率> 100 次 / 分,呼吸> 20 次 / 分,毛细血管回流> 2s,四肢厥冷,脉搏细弱,或 CVP 和动脉搏动明显随呼吸变化。

7. 心衰

心率> 100 次 / 分,呼吸> 20 次 / 分,颈静脉充盈,毛细血管回流> 2s。四肢厥冷,肺水肿,SaO_2 随液体入量增加而下降。

8. 空气或气体栓塞

患者术前 CVP 低、静脉血管床开放时应考虑空气或气体栓塞可能。表现各异,包括呼气末二氧化碳($ETCO_2$)突然下降、SaO_2 下降,脉搏不可触及,

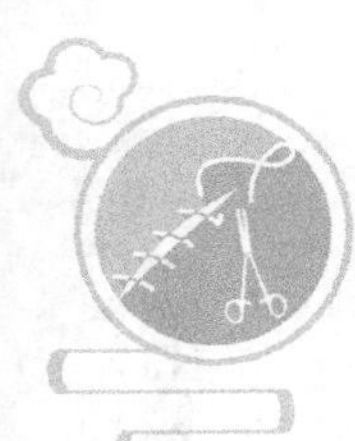

心电机械分离，CVP 随之上升。

9. 脂肪栓塞或骨水泥反应

多发性骨折或长骨骨髓内手术时易发。

10. 恶性高热

当伴有 $ETCO_2$ 升高、呼吸增快、心率增快及异位心律时，应高度警惕恶性高热。

11. 过敏反应

可出现心血管反应、红斑、支气管痉挛、血管源性水肿、药疹、风疹等。

（三）处理措施

1. 紧急处理

检查吸入氧浓度，100% 纯氧吸入。暴露患者，察看有无中央紫绀。检查双侧通气，用简易装置进行手控通气；开始时呼气终末正压（PEEP）为 0，3 ～ 4 次大潮气量，使肺泡复张。吸尽气管内分泌物，保证气道通畅。若伴有脉搏微弱，可给予肾上腺素。进一步检查包括 CO_2 浓度监测、胸片、动脉血气分析、CVP+ 肺毛细血管楔压（PCWP）、超声心动图等。

2. 首要措施

暴露胸部、全部呼吸回路及所有与气道连接部分。手控呼吸，给予100% 纯氧，开始 3 ～ 4 次大潮气量有助于塌陷肺泡复张（持续手控通气还可感受气道状态变化）。如状况未改善：

（1）确定 FiO_2。如怀疑麻醉机吸入氧浓度有误，可使用独立的瓶装氧气，还可用手控吸入室内空气作为最后一步，此时吸入氧浓度为 21%。

（2）纠正气管内导管位置错误。听诊上腹部及双侧腋下，监测二氧化碳浓度，反复确定胸廓起伏。

（3）通气故障。简化呼吸回路，直至问题解决。如：使用自膨胀气囊，不用气管内导管，改用面罩呼吸；不用呼吸机，改用气囊手控呼吸；不用循环回路，改用斑氏（Bain）回路。

（4）寻找漏气或梗阻处。首先应当保证患者安全，其次再进行系统检查找出漏气或梗阻处。找出问题最快的方法可能是进行拆分。如在气管导管连接处将回路分为两部分，然后再判断问题到底在患者还是麻醉机。

（5）严重的右向左分流。全身血管阻力（SVR）降低时，血流经心脏先天性缺陷处返流，产生旁路肺循环，发生严重低氧。这时低氧血症又可致低氧性肺血管收缩、肺血管阻力（PVR）升高，加重血流经心脏缺陷处分流，从而使病情进一步恶化。对此有双重措施：①升高 SVR。抬高双腿，使用肾上腺素，静脉补液。这在脓毒血症时尤为重要。②降低 PVR。停用 PEEP，防止胸内压过高，提高 FiO_2。

（6）支气管痉挛。使用树脂弹性探头对气管导管进行听诊，排除导管梗阻。治疗上可以提高吸入麻醉药浓度，静脉注射 250μg 舒喘灵。

3. 注意事项

（1）慢性支气管炎患者的支气管循环分流可达心输出量 10%。

（2）20% ~ 30% 患者卵圆孔并未闭合，但通常情况下因左室压力高于右室而处于闭合状态。IPPV、PEEP、开胸手术、屏气、CCF 以及肺栓塞可逆转两心室压力梯度，从而导致分流。

四、严重喉痉挛

（一）原因

声带闭合所致急性声门闭合，表现高调吸气声、吸气音消失，可见明显气管牵引。危险因素包括：①巴比妥类药物诱导或浅麻醉状态，尤多见于焦虑患者。②手术刺激强度大。如扩肛、颈部扩张术、脓肿切开引流。③污染气道拔管。④甲状腺手术。⑤低钙血症（神经肌肉兴奋性增高）。⑥吸入异物。

（二）处理措施

1. 紧急处理

避免疼痛刺激、纯氧吸入、持续气道正压（CPAP）、托下颌、去除气道内刺激物及加深麻醉。情况棘手时可使用肌松药，但需考虑：支气管痉挛、喉损伤及气道水肿（尤其在使用小儿气管导管而没有漏气的情况下）、再次发生

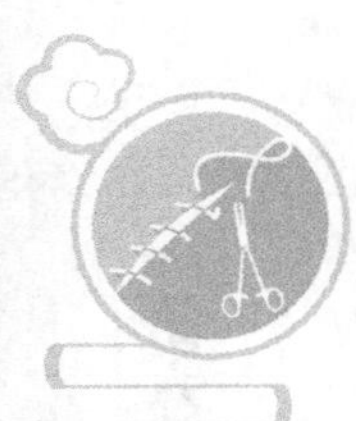

喉神经损伤、气管软化、吸入异物、会厌炎或假膜性喉炎。

2. 首要措施

（1）去除诱发喉痉挛的刺激因素。

（2）检查气道，确保气道无梗阻及潜在刺激物。

（3）关闭回路呼气阀，吸入高浓度氧，必要时可双手扣面罩。确保整个回路密闭性而维持 CPAP，其程度可由间断松开面罩、放松回路密闭性加以调节。

（4）如诱导时发生喉痉挛，可通过加深麻醉缓解：追加丙泊酚（但有潜在呼吸抑制风险），或增加吸入麻醉药浓度（致气道兴奋性变化，七氟醚可降低气道兴奋性，异氟醚则相反）。不可使用 N_2O，因其可降低氧储备。

（5）如喉痉挛未能改善，去除一切可能刺激咽部的通气道。

（6）琥珀胆碱 0.25 ~ 0.5mg/kg 可缓解喉痉挛。如不能静脉给药，可考虑 2 ~ 4mg/kg 肌注或舌下途径。

3. 次要措施

（1）严密监测，防止肺水肿。

（2）CPAP 可能使气体进入胃内引起胃胀，可用经口胃管做减压，并使患者保持侧卧位。

4. 注意事项

（1）诱导时合用阿片类药物、静脉注射利多卡因（利诺卡因）或窥喉前局部喷洒利多卡因（利诺卡因）（$<$ 4mg/kg），可降低喉痉挛风险。

（2）喉痉挛是由声带闭合引起的急性声门闭合，由喉上神经介导。在纤维支气管镜引导下清醒插管前，可经环甲膜在舌骨上角偏中 1cm 处进行神经阻滞，注入局麻药 2mL。

（3）一侧反复发生喉神经伤可导致同侧声带麻痹，引起声音嘶哑、无效咳嗽以及潜在误吸可能。双侧声带麻痹更为严重，可引起拔管时高调吸气声，与喉痉挛相似，但经标准气道管理后不缓解，患者需再次插管或行气管切开。

（4）气管软化时吸气负压明显，高调吸气声更响。开始仍以 CPAP 治疗，其后重建手术势在必行。

五、空气、气体栓塞

（一）原因

静脉气体在右室内形成气体阀门，阻塞肺毛细血管。表现为 $ETCO_2$ 下降、SaO_2 下降、脉搏消失、心电机械分离、CVP 先下降后上升。危险因素有：①患者自主呼吸（CVP 为负），卵圆孔未闭（具栓塞风险）。②麻醉。低血容量、操作点高于心脏、加压输液等。③多发骨伤、长骨手术（尤其髓内钉固定）、骨盆手术。④腹腔镜、子宫切除、颈部、血管等手术。⑤中耳手术。

（二）诊断

（1）有危险的患者。$ETCO_2$ 骤降或消失，SaO_2 下降。

（2）清醒患者诉剧烈胸痛。

（3）心率可增快。

（4）多普勒超声诊断虽极敏感（可检测出 0.25mL 空气），但因不易获得，常不能作为诊断工具。

（5）CO 减少、PVR 升高，引起 CVP 突然上升。

（6）可闻及典型隆隆样杂音。

（7）可发生心电机械分离。ECG 显示急性心肌缺血，ST 段压低（下移＞1mm）。

（8）有人认为静脉注射气体 0.5mL/（kg·min）后即可出现空气栓塞表现。

（三）处理措施

1. 紧急处理

去除栓塞来源、冲洗伤口、压迫回流静脉。后续措施为升高静脉压，关闭 N_2O，左侧卧头低位，循环支持。做多普勒、ECG、胸片、听诊等进一步检查。但仍需考虑：①呼吸回路断开（$ETCO_2$ 消失，SaO_2 下降）。②无脉性心脏骤停。致电机械分离的其他因素。③血栓性肺栓塞。④骨水泥反应。⑤羊水栓塞。

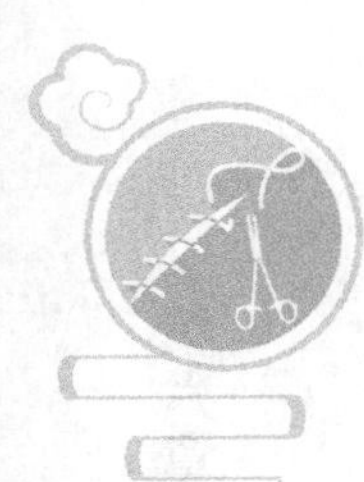

2. 首要措施

先排除呼吸回路断开，吸 100% 纯氧，检查 ECG 和脉搏。采取下述措施

（1）防止气体、空气继续进入循环。请外科医生压迫主要灌注血管，用冲洗液冲洗伤口或以敷料覆盖伤口，停止扩大伤口操作。

（2）对胀气系统或空腔脏器进行减压。如腹腔镜手术时的腹腔。

（3）将手术部位放低，至低于心脏水平。

（4）关闭 N_2O（其使血管内气体体积膨胀）。

（5）快速静脉补液或合用升压药，升高静脉压。

（6）如发生心电机械分离，则行心外按压，对非室颤或室速性质的心跳骤停开始进一步生命支持措施。

（7）抽吸 CVP 导管。经典方法是将患者置于左侧卧、头低位，使泡沫位于右心房或右心室顶点，直至气体溶于血液或经伸入右心房的中心静脉导管抽出。实际操作中，如事先没有放置 CVP 导管，要将气体抽出相当困难。

（8）有人提出，气体栓塞时适度 CPAP 可迅速升高胸内压及 CVP。手控呼吸虽有可能先控制栓塞范围和发展进程，但必须注意 10% 患者存在卵圆孔未闭。右房压力的持续升高将导致右向左分流，以及意想不到的脑循环空气栓塞。

3. 次要措施

（1）请外科医生在暴露的骨端抹上骨蜡。

（2）在接下来麻醉中避免使用 N_2O，维持较高 FiO_2。

（3）纠正之前的低血容量。

（4）监测 12 导联 ECG，观察心肌缺血情况。冠脉内空气提示可能发生空气栓塞。

（5）有条件者可考虑高压氧治疗。升高周围环境压力（3 ~ 6 巴）可减小气体栓子体积。

4. 注意事项

（1）二氧化碳是用作腹腔镜手术气腹的最安全气体，不可燃，比其他气体易溶。即使发生气体栓塞，栓子也将很快溶解。

（2）对气体栓塞的救治前提是限制栓塞范围，减缓气体在心脏内泡沫化进程，从而减小对全身心血管系统的影响。

六、误吸

（一）原因

化学性肺炎、异物阻塞和肺不张。表现为呼吸急促、心动过速、肺顺应性减低，SaO_2 下降。危险因素包括：饱胃、已知返流、胃内压升高（肠梗阻、妊娠、腹腔镜手术）、近期外伤、围术期使用阿片类药、糖尿病、典型麻醉后气道等。

（二）诊断

听诊可闻及哮鸣音和捻发音，气管内吸出酸性物（吸出物为阴性不排除误吸可能）。胸片见弥漫性渗出改变，尤以右下叶为著（但急性期不多见）。

（三）处理措施

1. 紧急处理

尽可能减少进一步误吸，吸引，保证气道通畅。后续吸入纯氧，考虑CPAP，胃肠减压。进一步做胸片、支气管镜检查。仍需考虑肺水肿、栓塞、急性呼吸窘迫综合征（ARDS）等。

2. 首要措施

（1）高危患者避免使用全身麻醉。可适时使用快诱导。

（2）给予纯氧吸入，尽可能减少误吸物继续污染气道。

（3）如患者处于清醒或半清醒状态，吸净口腔及鼻咽腔，将患者置于修正位。

（4）如患者意识不清但仍有自主呼吸，可按压环状软骨。若患者正自行催吐（小心食管破裂）则应避免按压环状软骨，并将患者置于左侧卧、头低位。

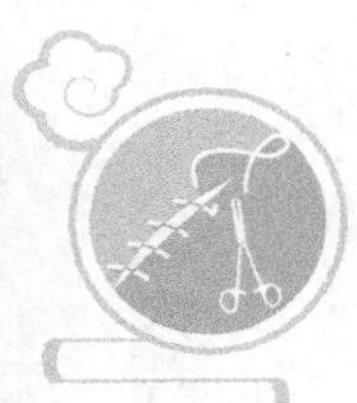

气管内吸净后即可插管并进行机械通气。

（5）如患者意识消失，呼吸停止，则应立即插管，开始机械通气。

（6）按气道异物处理。正压通气时，正压尽可能小，直至插入气管导管，气道已吸净，所有误吸物均已清除。

3. 次要措施

（1）拔管前插鼻胃管，抽空胃内容物。

（2）监测呼吸功能，拍胸片。寻找肺水肿、肺泡塌陷或肺融合证据。

（3）当 SpO_2 保持在 90% ~ 95% 时，CPAP（10cmH_2O）和胸部理疗有助于改善肺不张。

（4）当吸纯氧 $SpO_2 < 90\%$ 时，可能有固体食物成分阻塞了部分支气管树。如已插管，可考虑进行纤维支气管镜或硬质支气管镜检查，或用0.9%生理盐水进行支气管灌洗，去除气道内较大异物及半固体成分异物。术后送重症加强护理病房（ICU）。

4. 注意事项

（1）误吸后早期应用皮质激素可调节炎症反应。但除非对正常生理反应进行强有力干预，否则应用皮质激素并不能改变预后。

（2）通常情况下并不常规预防性应用抗菌素（误吸感染性物质除外），但随后的继发感染则需抗菌素治疗。

（3）如吸入胃内容物 pH 值被调节至 7，则所致误吸性肺炎并不像吸入等体积强酸性物质那么严重。然而，固体食物成分即使将 pH 值调至中性，引起的炎症反应也大大延长。

（4）误吸血液虽令人不快，但通常在气道内可良好耐受。

七、哮喘持续状态

（一）原因

难治性支气管痉挛。表现为气道压升高，呼出二氧化碳波形呈倾斜状。危险因素有：哮喘病史尤其是有既往急性发作而有经过 ICU 救护经历或全身类固醇依赖患者、并发呼吸道感染、气管导管刺激隆突。

(二)诊断

(1)气道压升高,二氧化碳波形呼气相延长。

(2)主气管及双肺高度膨胀并共鸣,或伴呼气相哮鸣音(严重时可消失)。

(3)严重支气管痉挛须作为一个待排除诊断。判断气道阻力升高最快方法是在呼吸回路远端断开,直接手捏气囊通气。如仍感觉阻力较大,问题在气道、导管阻塞或肺顺应性降低。

(4)用带刻度的弹性橡胶探条引导气管导管,排除导管阻塞。注意可经气管导管插入的深度并与导管外露的标记相比较。

(三)处理措施

1. 紧急处理

纯氧吸入。舒喘灵 250μg 静注或吸入喷雾 2.5mg,氨茶碱 250mg 缓慢静注;后续用氢化可的松 200mg。进一步做胸片、动脉血气分析。仍需考虑呼吸回路阻塞、气管导管打折或套囊疝形成、支气管插管及导管移位、气道异物、过敏反应、气胸等。

2. 首要措施

纯氧吸入。采取以下措施:

(1)提高吸入麻醉浓度。七氟醚刺激性最低,高碳酸血症时不易诱发心律失常。氟烷最易诱发心律失常。

(2)舒喘灵 250pg 静注或 2.5mg 气管内吸入,作为急救措施可二者选一。可将装有 β 受体激动剂的装置装入 50mL 注射器的喷雾筒内,吸入时喷 2 ~ 下。用鲁尔式(Luer)锁将此注射器与 15cm 已钻孔输液管或二氧化碳监测管道连接,通过对注射器活塞进行加压,即可喷出吸入的药。使用这种喷雾管目的是经气管导管使药物直接作用于支气管,减少导管上的沾染。

(3)氨茶碱 250mg 缓慢静脉注射(最大量 5mg/kg)。

3. 次要措施

(1)如上述方法失败或条件不具备,可考虑使用溴化异丙托品(0.25mg

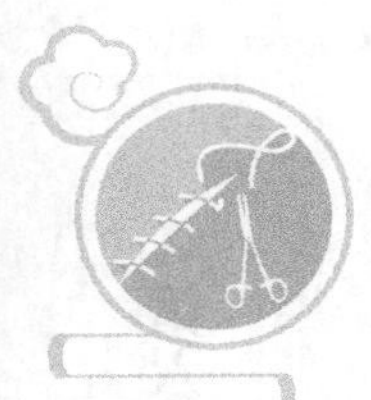

吸入)、肾上腺素静注(1:10000稀释液,10μg=0.1ml)、氯胺酮2mg/kg静注、镁剂(2g缓慢注射)。

(2)氢化可的松200mg静脉注射。

(3)查核药物。注意可能存在已给药物的过敏反应。

(4)拍胸片。检查有无气胸,确定气管导管前端位置(如刺激隆突,稍往外拔出)。测动脉血气及电解质(长时使用β2受体激动剂可引起低钾血症)。

(5)送ICU。

4. 注意事项

(1)自主呼吸患者出现奇脉则提示全身血压不稳。当血压变化大于10mmHg(1.3kPa)提示重度哮喘。

(2)气体陷阱。严重支气管痉挛时应用IPPV可引起平均胸内压升高。如出现脉压差增大、颈静脉充盈,考虑静脉回流受阻,心输出量会随之下降。间断脱开呼吸回路,观察二氧化碳波形、有无呼气延长及脉压差恢复。

(3)呼吸机参数设置建议:纯氧、先为手控、可能需要较高压力、减慢呼吸频率、延长呼气相。只要 SpO_2 正常就不用担心 CO_2 水平。必须采用低频率通气,从而保证充分呼气(允许性高碳酸血症)。

八、肺水肿

(一)原因

静水压升高、血管通透性增加、血浆胶体渗透压降低、间质内负压、淋巴回流受阻。表现为粉红色泡沫样痰,心率上升、呼吸频率上升、CVP上升、PCWP上升,SaO_2 下降。危险因素有:

(1)心梗或既往心脏病史。表现为泵功能衰竭。

(2)药物或毒素作用。出现液体超负荷,尤其肾衰患者和老年人、药物反应、心脏受抑制。

(3)误吸。可引起化学性肺炎。

(4)既往肺部疾病或感染。使毛细血管通透性增加。

(5)营养不良。有低渗现象,罕见。

(6)神经源性。如急性颅脑损伤或颅内病变。

(7)胸内负压。如严重喉痉挛或气道梗阻。

(8)肺血管静水压升高。如严重高血压、左心衰、冠脉狭窄。

(9)侧卧位。一般为单侧。

(10)淋巴回流不畅。

(11)快速膨肺。如气胸复张。

(12)肺切除术后。

(二)诊断

1. 临床表现

气喘,粉红色泡沫样痰,双肺基底弥漫性噼啪声,三联律,颈静脉压升高,肝脏充血。

2. 监测所见

心率加快、呼吸频率加快、SaO_2 下降、气道压升高、CVP 升高、肺毛细血管楔压 PCWP 升高(> 25 ~ 30mmHg)。

3. 胸片

肺底阴影,上叶受牵制,见蝠翼样或鹿角样改变。肺门阴影,支气管袖套征,克利(Kerley)B 线,胸膜有渗出,间隔线或叶间液体线。

4.ECG

右心劳损证据,心梗证据。

(三)处理措施

1. 紧急处理

纯氧吸入、变换体位、降低 PCWP,后续应用阿片类药物、利尿剂、扩血管药。进一步做胸片、ECG、动脉血气分析,可考虑使用肺动脉导管。仍需考虑哮喘、心肌梗死、药物反应、误吸、ARDS 等。

2. 首要措施

处理有赖于患者的当前状态。

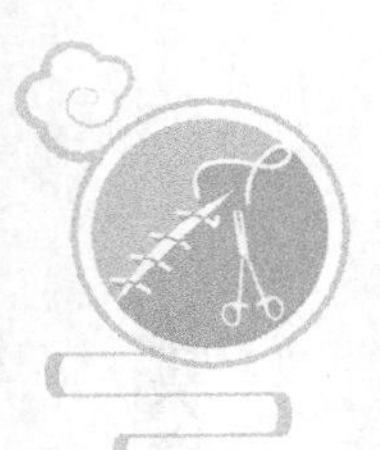

（1）清醒自主呼吸患者。坐起，减轻肺血管负荷，增加功能余气量；通过带贮气囊的面罩吸入纯氧。速尿 50mg 静注，二乙酰吗啡 5mg 静注；考虑使用 CPAP，5 ～ 10mmHg。伴有高血压者可使用扩血管药，如硝基甘油 0.5 ～ 1.5mg 舌下含服，或 10mg 经皮敷贴。没有有创血压监测时静脉注射硝基甘油须警慎。

（2）麻醉插管患者。头高 15° 位置，IPPV 与 PEEP（5 ～ 10cmH_2O）相结合，减轻肺不张，增加功能余气量；间断吸引气管内溢出液体。药物治疗同上。

3. 次要措施

（1）在监测系列 CVP 基础上进行合理的液体治疗，维持血浆胶体渗透压。如对 CVP 有所怀疑，可由肺动脉导管监测 PCWP。

（2）如果充盈压持续居高或循环持续不稳定，可考虑使用 β 受体激动剂以增强心肌收缩力，如多巴酚丁胺；或静脉放血（500mL）。

第七章　外科护理

第一节　手术护理

手术全期包括术前、术中、术后等一直到患者出院的整个阶段。这段时间的护理对患者很重要，包括病人需做好心理、生理准备，通过护理给予病人手术及术后恢复的保证，切实避免及减少手术后并发症。在外科临床上，手术有多种分类方法。按手术是否彻底，可分为根治性手术和姑息性手术。前者多用于早期癌症，不仅切除病灶，还切除一部分邻近的正常组织以及淋巴结；后者的手术范围比较局限。根据手术的急迫性，可分为急症手术、限期手术、择期手术。其中，急症手术最具紧迫性，否则患者可能会有生命危险。手术还可分为一期手术（一次完成）和分期手术（分多次完成）。根据手术可能接触病菌的情况，又可分为无菌手术、污染手术和感染手术。污染手术可能会受病菌的污染，如胃肠道手术，但一般会在术中和术后积极处理，多不会发生感染；感染手术如脓肿引流，术中会有大量细菌污染。

手术全期护理需要针对不同的手术类型，进行全面的安排和护理操作。

一、术前护理

术前护理是从住院到进手术室这段时期的护理。术前护理将为顺利完成手术作充足的预备，并创造良好的条件，这是手术成功的重要保证。术前护理需要重视患者的心理和情绪状态，向患者传递相关的医学、护理知识，打消其疑虑和害怕。不仅需要搞好医患关系，还应该做好患者家属的思想工

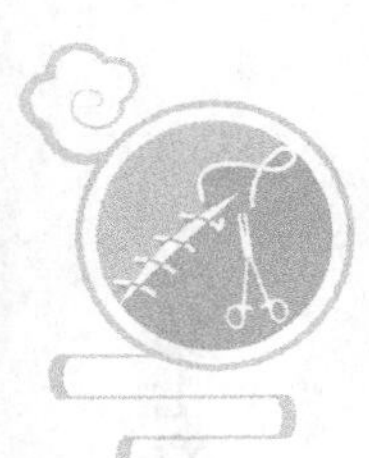

作,使患者从自己的家庭中得到良好的支撑,树立起战胜疾病的信心。术前还应对患者进行必要的辅助检查,这有助于手术的预备,包括尿、血、粪等常规实验室检查及血生化检查,心电图、X 线、B 超、X 线电子断层扫描(CT)或磁共振成像(MRI)等影像学检查。

对于患者的既往病史、生理状况、心理状况,都应进行充分的评估。如糖尿病、心脑血管病、肝肾疾病等以往患病情况,生育史、遗传史等。又如,需对患者的身体和疾病状况进行了解,涉及到本次就医的疾病、临床表现等,患者的全身状况,还应对患者的血液系统、泌尿生殖系统、呼吸系统、心脑血管系统进行多方面的评估。

(一)患者的生理预备

应针对病人具体的身体情况,做好下述几方面预备:

1. 患者术前预备

对于有呼吸道感染的患者,需进行积极治疗;有吸烟嗜好者,应该从手术前二周开始即停止抽烟。病人还可以在术前练习适宜的咳嗽及排痰方式,作深呼吸运动。需要排痰时,可先轻咳数次,促痰不固着,然后深吸气,用劲将痰咳出。接收腹部手术的患者,可练习胸式呼吸;而行胸部手术的病人,可练习腹式呼吸。

2. 加强病人营养

需有针对性地进行。存在营养不良的病人,常除血容量减少、贫血之外,还有低蛋白血症,难以经受休克、失血等情况。而整个全期手术过程又使患者消耗大增,使创口愈合、抗感染能力下降。这就需要提高患者的营养状况,补充蛋白质、维生素及热量的摄入,可在以下几方面着手:

(1)通过补液、输血,纠正患者酸碱、水及电解质等方面的失调,纠正患者贫血状态。

(2)能进食的患者,应根据其手术安排,充分补充相应易消化、营养丰富的食品。

(3)如患者吸收不好或是难以进食,可静脉输入充足胃肠外营养。

3. 术前练习

为预备术后变化，如卧床，预先练习床上使用尿壶及便盆，并学习翻身和卧位休息。翻身可减少胀气、促肠蠕动，预防循环系统、肺部等并发症，以及防褥疮等。

（二）急诊手术患者的术前护理

因急诊病人一般没有常规术前护理的时间，就应在短时内做好手术预备，避免术中出现危险，使手术顺利地完成。应做好几下几点：①做药敏试验、检测出凝血时间，检查三大常规。②酌情备血、备皮，初步清理污染的伤口。③按医嘱术前用药，存在休克情况按医嘱进行抢救。④禁饮、禁食，立即建起静脉通道并对生命体征作监测。

（三）术前常规预备

1. 确认手术部位

手术实施者在手术前一天，与病人及家属一起确认手术的部位，作出标志。遇到疑难病人，手术前应作病例讨论，明确应急的措施及手术方案。

2. 合血及配血

这应在术前一天进行，尤其对术中可能失血多者和术前较多失血病人。

3. 药敏试验

包括麻醉药和抗菌素的药敏试验。

4. 清洁皮肤

这是防止手术后切口受感染的重要一步，范围应含手术切口周边 15 厘米位置。手术前一天让病人理发、淋浴、更衣、剪短指甲，清除体表污垢，剃掉手术部位的毛发。备皮一般在当天清晨和手术前一天，如超过 24 小时，就需再次备皮。备皮应做好保暖及遮挡，注意避免增加感染机会和伤及表皮。腹腔镜和腹部手术应注意脐部清洁。

5. 手术日晨护理

（1）查看胃肠道和皮肤预备的落实情况。

（2）测血压、体温、呼吸和脉搏，做好记录。如出现女病人来月经等异常

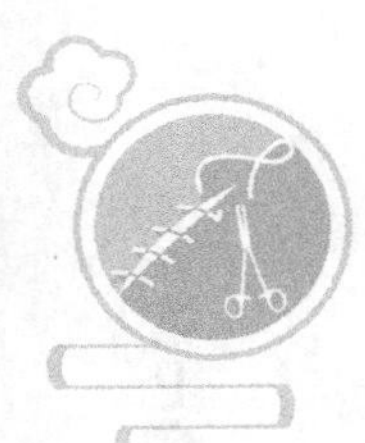

情况，即向医生报告，如需要可延缓手术。

（3）病人应穿好清洁病号衣，带上腕带，女患者擦去口红、甲油等。取下佩戴物品交给家人保管。

（4）遵医嘱按时在麻醉前用药。

（5）进手术室前嘱病人排尿。已用术前针的病人，应专人陪护排尿。按医嘱为特殊病人留置导尿管或胃管。

（6）跟手术室的护士核实病人、手术部位等，填好手术病人转交护理单。将术中特殊用药和用品、胸腹带、病历和 X 射线片等也带进手术室。

6. 胃肠道预备

（1）为减轻手术后胃潴留引起急性胃扩张及腹胀，胃肠道病人应在术前留置胃管。幽门梗阻病人多伴胃扩张、胃潴留、胃壁充血等，术前三天应每晚采用等渗盐水洗胃，需要时可留置胃管。

（2）直肠或结肠手术患者，应在当天清晨或手术前一天晚上清洁灌肠。从手术前 2 ~ 3 天即口服肠道抗菌药，可减少术后发生感染。

（3）对于择期手术病人，应在手术前 4 小时禁饮水及术前 12 小时禁食。

7. 特殊预备

外科手术病人多存在某些原有疾病，对全身情况影响的严重程度甚至可能更大，降低了病人的手术耐受力。对于这些疾病，应根据情况做好术前护理，保证和提高手术的安全性。

（1）糖尿病。因手术耐受力差，糖尿病的病人在手术前应该改善营养纠正酸中毒及水、电解质代谢失调。还应控制血糖水平。一般在大手术以前病人将血糖控制在略为升高的水平（5.61 ~ 11.2mmol/L）为好。

（2）呼吸功能障碍。呼吸功能障碍的病人，手术前应作肺功能检查及血气分析。并需做好五方面护理。①并发感染和严重肺功能不全患者，如进行手术，应按医嘱控制感染，并改善肺功能。②病人应在术前 2 周开始不吸烟，并常练习咳嗽及深呼吸，这有助咳出呼吸道分泌物，也可提高肺通气量。③病人如有浓痰，可雾化吸入乙酰半胱氨酸等来稀释痰液，使痰易咳出。④有急性呼吸系统感染的择期患者，须将手术推迟到治愈 1 ~ 2 周以后。⑤要用药控制哮喘发作。

（3）高血压。如患者血压太高，可能在手术应激及麻醉中出现充血性心衰及脑血管意外等情况，手术前须使用适当的降压药，稳定好血压。不过，不是血压降到正常才进行手术。实际上，如果血压低于 160/100mmHg，就不需做特别的预备。

（4）心脏病。发生急性心肌梗死者，6 个月内不应行择期手术；超过 6 个月未再出现心绞痛，进行手术应有适当监护条件。心衰病人需在疾病控制 3 ~ 4 周以后做手术。心房颤动伴心室频率加快，或是冠心病伴有心动过缓，应经内科治疗，将心率尽量控制于正常范围。长久用利尿药或平时低盐饮食，出现水及电解质失调的手术病人，手术前应先进行纠正。

（四）临手术前预备

1. 预备手术

参加手术者临手术前应经严格预备。

（1）更衣。手术人员先在更衣室清洁衣裤、把上衣扎进裤里、换上拖鞋、戴好帽子及口罩（遮盖口鼻、头发）。并剪指甲、除掉身上饰品，将两袖口卷到上臂上三分之一处。如有手臂皮肤化脓感染或上呼吸道感染，不应参与手术。

（2）洗手。传统外科术前洗手是用肥皂，现已少用，可用下述方法：①采用灭菌王擦手。先清洗手和手臂，肥皂洗两手并两臂，应达肘上 10 厘米，3 分钟后用清水冲干净，擦干清洗的部位；再用灭菌王双手交替地涂抹，依两手、两前臂次序涂抹均匀，应达肘上 6 厘米，涂 2 遍，干后穿手术衣、戴手套。②用 0.5% 碘伏擦手，方法同上。消毒时应肘部朝下、手指朝上，已消毒部位不要触碰别物。

（3）穿衣。即穿做手术的无菌衣，有包背式及对开式。须按标准顺序和方式穿好手术衣。无菌衣同样不可触及别物，如有触及，应即刻更换。

（4）戴手套。戴上无菌的手术手套。手套已经灭菌或用消毒液泡过。

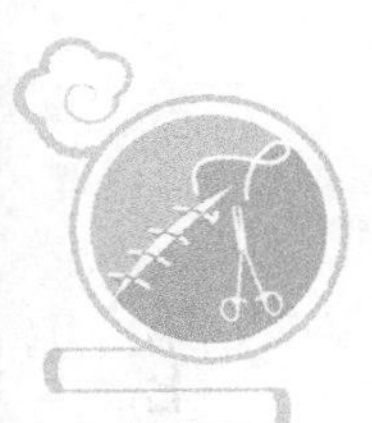

如是干手套,应先穿衣再戴手套;如是湿手套,则应戴好手套再穿衣。戴手套也应按标准的顺序和方式。

穿好无菌衣、戴上手术手套后,应将手臂保持胸前,注意不要比腰低、不要高过肩、不要交叉触及腋下。

2. 病人预备

(1)一般性预备。向患者讲解手术过程,使其在心理上做好对手术的预备,能配合好手术和麻醉过程。还要检查所有的准备工作是否都已完备。进到手术室,还要仔细核对病人的姓名、年龄、性别、诊断、科室、床号、住院号、手术方式和手术位置等。

(2)患者的手术体位。病人进入手术室后,就需按手术部位安排好相应的体位,原则是使手术野的暴露达到最合适。要使患者明白这一体位的手术意义,体位应尽量保证其安全和舒适,有正常循环和呼吸功能,各部位不受牵拉和压迫。一般常用手术体位是仰卧位,适宜于腿部、后背、脊柱手术的是俯卧位,适合肾、脊柱、胸等部位手术的是侧卧位,膀胱截石位则用于会阴手术,半坐卧位可用在鼻中隔、鼻息肉、扁桃体等手术。

(3)铺单及病人手术区消毒。主要包括手术区的皮肤消毒和消毒以后铺无菌单。虽然皮肤消毒应由手术医生完成,参加手术的护士还是需要将消毒用品和器械预备妥当。手术区的铺单,为的是遮住手术区外皮肤,仅露出手术的切口,以避免手术中出现污染。这一般由手术助手与护士一起完成。

二、术中无菌操作

手术中的无菌操作是预防切口感染,保证病人安全的关键,也是影响手术成功的重要因素,所有参加手术人员必须充分认识其重要性,严格执行无菌操作原则,并贯穿手术全过程。

(一)明确无菌概念,建立无菌区域

分清有菌、无菌概念,手术人员一经"洗手",手臂即不准接触未经消毒之物品。穿无菌手术衣及戴好无菌手套后,背部、腰部以下和肩部以上都应

视为有菌区，不能用手触摸。手术人员双手及肘部内收，靠近身体，既不可高举过肩，也不可下垂过腰或交叉放于腋下。手术台边缘以下布单不可接触，凡下坠超过手术台边缘以下的器械、敷料、皮管、缝线等一概不可再拾回使用。无菌桌仅桌缘平面以上无菌，参加手术人员不得扶持无菌桌边缘。器械护士、巡回护士都不能接触无菌桌桌缘平面以下的桌布。

（二）保持物品无菌状态

无菌区内所有物品都必须是灭菌的，无菌包破损、潮湿、可疑污染时均应视为有菌。手术中若手套破损或接触到有菌物品，应立即更换无菌手套，前臂或肘部若受污染应立即更换手术衣或加套无菌袖套。无菌区布单若被水或血湿透，应加盖干无菌巾或更换新无菌单。巡回护士取用无菌物品时须用无菌持物钳夹取，并与无菌区域保持一定距离。任何无菌包及容器的边缘均视为有菌，取用无菌物品时不可触及。

（三）保护皮肤切口

皮肤虽经消毒，只能达到相对无菌，残存在毛囊中的细菌对开放切口有一定威胁。因此切开皮肤前，一般先用无菌聚乙烯薄膜覆盖，再经薄膜切开皮肤，以保护切口不被污染。切开皮肤和皮下脂肪层后，边缘应以大纱布垫或手术巾遮盖并固定，仅显露手术切口。凡与皮肤接触的刀片和器械不应再用，延长切口或缝合前再用70%乙醇消毒皮肤一次。手术中途因故暂停时，切口应用无菌巾覆盖。

（四）正确传递物品和调换位置

手术时不可在手术人员背后或头顶方向传递器械及手术用品，手术者或助手需要器械时应由器械护士从器械升降台侧正面方向递给。手术过程中，手术人员须面向无菌区，并在规定区域内活动，同侧手术人员如需调换位置时，应先退后一步，转过身背对背地转至另一位置，以防触及对方背部不洁区。

（五）污染手术使用隔离技术

做胃肠道、呼吸道、宫颈等污染手术时，切开空腔脏器以前，先要用纱布

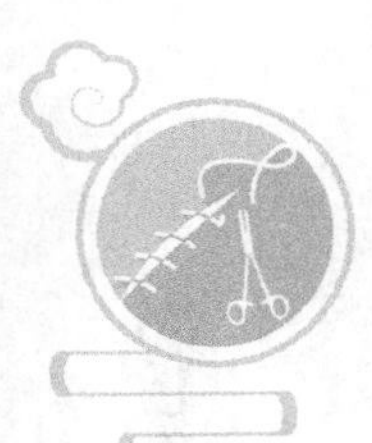

垫保护周围组织,并随时吸除外流的内容物,被污染的器械和其他物品应放在专放污染器械的盘内。避免与其他器械接触,污染的缝针及持针器应在等渗盐水中刷洗。全部污染步骤完成后,手术人员应用无菌水冲洗或更换无菌手套,尽量减少污染的可能。

(六)减少空气污染,保持洁净效果

手术时门窗应关闭,尽量减少人员走动。手术过程中保持安静,不高声说话嬉笑,避免不必要的谈话。尽量避免咳嗽、打喷嚏,不得已时须将头转离无菌区。请他人擦汗时,头应转向一侧。口罩若潮湿,应更换。若有参观手术者,每个手术间参观人数不宜超过 2 人,参观手术人员不可过于靠近手术人员或站得过高,也不可在室内频繁走动。

三、术后护理

手术后护理指的是病人做完手术回病房直到出院这一阶段的护理。在术后护理中,须对病人的病情和手术情况从护理的角度进行评估,并针对出现的护理问题,采取相应的处理措施。以减轻病人不适和病痛,促使患者早日康复,同时配合防止和治疗相应的并发症,以达到手术后监护的目的。

(一)对手术作护理评估

1. 了解手术情况

包括麻醉的情况、手术种类和切口状况,为估计手术对患者身体的影响,还应了解手术出血及输液、输血情况,以及引流的情况。

2. 掌握患者身体情况

应监测患者呼吸、体温、血压、脉搏等各项生命体征,评价其意识状况肢体的感觉和活动。如有昏迷的病人,需检查其对光反射,以及瞳孔大小。

3. 观察有无手术并发症

(1)有无感染。如手术伤口感染及泌尿系统、呼吸系统等感染。

(2)切口有无裂开。

(3)是否有血栓性静脉炎、术后出血及渗血等。

(4)评估患者的反应,如术后切口疼痛,有无麻醉所致呕吐、恶心、尿潴留、腹胀等。

4. 注意术后病人心理状况和反应,酌情进行辅导和护理

一般而言,手术后病人会面临焦急、疑病、身体或形象改变、手术后不适、缺少相关知识等问题,这是因为手术本身、疾病、麻醉等因素所致,需要采取相应的护理措施。

(二)护理措施

1. 准备好床单位

床单位指的是病床及相应设备。实际上,病床供术后病人睡眠和休息时使用,在病室中是一个主要设备。每一个床单位均会有一些固定设备,如床、床褥、床垫、棉胎、枕芯、毛毯、枕套、被套、大单等,床边有桌子、椅子,病房墙壁上有照明灯、吸引管、氧气管、呼叫装置等。还应根据手术的情况预备好需用的药品及器械等。当病人进到手术室的时候,就应预备好床单位。这样,病人的手术结束后,就能回到病房得到良好的护理。

2. 患者交接和搬运

病人从手术室回到病房时,应该配合麻醉师将病人搬运过床。要注意引流管,不使其脱落。当病人得到安置以后,必须即刻连好监护仪、氧气管以及引流管等,监测患者的生命体征,检查病人的皮肤和肢体活动情况。在和麻醉师交接时,应注意询问病人的手术、麻醉情况和方式,了解手术后须注意的问题。

3. 术后情况观察及护理

(1)观察尿量。尿量可以客观地显示病人的血容量充足与否。在术后的护理中,要应及时地掌握患者的排尿情况,包括尿量和是否有排尿等。如患者手术后尿量太少或长久不能自主排尿,需要立即查清原因,并采取相应措施。病人手术后通常在 6 ~ 8h 即可排尿。

(2)观察切口。应清楚病人切口有否疼痛、红肿,是否有血性的液体渗透,切口的敷料脱落与否。如有异常情况,应即刻向医生报告,采取相应的措施。

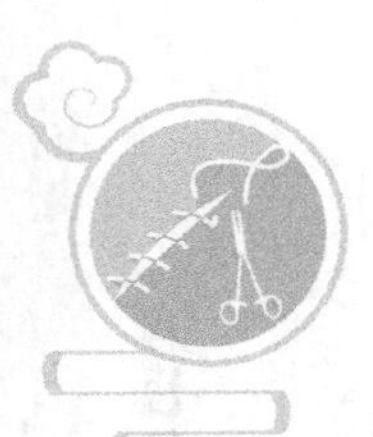

（3）观察引流情况及护理。每天都要观察并记录引流液的量、颜色及性质，要保证引流管的固定，维持其畅通。对于特殊的引流导管，要给予相应的标记。如有引流不畅，就要随即清洗，须注意及时更换需要替换的引流管引流瓶。

（4）观察生命体征。通常每隔 2 ~ 4 小时要测量 1 次患者体温。如条件许可，可在床边安设心电监护仪，连续进行监测并记录。小手术以后，一般每 1 ~ 2 小时就应测量呼吸、血压、脉搏一次。等这些体征平稳了，就可改成每 4 小时一次。而大手术后，应该每 15 ~ 30 分钟就测量呼吸、血压、脉搏一次，直到生命体征已经平稳，就可改为每小时测量一次。但在改变以前，至少应该有连续 4 次的短间隔测量。

4. 术后一般护理

（1）基础性护理。患者应定期翻身，防止产生褥疮。帮助卧床病人擦浴、洗脸、清洁会阴等，使病人保持舒适和清洁。做好皮肤及口腔护理，保持病人口腔及皮肤的卫生。

（2）术后患者体位。应根据病人全身情况和疾病性质、麻醉、手术方式等采用相应的卧位，方便病人活动，使患者感到舒适，并加快康复。

（3）术后饮食。术后饮食取决于手术方式、病人对手术的反应、麻醉方法等因素。对于全麻病人，手术当天须禁食，第二天即摄入流质食物，此later可根据患者情况，逐渐过渡到半流质的食物、日常食物。局麻、小手术、非消化系统等手术后，病人即刻可以进食。对于消化系统手术患者，肛门排气及胃肠蠕动恢复以后，可给少量的流食，2 ~ 3 日后可给全量的流食，3 ~ 5 日后改进半流质的食物，2 周以后可逐渐改吃软食、日常饮食。对于食欲不振的患者，应该查明原因予以解决，可尝试少食多餐的办法。应该勉励手术后的病人尽早恢复用口进食，给予含丰富维生素及蛋白质的食物。

5. 注意保证患者重要器官功能

（1）保证体液平衡及有效循环血量。应定期查看皮肤颜色，测量其湿度及温度，检查敷料是否存在渗血，同时检测血液电解质及酸碱平衡的情况发现问题应即刻采取措施，予以纠正。应按医嘱由静脉补液，并记录全天出入液体量，依肺动脉楔压、中心静脉压、脉搏、尿比重、尿量变化等对补液量进行调整。

（2）患者呼吸功能的护理。常规下，术后患者给氧 6 ~ 12 小时，腹腔镜的手术多用二氧化碳（CO_2）气腹，给氧尤其有助于 CO_2 排出。在术后护理中，应及时清理患者口腔中的呕吐物及呼吸道分泌物，维护其呼吸道通畅。如病人出现呼吸困难、鼻翼扇动、烦躁不安等表现，应即刻查清原因，迅速采取措施，进行处理。等生命体征稳定以后，应勉励病人变换体位，在床上翻身，练习有效咳痰及深呼吸。

6. 帮助患者起床活动

一般性局麻手术，手术后只要情况允许就应及早下床进行活动。如果病人病情重或是大手术后，可于第二天在护理人员帮助及指导下，在床上伸屈四肢，并做深呼吸运动。应逐渐增大活动范围及活动量。手术后病人尽早起床活动，可以促呼吸道分泌物排出，并改善呼吸功能，达到肺部并发症减少的目的。患者尽早下床活动，还对下肢静脉血液的回流有益，从而有防下肢静脉血栓形成的作用。还可预防尿潴留，促患者排尿功能的恢复。尽早下床，也减轻病人腹胀，促肛门排气及胃肠功能的恢复，增加其食欲。

第二节　神经外科常规护理技术

神经外科护理具很强的科学性、技术性、专业性和服务性。本章根据神经外科疾病的特点，着重叙述口腔护理、鼻饲法、中心管道吸痰、气管切开、病人搬运等常用护理技术，以利更好地开展护理工作。

一、口腔护理

口腔护理包括口腔黏膜与牙齿的护理，目的是保持口腔黏膜湿润，使病人舒适，预防口腔感染等并发症；防止口臭、口垢，增进食欲，保持口腔正常

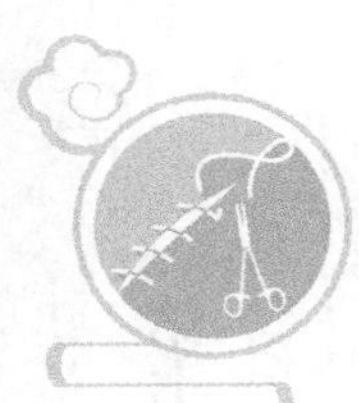

功能；观察口腔黏膜及舌苔变化、特殊口腔气味等，提供病情的动态信息。

（一）适应证

高热、昏迷、危重、禁食、口腔疾患、大手术后及生活不能自理的病人。

（二）操作前准备

1. 病人准备

使病人了解口腔卫生的重要性、口腔护理目的及意义，让清醒的病人能配合护理操作。

2. 操作人员准备

（1）着工作服，洗手、戴口罩，鞋帽穿着符合要求。

（2）评估病人目前病情、自理能力、接受治疗情况等。

（3）评估病人口腔情况、嘴唇颜色，口腔黏膜有无炎症、溃疡、出血；有无龋齿、义齿、缺齿，牙龈的颜色，有无红肿、溢脓；口腔有无特殊气味等。

（4）了解病人是否乐意接受口腔护理，能否配合操作。

（5）了解病人病前卫生习惯、口腔保健知识及对疾病认识程度。

（6）根据病人的具体情况选择适宜的漱口液。

（7）检查用物是否齐全。

3. 用物准备

（1）治疗盘内盛治疗碗、漱口溶液、棉球、弯血管钳（2 把）、压舌板、吸水管、液状石蜡、棉签、纱布 1 块。

（2）治疗巾、开口器、手电筒。

（3）适合于病人的口腔用药。

（三）操作步骤

（1）将用物带至病人床旁，查对病人姓名、床号，向清醒病人解释目的，以取得合作。

（2）助病人侧卧或仰卧，头偏向一侧，面向操作者。治疗巾垫颌下，置弯盘于病人口角旁。

（3）指导病人张口，护士右手开手电筒，左手持压舌板观察口腔牙齿牙龈、腭部、舌咽部、颊部、扁桃体等，注意有无感染、溃疡、出血、活动牙或义齿。昏迷病人用开口器从臼齿处放入协助张口，牙关紧闭者不可使用暴力使其张口，以免造成损伤；口唇干裂应先予以湿润，再张口观察，防止干裂处出血。

（4）取下活动义齿，用冷水冲刷干净，暂不用时浸于清水中。

（5）擦净口唇，用压舌板依次轻轻撑开颊部，用弯血管钳夹棉球蘸漱口水擦净牙齿、颊面和唇，指导病人张口（昏迷病人用开口器协助张口），依次擦净牙齿的舌面、咬合面、颊面及舌背、舌下、硬腭部。

（6）擦洗完毕，协助病人用吸管吸漱口液漱口。

（7）为昏迷及吞咽障碍病人口腔护理时棉球要夹紧，一次一个，棉球不可过湿，禁忌漱口。

（8）根据病人口腔情况涂药，如溃疡时局部涂用口腔溃疡膏、西瓜霜、维生素粉末等；口唇干裂者涂液状石蜡或唇膏。

（9）用纱布擦干面部，清理用物，清洁消毒后备用。

（四）护理注意事项

（1）操作前及过程中关心并鼓励病人，指导配合方法，消除病人（尤其幼儿）恐惧心理。

（2）根据病人口腔情况选择适宜的漱口液或治疗性药物。

（3）操作方法正确，动作轻巧、细致，不损伤口腔黏膜及牙龈。

（4）擦洗舌面及硬腭部时，勿触及咽部，以免引起恶心。

（5）昏迷及吞咽咳嗽反射障碍病人，不可遗留棉球、漱口液在口腔内，以免误吸。

二、鼻饲法

对不能经口进食的病人，将胃管经一侧鼻腔插入胃内。从管内灌注含丰富营养素的流质饮食，保证病人摄入足够的营养素及热能，促进机体早日康复。

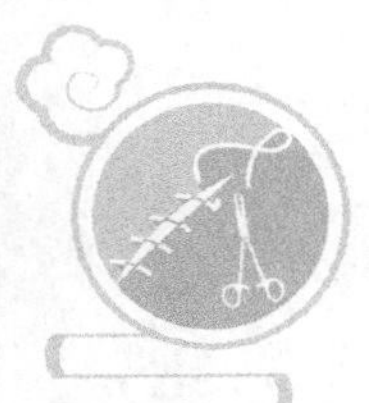

（一）适应证与禁忌证

1. 适应证

（1）无法经口进食病人。如合并口腔颌面外伤、拒绝进食及早产儿。

（2）吞咽障碍病人。如后组脑神经损伤引起吞咽障碍。

（3）意识障碍病人。如中枢神经系统损害所致昏迷，慢性消耗性疾病晚期伴意识障碍。

2. 禁忌证

脑脊液鼻漏、经鼻手术病人。

（二）操作前准备

1. 病人准备

病人无鼻饲禁忌证，了解鼻饲目的、意义及配合方法，无恐惧。

2. 操作人员准备

着工作服、鞋，戴帽、口罩，评估病人有无咀嚼、吞咽困难，意识状态、营养状态，鼻孔是否通畅，有无义齿、缺齿及食管疾患，对鼻饲的认识与合作程度，及对鼻饲知识的了解程度。向病人或家属讲解饮食对保证机体营养需要、促进早日康复的重要性。耐心说明管饲操作步骤及指导病人配合的方法，消除病人恐惧心理，使病人理解鼻饲的必要性，主动配合。

3. 用物

准备治疗盘内置换药碗（内盛胃管 1 根）、弯盘、50mL 注射器、血管钳、液状石蜡、纱布（2 块）、压舌板、棉签、胶布、治疗巾、橡皮圈、听诊器、别针、温开水、流质饮食。

（三）操作步骤

（1）备齐用物带至床旁，核对床号、姓名，对意识清醒病人解释目的、操作步骤、基本原理，并争取病人合作。洗手、戴口罩。

（2）协助病人取坐位或半坐卧位，危重昏迷病人取平卧位，头稍后仰。

（3）颌下铺治疗巾，用湿棉签检查和擦净鼻孔，颌下放置弯盘。

（4）比量胃管长度。为发际至剑突，成人 45 ~ 55cm，婴幼儿 14 ~ 18 cm

做好标记，润滑胃管前端 10 ~ 20cm。

（5）嘱病人头稍向后仰，左手持纱布托住胃管，右手持止血钳夹持胃管前端，沿一侧鼻孔轻轻向前向下插入至 15cm 处时，清醒病人指导其做吞咽动作、深呼吸，随病人吞咽动作将胃管乘势送入所需长度。昏迷病人可将胃管末端置弯盘内放于病人口角旁，左手托起病人头部，使下颌贴近胸骨柄以加大咽部通道弧度，便于胃管沿咽后壁滑行插入。在插管过程中若病人持续恶心、遇阻力，用手电筒、压舌板检查胃管是否盘曲在口腔，如出现呛咳、呼吸困难、发绀等现象，可能误入气管，应立即停止插管并拔出重插。

（6）插入后，须验证胃管。用注射器抽吸出胃液；将胃管开口端置水中，无气体逸出；用注射器向胃管内注入 10mL 空气，同时用听诊器在胃部听到气过水声。

（7）确定胃管在胃内后，用胶布将胃管固定于鼻翼及面颊，枕头复位，昏迷者头偏向一侧。

（8）灌食。先注入少量温开水，然后缓缓灌入流质食物或碾碎的药物，再用温开水少量注入以清洁管腔。灌食过程中，防止空气进入，管口应用纱布扶托，手指不可接触管口。

（9）将胃管末端抬高、反折，用纱布包裹后以橡皮圈缠紧，用别针固定于枕旁。

（10）整理用物、床单位，协助病人擦净口、鼻、面部，记录灌食时间及病人反应。

（11）拔管。末次喂食后拔管，拔管前向病人解释并指导其配合。置弯盘于病人颌下，揭去胶布，一手夹紧胃管前端，另一手持纱布近鼻孔处裹住胃管，拔到咽喉处时，指导病人深吸气。当病人呼气时快速拔出胃管，以免液体滴入呼吸道。将拔出的胃管置于弯盘内，清洁病人口鼻面部，擦净胶布痕迹，协助病人漱口，取舒适卧位。

（12）清理用物后记录拔管时间和病人反应。

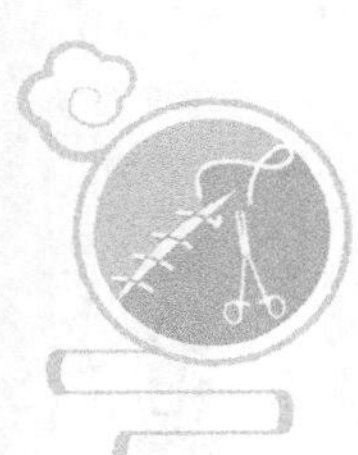

（四）护理注意事项

（1）置胃管给病人带来恐惧的心理反应，护士应向病人或家属解释鼻饲目的、步骤，指导其配合方法，取得病人理解和配合。

（2）操作轻柔，防止损伤消化道黏膜。

（3）鼻饲前洗手，保持食物与餐具的清洁卫生。

（4）每日总热量 10000 ~ 12000kJ。进用高蛋白、高维生素、无刺激性流质食物，如蒸鸡蛋、牛奶、豆奶、鱼汤、蔬菜粥等。

（5）每次饲食前必须回抽胃液，以确定胃管是否在胃内并检查胃残留物。每次喂食量不过 200mL，间隔时间多于 2h，5 ~ 6 次 /d，温度为 38 ~ 40℃。若残留物大于前次灌食量 50%，表示胃排空迟缓，应通知医生，并适当顺延喂食时间。

（6）为防胃内容物返流入呼吸道，鼻饲时及饲食后抬高床头 30° 或协助病人取坐位，鼻饲后尽量避免吸痰、翻身和拍背。

（7）鼻饲速度应缓慢，过快易刺激咽喉部，引起咳嗽，同时易致反流。

（8）经鼻饲管喂药时，应将药物碾碎、溶解后灌入；鼻饲后用温开水冲洗胃管，防止食物残渣、药物堵塞胃管。

（9）注意肠胃内容物颜色，警惕消化道出血。

（10）长期胃饲者，口腔护理 2 次 /d，定期更换胃管。

（11）躁动、不合作病人适当约束双上肢，防止自行拔管。

（12）长期留置胃管应指导家属喂饮食，详细交代注意事项，为出院后进一步康复做准备。

三、中心管道吸痰

经口、鼻、人工呼吸道将呼吸道分泌物吸出，以保持呼吸道通畅，预防吸入性肺炎、肺不张、窒息等并发症。改善缺氧，防止或减轻脑水肿发生。

（一）适应证

年老体弱、危重、昏迷、神经肌肉疾患、麻醉未清醒前等各种原因所致不能有效咳嗽而致呼吸道分泌物、痰液不能排出的病人。

（二）操作前准备

1. 病人准备

清醒病人和家属了解吸痰目的及配合方法，以配合吸痰全过程。

2. 操作者准备

（1）评估病人目前病情、生命体征、意识状态，病人有无鼾声呼吸、咽喉部有无痰鸣音、有无呕吐，是否出现呼吸困难、发绀，血氧饱和度（SpO_2）是否正常。清醒病人有无紧张、恐惧心理，能否配合吸痰，对自身疾病相关知识和吸痰配合方法是否了解。

（2）操作者着工作服、鞋，戴帽、口罩，洗手。

（3）操作者熟练掌握吸痰方法及注意事项，评估环境是否清洁、安静。

3. 用物准备

（1）负压装置1套（负压瓶、压力表、胶管）。

（2）治疗盘内放有盖治疗杯2只（一只盛无菌生理盐水。一只盛12～14号消毒吸痰管数根，气管插管病人用6号吸痰管）。

（3）无菌纱布、弯盘。

（4）无菌止血钳或镊置于盛有消毒液的瓶内。

（5）床栏上系一盛有消毒液的试管。

（6）必要时备压舌板、开口器、舌钳。

（三）操作步骤

（1）备齐用物至床旁，核对床号、姓名，向病人解释吸痰目的、指导其配合。

（2）正确连接各导管，检查管道、负压装置性能是否通畅。

（3）助病人头偏向一侧，连接吸痰导管，润滑后打开开关，用等渗盐水试吸管道是否通畅。

（4）用压舌板助病人张口，以纱布包持导管插入咽喉部，吸净口腔及咽喉部分泌物。换管后插入气管时，左手拇指折叠导管末端以免负压损伤黏

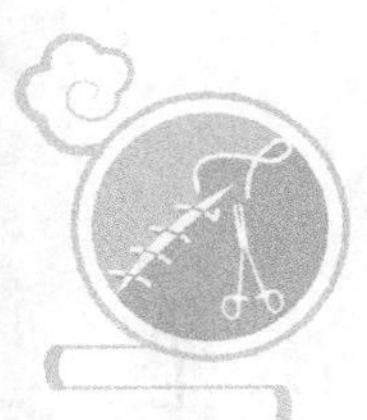

膜，插入气管深部后松导管末端。从深部边左右旋转、边上提导管，以吸尽痰液。

（5）每次抽吸时间＜15s，一次未吸尽，隔 3 ～ 5min 再吸。压力：小儿＜13.3kPa（100mmHg），成人 <20kPa（150mmHg）。

（6）痰液黏稠可配合叩击、蒸汽吸入、雾化吸入以提高吸痰效果。

（7）吸痰完毕关开关，拭净病人脸部分泌物，吸痰管重新消毒或废弃。玻璃接头插入盛有消毒液的试管中浸泡。储液瓶内吸痰液不宜超过 2/3，应及时倾倒。

（8）整理床单位，清理用物，洗手，记录病人的反应（面色、呼吸、心率、血压等）及吸出液的颜色、性质与量。

（四）护理注意事项

（1）操作熟练，吸痰应彻底有效，无呼吸道黏膜损伤。

（2）严格执行无菌操作。治疗盘内吸痰用物每日更换一次，吸痰管每次更换，吸口腔分泌物后应更换吸痰管，再吸气管内分泌物。储液瓶内先放入“84”消毒液，瓶内吸入液及时倾倒，储液瓶和连接导管每天进行清洁、消毒。

（3）吸痰时注意观察病人面色，痰液的性质、颜色及量，清醒病人指导并鼓励咳嗽，以利于痰液排出。

（4）痰液黏稠时予以翻身、拍背及雾化吸入，使痰液稀释、松脱，易于吸引。

四、气管切开护理

气管切开的目的是防止或迅速解除呼吸道梗阻，减少呼吸道无效腔，以保证重症病人呼吸道通畅，改善呼吸，便于从气管内吸出分泌物、给氧或行机械通气。

（一）适应证

1. 呼吸道分泌物潴留

如深昏迷、颅内及周围神经疾病等所致咳嗽、排痰功能减退，使下呼吸道阻塞、肺不张等，致肺泡通气不足。

2. 呼吸功能减退或衰竭

如肺功能不全所致的呼吸功能衰竭，需进行机械通气。

3. 呼吸道阻塞

各种急慢性咽喉阻塞病，严重颌面、颈部外伤及上呼吸道外伤，异物、肿瘤、感染，中枢神经系统功能障碍，均可引起。

（二）操作前准备

1. 家属的心理准备

使病人家属了解手术必要性和可能发生的意外，同意手术并签字。

2. 操作者准备

操作人员 2 人，洗手、穿工作服、戴帽和口罩，修剪指甲。评估病人呼吸困难程度及对气管切开知识的了解程度，对意识清醒病人做好心理安慰，鼓励配合手术。并向病人或家属详细说明手术必要性和可能发生的意外，完善术前签字。

3. 用物准备

气管切开包、手套、利多卡因、消毒液、棉签、照明灯、吸引器、吸痰管、气管套管（应选择合适型号）、生理盐水等，必要时备抢救药物。

4. 相对安静的环境

劝说家属及同房病人离开病房，减少房间人员流动，用屏风遮挡病人，据季节调节室温。

（三）操作方法

（1）用软枕垫高病人肩部，头向后仰，以暴露气管轮廓。

（2）以切口为中心行颈部皮肤消毒后，操作者戴手套、铺治疗巾、暴露颈部，局部浸润麻醉，深昏迷病人不需麻醉。

（3）操作者左手拇指和中指固定环状软骨，自环状软骨下缘至胸骨上切迹之间做 3 ~ 4cm 切口，切开皮肤，钝性分离皮下组织及颈部肌群。

（4）切开第 3、4 气管软骨环。

（5）以弯血管钳撑开气管切口，插入气管套管，吸净呼吸道分泌物、痰液，

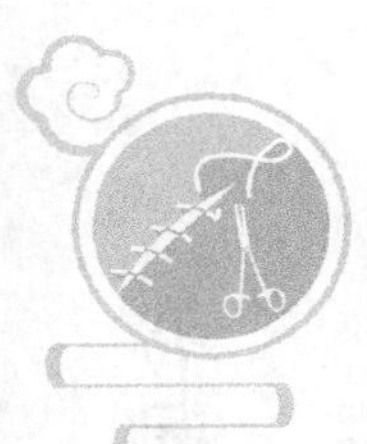

如为金属套管，再放入内套管，将无菌纱布一块垫于切口皮肤与套管之间。

（6）缝合套管上方皮肤切口 1 ～ 2 针，用纱条将气管套管固定于颈部，以容纳 1 指为宜。

（四）护理注意事项

（1）采取仰卧体位，头向后仰，使颏、喉结和胸骨上切迹成一直线，清醒病人约束双上肢。

（2）切口不可过高，以免损伤环状软骨。切开气管时刀刃向上，刺入气管 2 ～ 3mm，并向上连同气管前筋膜一并挑开 2 个软骨环。防止损伤食管。

（3）保持气管在中线位置，不可横向解剖各层软组织，牵拉开创口时，两侧用力均匀。

（4）及时吸痰，吸痰前加大吸氧浓度，吸痰持续时间小于 15 秒，并注意观察病人有无发绀和呼吸困难。

（5）加强呼吸道湿化。用生理盐水湿纱布覆盖气管套管，定时向呼吸道内滴入湿化液（生理盐水 100mL+ 糜蛋白酶 20mg+ 地塞米松 10mg），必要时持续呼吸道滴药，2 ～ 3 滴 /min。痰液黏稠不易吸引者，以雾化吸入。

（6）严格无菌操作。吸痰盘专用，吸痰管一用一废弃，切口换药 3 次 /d，金属内套管消毒 3 次 /d。

（7）使用机械通气时，气管外套管之气囊充气适当（5mL），每 3 ～ 4h 放气一次，以防止气管黏膜受压、水肿、坏死。放气前先吸尽呼吸道痰液，以防止痰液进入呼吸道深部造成呼吸道梗阻或窒息。

（8）密切观察是否有皮下气肿、血肿及肺部感染发生，出现异常及时报告医生并配合处理。

（9）指导意识清醒病人勿自行拔管，病人不合作或意识障碍时适当约束肢体，防止自行拔管造成窒息、大出血等意外。

（10）如呼吸平稳、体温正常、痰液减少、意识好转或能自行咳痰，可先堵管 48 小时。若病人呼吸正常、排痰功能良好、痰液不多、体温正常，方可拔管。拔管后创面不缝合，以蝶形胶布牵拉固定。拔管 24 ～ 48h 内应密切观察呼吸情况，若出现呼吸异常、脉搏血氧饱和度（SpO_2）小于90%则需重新插管。

五、病人搬运法

病人搬运法用于运送不能下床、行走的病人做各种特殊检查、治疗或转床、转科等。

（一）适应证

昏迷、瘫痪以及其他原因引起的不能行走、下床病人。

（二）操作前准备

1. 病人准备

病人了解搬运目的及配合方法。妥善固定好各种管道，气管切开病人予以吸痰，输氧病人携带氧气袋，必要时备抢救物品。

2. 操作者准备

（1）评估病人病情、意识状态、活动能力、有无呼吸困难等。

（2）评估病人有无活动受限、大小便失禁。

（3）了解病人有无引流管、输液、输氧，评估各种管道是否固定良好。

（4）评估病人是否配合搬运，搬运中是否可能出现病情变化。

（5）向病人解释搬运的目的、指导配合方法。

（6）评估搬运用物性能是否良好、齐备。

3. 用物准备

按需要准备轮椅或担架（平车），按季节准备毛毯或棉被、棉枕等。

（三）操作步骤

轮椅运送法适合于运送不能行走的病人去进行检查、治疗或户外活动。

（1）推轮椅至床旁，面向床头，椅背与床尾平齐，制动轮椅以防滑行。

（2）根据季节将毛毯单层平铺于轮椅，上端高于病人颈部15 ~ 20cm。

（3）扶病人坐起、穿鞋下地。

（4）护士站立于轮椅背后，两手压住椅背，一脚踏住横档固定轮椅防止

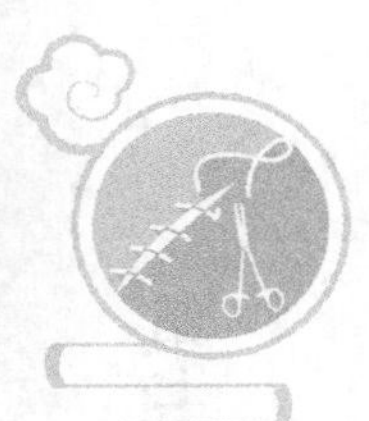

前倾，指导并扶助病人坐于椅座中部，头后靠椅背，双手抓紧扶手，必要时系安全带。

（5）外翻折毛毯上端，围于病人颈部，将毛毯分别围着病人两臂、上身，必要时别针固定；天冷时用毛毯包裹双下肢。

（6）推送病人。

平车运送法适合于不能起床的病人进行检查、治疗、转床、转科。

（1）挪动法。适合于能自行配合动作者。①指导挪动方法，移开床旁桌椅，将平车与床边紧靠。②护士抵住平车，协助病人依次将上半身、臀部、下肢挪向平车。③协助病人平卧，用毛毯或棉被包裹病人，露出头部。④推送病人。

（2）一人搬动法。适于体重较轻，能配合的病人。①移开床旁桌椅，推平车至床尾并与床尾成钝角。②协助病人穿好衣服。③嘱病人双臂交叉于护士颈后并双手抱紧，护士一臂自病人腋下伸入对侧肩部，一臂在同侧伸入病人股下，面部偏向一侧。④抱起病人将病人轻放于平车上，盖好被，推送病人。

（3）多人搬运法。适于不能活动，病情、体重较重者。据病情轻重采用两人、三人及四人搬动法。①移开床旁桌椅，推平车至床尾，并与床尾成钝角，协助病人穿好衣服。②将病人移至床边。护士2～4人于同侧环抱病人，分别托住病人头、颈、肩、胸、腰、臀部、膝及脚部，动作协调一致，同时抬起病人，轻轻将病人放于平车（担架）上，妥善固定好各种管道，盖棉被，拉上护栏，推送病人。

（四）注意事项

（1）仔细检查运送工具性能是否良好，以保证运送安全。

（2）使用轮椅时指导病人不可前倾、自行站起或下轮椅，以免摔倒。

（3）妥善保护各种管道，防止脱出、受压、折曲。脑室外引流者先关闭引流管再搬运，防止颅内压改变，加重病情。

（4）充分评估病人病情，意识障碍、呼吸道分泌物多者吸痰后再搬运，头转向一侧，防止运送途中呼吸道梗阻，必要时备吸痰等抢救用品。

（5）呼吸困难病人，携带氧气包，必要时备呼吸气囊。

（6）运送颅脑疾病者重点保护头部。椎管尤其是颈椎疾病者，抬起病人时平托头、颈、躯干；运送时采用仰卧位并固定头颈，防止脊髓损伤而加重病情，甚至导致病人死亡。

（7）运送过程中，密切观察病人面色、脉搏、呼吸，出现异常及时处理。

（8）运送途中避免碰撞，上下坡时保持头部在高位，拉好护栏，为病人系上安全带，必要时约束肢体，防止意外损伤。

第三节　颅内占位性疾病

一、脑脓肿护理

脑脓肿指化脓性细菌侵入脑组织引起化脓性炎症，并形成局限性脓肿，主要原因有慢性中耳炎或乳突炎引发的耳源性脑脓肿、脓毒败血症引发的血源性脑脓肿以及外伤鼻源性和原因不明的隐源性脑脓肿。临床以全身感染症状、颅内压增高及局灶症状为主要特征。护理首先要遵循神经外科手术一般护理常规。

（一）术前护理

（1）给予心理支持。当患者出现失语、视野缺损、偏瘫时给予安慰，避免情绪激动。

（2）取平卧位，抬高床头 15 ～ 30 度，避免颅内压增高的因素，如咳嗽、用力排便等。

（3）密切观察患者神志、瞳孔及生命体征的变化。

（4）高热者按高热护理常规处理。

（5）合理使用抗生素及脱水剂，注意药物副作用及效果。

（6）小脑脓肿可引起步态不稳，应注意安全，防止意外发生。

（7）协助进行各项检查。

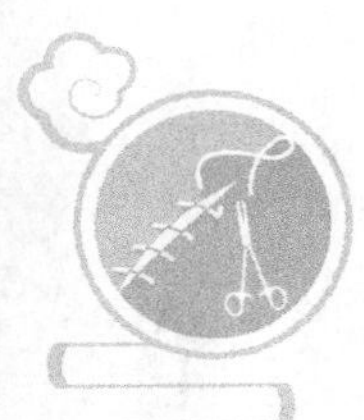

（8）术前做常规皮肤准备。

（二）术后护理

（1）麻醉未清醒前取平卧位，头偏向健侧。清醒后取头高位 15 ~ 30 度，躁动者加床档。

（2）给予高蛋白、高热量、易消化饮食，鼓励多饮水。

（3）病情观察。①观察神志、瞳孔、生命体征变化，注意切口渗血情况。②观察脓腔引流的量、颜色及性质，保持各引流管畅通，防止扭曲、挤压，冲洗引流管后需夹管 2h 再开放。③高热者按高热护理常规。④观察头痛程度，注意有无颅内压增高症状。

（4）合理使用抗生素及脱水剂，注意药物副作用及效果。

（三）健康教育

（1）加强营养，增强体质。

（2）注意头痛情况及体温变化。

（3）治疗原发病，加强功能锻炼。

（4）遵医嘱服用抗生素并注意有无不良反应。

（5）定期复查。

二、动脉瘤及动静脉畸形等脑血管手术护理

颅内动脉瘤是指颅内动脉管壁上的异常膨出部分，80% 发生在大脑动脉环的前部或邻近的动脉主干上。颅内动静脉畸形为先天性脑血管异常，缺陷在于脑局部缺少毛细血管，使脑动脉与脑静脉之间形成短路，引起一系列脑血循环动力学的改变。

脑血管病是造成人类死亡的三大疾病之一，严重威胁人类生存及生存质量的疾病。为减少死亡率和致残率，更好地改善生活质量，临床上多采用血管内介入治疗，应用支架置入术。这是治疗缺血性脑中风最为快捷、有效的方法，手术精细而复杂。因为颅内的血管和神经分布异常丰富，解剖结构复杂，手术刺激可造成心动过缓、低血压、血管痉挛等症状，而术后患者又需

保持强迫体位。因此，做好术前教育、术中配合、术后卧床期间日常生活能力培训、病情及疗效观察等护理工作是支架置入术成功的关键。

（一）术前护理

1. 心理护理

脑血管支架置入术是有创手术，患者一方面因对手术部位、伤口大小、手术时间、术中有无不适等缺乏了解，惧怕手术所带来的不适感及危险性；另一方面又怀疑这项技术的治疗效果，许多患者顾虑重重。因此手术前应主动与患者沟通，鼓励其说出内心想法，了解其顾虑的原因，提供相应帮助。主动地向患者介绍本治疗方法、安全性及治疗后所能达到的临床效果，以及有利于患者的护理和医疗信息；说明不良情绪可影响机体的防御功能，提高心脏应激反应，于治疗有害而无利，反之乐观情绪、主动配合能提高治疗和护理。讲解术中可能出现的不良反应及如何配合的要领，如有条件可让手术成功者进行现身说明和介绍，以消除其不良心理，取得其理解和信任，增强其战胜疾病的意志和信心，积极配合检查治疗和护理。

耐心细致的心理护理，可使手术在病人的积极配合下顺利完成。

2. 生活技能培训

因患者手术后需卧床24h，所有的基本生活需要如饮食、排便等都要在床上进行，因此这就需要提前做好生活技能培训。嘱患者平时多吃蔬菜和水果，避免食用甜汤、鸡蛋，防止便秘和胀气。手术前1 ~ 2d向患者介绍床上进食、饮水、服药、排便的方法并进行训练。进食、饮水、服药时头可偏向一侧，排便时家属用手托起患者腰部将便盆放入臀下，初次不习惯患者可进行腹部按摩、毛巾热敷、听流水声等。

3. 记录资料

详细阅读病历资料，了解心、肾及神经系统有无严重疾病，了解生命体征变化，尤其血压变化。高血压患者可用药物控制，使舒张压降至110mmHg以下，并做好记录。检查血尿常规、肝肾功能、凝血机制，做心电图；询问药物过敏史并做碘过敏和普鲁卡因过敏试验。讲解所服药物（抗凝药、降压药）

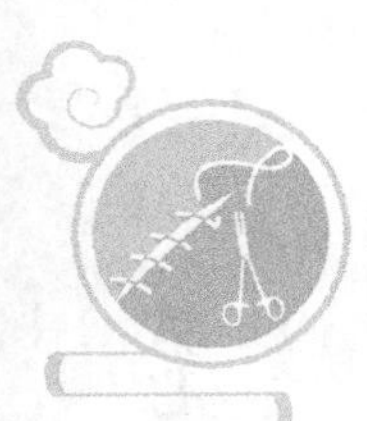

对手术的重要性，并看到患者服用。保持良好的环境保证充足睡眠，必要时可根据医嘱给予镇静剂。

4. 术前一般护理

为了防止术中呕吐，手术前 1d 减少进食，术前 4h 禁食禁水。执行术前治疗医嘱，并为双侧腹股沟及会阴部进行备皮，清洗皮肤。患者在进入手术室之前肌肉注射地西泮 10mg 或鲁米那钠 0.1g 及阿托品 0.5mg。

（二）术后护理

1. 一般护理

检查穿刺处有无血肿，用沙袋压迫 6h；患者保持正确体位 - 平卧位，卧床休息 24h，并保持病房的安静。感觉压迫紧时及时告之。由于穿刺侧下肢需保持伸直位 6h，24h 后方能下床活动。长时间强迫体位极易引起烦躁、血压升高、尿潴留，患者会强烈要求坐起，有的甚至自行坐起，护理人员要加强心理护理，承认其不适感，表示理解，向其说明此体位的重要性及坐起后的严重后果，以取得患者合作，必要时熟睡中可用约束带加以固定。如患者出现腰痛，可以进行腰部按摩。

2. 血压观察

观察病人神志情况，严密监测生命体征的变化，尤其是血压变化。经支架置入术后狭窄的动脉得以扩张，动脉血运重建，血压会改变。因此严密监测 24h（1h 一次）血压变化，并详细记录，发现异常情况及时向医生报告。

3. 并发症观察

每 15 ～ 30 分钟巡视患者 1 次，观察穿刺部位有无渗血、出血及皮下血肿，询问患者有无牙龈、口腔和鼻出血。观察病人大小便、有无呕吐物及皮肤黏膜有无出血倾向。咳嗽、大小便时用手压迫穿刺点防止出血，出现便秘及时处理。观察穿刺下肢足背动脉搏动情况、脚趾活动情况以及穿刺侧下肢皮肤的温度和色泽，并做详细记录。每 1 ～ 2 小时可进行 1 次被动肢体按摩以促进血液循环，防止下肢血栓形成。

4. 出院指导及随访

出院前向患者介绍出院后注意事项：

（1）因为支架置入后，支架内壁将被新生的血管内膜覆盖，使支架与血管真正融为一体，这一过程大约需要 6 ~ 8 周。在此之前为防止支架内壁血栓形成，需服用抗血小板药物如波立维和阿司匹林至少 8 周时间，以后长期服用阿司匹林。

（2）在服药期间如出现皮肤黏膜或尿便出血以及身体其他部位出血，应立即停药并与医生或医院联系。联系方式在发给病人的出院联系卡上。

（3）服用抵克立得的患者在服药期间每 15 天复查外周血象 1 次，防止白细胞减少。

（4）注意饮食健康，低盐饮食，每日盐量不超过 5g。多食蔬菜、水果，少食含胆固醇较高的食物如蛋黄、动物内脏、猪油等，食用含蛋白质丰富的食物如瘦肉、鱼肉、豆制品等。

（5）坚持服用医生所开的出院带药，定期监测血压变化及来院复诊。如出现头痛、眩晕、偏瘫等情况及时来院复诊。

（6）戒烟戒酒，不参加容易情绪激动的活动，保证充足睡眠，保持心情愉快，适当锻炼。将出院注意事项打印成条款随出院小结一起交付给患者，并留下患者的电话号码或住址，定期电话或信件随访其出院后的生活情况。

5. 防止支架塌陷

支架置入手术在临床上被认为是一种安全、有效的治疗方法，但极少患者会发生塌陷，常发生在手术后 1 年内。按全世界统计资料，每 100 个接受这种手术的患者有 5 ~ 6 个会出现再狭窄或塌陷。所以需向患者说明不要用力按摩颈部和头部，在手术后 3 个月，来院复查 B 超，手术后 1 年复查疾病活动评分（DSA）。

（三）健康指导

（1）按神经外科一般护理常规。

（2）保持大便通畅，便秘可适当用些通便剂。多食粗纤维食物，切忌用

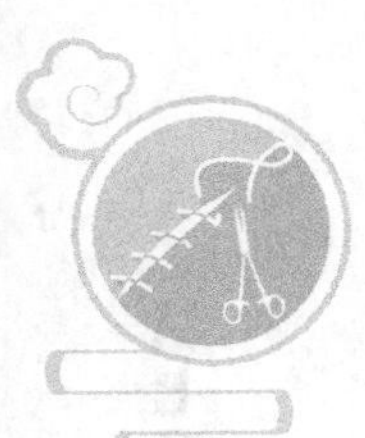

力过度，避免再次发生出血。

（3）外出须有陪护，预防发生意外。

三、听神经瘤手术护理

听神经瘤为颅内常见良性肿瘤，约占颅内肿瘤 10%，发生于第Ⅰ脑神经前庭支，一般位于桥小脑。主要原因是前庭神经鞘细胞增生，逐渐形成肿瘤。女性多于男性，发病年龄 30 ~ 60 岁。临床以听神经、面神经及三叉神经为主要颅神经损害症状，如耳鸣、耳聋、面部感觉减退、轻度面瘫、共济失调、颅内压增高等为主。

首先按神经外科疾病手术一般护理常规处理。

（一）病情动态观察

1. 呼吸功能观察

听神经瘤手术常累及脑干，当延髓呼吸中枢及心血管中枢受损时，可影响循环和呼吸功能，尤其呼吸功能，出现呼吸浅而慢，血压下降、脉搏弱而速，发展成呼吸循环衰竭，导致患者死亡。故应加强呼吸功能观察，尤其要注意观察呼吸节律、频率、深浅、快慢等，并注意保持呼吸道通畅。

2. 颅内压监测

听神经瘤手术后一般 48h 左右脑水肿达高峰，并可持续至 72h，此时易生各种变化，如脑干水肿、脑疝等。应利用颅内压监护仪持续监测 72h，并及时记录。因颅内压的高低直接反映脑水肿程度，可据颅内压的指数决定应用脱水药的剂量和次数。

3. 神志、瞳孔观察

听神经瘤手术均在全麻下进行，术后麻醉清醒一般需 1 ~ 2h。如肿瘤部位深，手术创伤大，患者体弱对麻醉耐受性差，术后清醒较晚，但最长不可超过术后 8h。若超过此期限就应提高警惕，注意有无颅内出血、手术损伤脑干及急性脑干水肿等情况发生。

临床有 1 病例苏醒后又昏迷、伴瞳孔改变，立即告知医生。快速静脉输入 20% 甘露醇后复查 CT，证实有术后出血，急诊行二次手术，清除血肿。因及时发现病情变化，给患者赢得了宝贵的抢救时间，也为医护人员自己减少了手术失败风险和不必要的医疗纠纷。

（二）呼吸道护理

1. 防止患者自行拔掉麻醉插管而窒息

患者清醒前有轻度躁动，要求护士周密护理，并适当约束。患者术后应分阶段护理上肢。

2. 保持呼吸道通畅

术后患者多有颅神经损害，咳嗽、吞咽反射减弱或消失，加之插管、全麻刺激气管黏膜水肿，分泌物不能及时排除而影响呼吸道通畅等因素，易并发肺炎等。所以术后应鼓励患者咳嗽、咳痰，对排痰不畅者要定时彻底吸痰。术后 6h 开始翻身，更换体位，并击背部，使痰液松动利于排出。如有延髓机能障碍，呼吸困难，术后应尽早行气管切开，以保持呼吸道通畅，此措施也便于在必要时用人工呼吸机辅助呼吸。

3. 体位

听神经瘤切除术后，颅内留下大空腔，改变了正常颅腔对脑的悬浮固定保护作用。脑干易因头位的改变发生摇动或移动造成损伤，而出现呼吸抑制。因此，术毕回重症监护室（ICU）后，全麻未清醒及意识清醒后 24h 者，均应保持取去枕平卧或健侧卧位，头与躯干保持水平位置，翻身时需有人扶托头部使头颈成直线，避免扭转。24h 后若没有脑神经受损及吞咽功能障碍，宜抬高床头 15° ~ 30° ，以利颅内静脉回流，减轻脑水肿。

肿瘤较大的患者切勿过度搬动头部或突然翻患侧。要求搬动时，必须有专人双手稳定患者头部，防止头颈部过度扭曲或震荡，使头部与躯干成一条直线。2 人协作翻身，动作要轻稳，避免头部过屈和用力过猛，造成脑干移位而发生呼吸骤停危象。7d 内要求头部制动，严格卧床休息。

（三）健康教育

（1）指导患者早期配合康复锻炼，提高自理能力。

（2）行走不稳者外出活动须有人陪伴，防止发生意外。患侧面部感觉减退者应防止烫伤。

（3）术后仍有眼睑闭合不全者按时滴眼药水或涂金霉素眼药膏。

（4）定期复查。

四、脑半球肿瘤切除术护理

颅内肿瘤是指包括来自脑、脑血管、脑垂体、松果体、颅神经和脑膜等组织的颅内原发性肿瘤，也包括一小部分来源于身体其他部分转移到颅内的继发性肿瘤。

（一）术前准备

（1）患者入院后按医嘱做常规检查，如肝肾功能、血尿常规，出、凝血时间，配血、备血和药物过敏试验等。

（2）有癫痫病史患者禁用口表测量体温。

（3）有颅内压增高者切忌灌肠，3d 无大便者可用开塞露等。

（4）有精神症状者，为预防意外需家属陪伴，并做好交接班。

（5）需做特殊检查（如 CT、脑电图、超声波及各种造影）时应由医院工作人员陪同前往。

（6）术前 1d 备皮并仔细检查手术野有无感染及破损处。

（7）女性患者月经期停止手术，有发热或腹泻者通知医生另作决定。

（8）做好心理护理，消除对手术的恐惧。术前一晚，必要时给予适量镇静药或安眠药。

（9）手术前 12h 禁食（除针麻、局麻），哺乳婴儿术前 4h 禁食。备齐手术中用物。

（10）术日晨按医嘱给药。

（二）术后护理

（1）按神经外科一般护理常规及麻醉后护理常规处理。

（2）全麻患者在麻醉未醒之前取平卧位，头转向一侧。意识清醒、血压稳定后，宜抬高床头 15° ~ 30° 。

（3）手术日禁食，第 2 天可进流质、半流质或遵医嘱。

（4）病情观察。观察意识、瞳孔、脉搏血压每半小时至 1 小时 1 次，连续 6 次后每 2 小时 1 次，连续 12 次。如观察过程中有异常发现（如瞳孔大小、意识改变、肢体瘫痪、血压不稳）应及时与医师联系。

（5）注意切口引流液情况。经常保持敷料干燥，拔出引流管后须注意有无脑脊液渗漏，发现渗漏者及时通知医师。

（6）术后当日不用镇静剂或安眠药。

（7）手术后 6 ~ 8h 仍不能排尿者可予以导尿。

（三）健康指导

（1）树立恢复期的信心，对疾病要有正确认识。避免因精神因素而引起疾病变化，加强全身支持疗法。多进高蛋白食物，保证良好营养。

（2）按时服药，切忌自行停药。定时门诊随访，了解病情转归。治疗中出现全身不适、纳差等症状，停药后可自行缓解。

（3）术后放射治疗的患者，一般在出院后 2 周或 1 个月进行。放疗期间定时查血象。

（4）去颅骨骨瓣患者术后要注意局部保护，外出要戴帽，尽量少去公共场所，以防发生意外，出院后半年可来院做骨瓣修补术。

（5）为防肿瘤复发，一般每年须做 CT 检查，以了解病情变化。

五、后颅肿瘤摘除术护理

（一）术前准备

（1）按神经外科手术一般护理常规处理。

（2）皮肤准备。备皮范围除了全部头发外还需包括后颅部至肩胛皮肤，

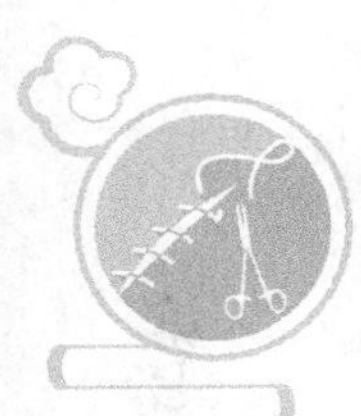

备皮方法按神经外科手术一般护理常规。

（二）术后护理

（1）按神经外科护理常规处理。

（2）坐位手术患者回病室后采用半卧位。侧卧位手术患者回病室仍应侧卧位，但麻醉未醒前可向健侧侧卧。

（3）手术当日禁食，第2天按医嘱给饮食。

（4）观察意识、瞳孔、脉搏，每小时1次，连续6次；再每2小时1次，连续12次。血压每小时测量1次，连续6次；再每1小时1次，连续12次。注意血压、呼吸的改变，病情稳定后停止观察。

（5）保持呼吸道通畅。需准备好吸痰用具，以备急用。

（6）搬动患者时双手应托住颈部，保持水平位置。

（7）术后绝对卧床休息。

（8）注意切口渗液情况，拔除引流条后观察有无脑脊液漏。

（9）尿潴留患者要及时给予导尿，不可用力挤压充盈的膀胱，以免引起颅压增高。

（三）健康指导

（1）按神经外科护理常规处理。

（2）做好患者及家属的健康教育，使其对疾病有充分认识，积极配合术后治疗和护理。

（3）对疾病要有充分认识，尽快达到恢复身心健康目的。

（4）术后仍有眼睑闭合不全者按时滴眼药水或涂金霉素眼膏，加用眼罩或纱布覆盖。有行走不稳、吞咽困难等症状的患者，需按时门诊随访，定时服药，加强功能锻炼。

（5）户外活动须有人陪护，防止发生意外，并注意保暖，以防感冒而引起并发症。

（6）不能全部切除肿瘤的患者，一般在术后1个月内需进行放疗，期间定时查血象，注意营养与休息。

（7）定期门诊随访，每年 CT 复查 1 次。

六、经蝶垂体瘤切除术护理

（一）术前准备

（1）按神经外科手术一般护理常规处理。

（2）皮肤准备。不需剃头，剪清双侧鼻毛，必要时准备右大腿外侧皮肤。

（3）垂体或鞍区病变者需作垂体功能测定。

（二）术后护理

（1）按神经外科护理常规处理。

（2）手术日禁食，记录 24h 尿量 1 ~ 3d。

（3）注意双鼻孔内渗液情况。

（4）术后 24h 以后可进流质饮食，并用复方硼砂溶液漱口每日 4 次，连续 7d。上齿龈切口用 0.1% 苯扎溴胺酊消毒，每日 4 次，连续 7d。

（5）24h 后去除唇部压迫绷带，鼻腔内指套纱条 48h 后拔除。随时观察鼻孔内有无清水样液体流出，同时用呋喃西林麻黄素液滴鼻，每日 4 次，连续 14d。鼻腔干燥者可用消毒石蜡油滴鼻，1d 数次。

（6）避免术后剧烈咳嗽和用力擤鼻涕，以防脑脊液鼻漏。

（7）术后绝对卧床 1 周。

（8）术后第 10d 复查垂体功能，检查内容同术前。

（三）健康指导

（1）做好心理护理。垂体瘤属脑内良性肿瘤，手术效果好，痊愈后可正常参加工作。

（2）加强营养，多食新鲜的、高蛋白质的食物，增强体质，以促进早日康复。

（3）放疗时间一般在术后约 1 个月。放疗期间少去公共场所，注意营养，定期查血象。

（4）按医嘱服药，1 年 CT 复查 1 次。

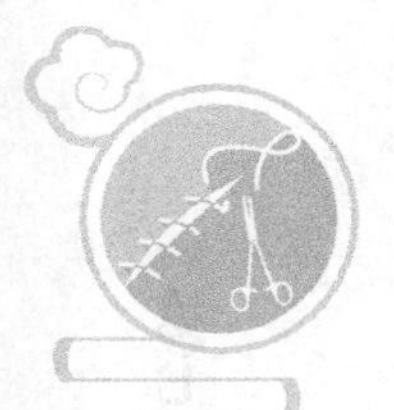

第四节 乳腺疾病

一、急性乳腺炎护理

首先要了解患者是否在哺乳期，为经产妇还是初产妇；评估有无乳头发育不良、皲裂或破损等，有无乳汁淤积、哺乳习惯等。了解患者身心状况，包括心理状态、局部和全身表现。

（一）主要护理问题

患者由于乳房急性炎症、乳汁淤积、脓肿破溃或切开引流，以及担心婴儿喂养、乳房外形改变等，护理过程中面临的主要问题有疼痛、体液失衡、体温改变、皮肤完整性受损等。

（二）护理要点

1. 疼痛护理

（1）防止乳汁淤积。患乳暂停哺乳，定时用吸乳器吸净或挤净乳汁。

（2）局部托起。用宽松胸罩托起乳房，以减轻疼痛和肿胀。

（3）局部热敷、药物外敷或理疗。以促局部血液循环和炎症消散。局部皮肤水肿明显者，可用25%硫酸镁溶液湿热敷。

2. 观察病情

定时测量体温、脉搏、呼吸，监测血白细胞计数及分类变化，必要时做血培养及药物敏感试验。观察乳房局部变化，如患乳红、肿、热等变化，有无压痛性肿块，腋窝淋巴结有无肿大和触痛，扪诊乳房肿块有无波动，皮肤有无水肿等。

3. 发热护理

遵医嘱早期应用抗生素。高热者给予物理降温，必要时遵医嘱应用解热镇痛药物。

4. 脓肿切开引流的护理

观察引流液性状、多少，是否通畅，引流条是否放在脓腔最低位置，红、肿、热、痛等乳房炎症消散情况。

5. 健康指导

（1）保持乳头和乳晕清洁。在孕期经常用肥皂及温水清洗两侧乳头，妊娠后期每日清洗一次；产后每次哺乳前、后均需清洗乳头，保持局部清洁。

（2）纠正乳头内陷。可于妊娠期经常挤捏、提拉乳头。

（3）养成良好的哺乳习惯。定时哺乳，每次哺乳时应将乳汁吸净，如有乳汁淤积，应及时用吸乳器或手法按摩排空乳汁，养成婴儿不含乳头睡眠的好习惯。

（4）保持婴儿口腔卫生，及时治疗婴儿口腔炎。

（5）及时处理乳头破损。乳头、乳晕破损或皲裂时暂停哺乳，用吸乳器取出乳汁哺乳婴儿。局部用温水清洗后涂以抗生素软膏，待愈合后再行哺乳。症状严重时应及时就诊。

（三）健康教育

预防急性乳腺炎发生，关键在于对孕妇进行早期乳房保健知识的教育。

1. 妊娠后期保健

自妊娠后期应每日挤捏、提拉内陷的乳头，用温肥皂水擦洗乳头，以纠正内陷乳头并增加乳头皮肤的坚韧度。

2. 哺乳期保健

（1）指导正确哺乳。养成定时哺乳、婴儿不含乳头睡觉等良好哺乳习惯。每次哺乳尽量排净乳汁，如有淤积，及时用吸乳器或按摩将乳汁排出；哺乳前后用温水清洁乳头。

（2）治疗皲裂和破损的乳头。教育产妇乳头、乳晕处有破损时暂时停止哺乳，每日用吸乳器吸出乳汁哺育婴儿。局部温水清洗后，涂以抗生素软膏，待伤口愈合后再行哺乳。

（3）注意婴儿口腔卫生，及时治疗其口腔炎症。

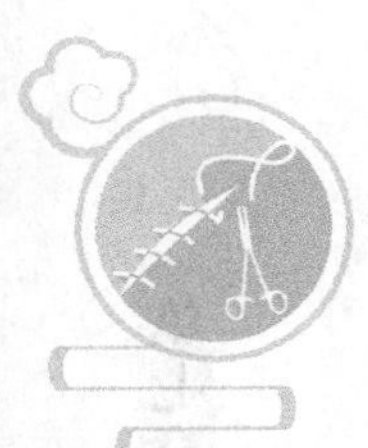

二、乳房良性肿瘤护理

（一）乳房纤维腺瘤

1. 主要护理问题

包括：①缺乏疾病诊治的相关知识。②舒适改变，这与术后伤口疼痛有关。③潜在并发症，如伤口出血。

2. 护理目标

包括：①提供相关疾病知识。②患者主诉伤口疼痛减轻或消失。③无出血并发症的发生或发生出血后得到及时治疗和护理。

3. 术前护理措施

（1）提供疾病相关知识。①告之患者乳腺纤维腺瘤的病因及治疗方法。②暂不手术者应密切观察肿块的变化，明显增大者应及时到医院就诊。

（2）术前常规准备。①协助完善相关术前检查。超声、心电图、凝血常规检查等。②更换清洁病员服。③备皮。范围为上至锁骨上部，下至脐水平，两侧至腋后线，包括同侧上臂上 1/3 和腋窝。④术前建立静脉通道。⑤入手术室时与手术室人员进行患者药物核对，再送入手术室。

4. 术后护理措施

（1）术后护理常规。①全麻术后护理常规。了解麻醉和手术方式，术中情况、切口和引流情况；持续低流量吸氧及心电监护，床档保护以防坠床，严密监测生命体征。②伤口观察及护理。看有无渗血、渗液，若有应及时通知医生并更换敷料。③各管道观察及护理。输液管保持通畅，留置针妥善固定，注意观察穿刺部位皮肤情况。如有胸腔引流管应注意妥善固定，保持有效负压吸引。观察记录引流液量和性状。④疼痛护理。评估患者疼痛情况，对有镇痛泵（PCA）患者，注意检查管道是否畅通，评价镇痛效果是否满意。遵医嘱给予镇痛药物。⑤基础护理。做好患者生活护理。⑥饮食护理。全麻醉清醒后 6h 进普食，局麻者可尽早进食。⑦体位与活动。全麻清醒前去枕平卧位头偏向一侧，全麻清醒后手术当日取平卧位或半卧位。术后第 1d 起可下床活动并逐渐增加活动量。

（2）伤口出血的观察及护理。①表现。短时间内伤口渗出较多颜色鲜红的液体。②处理。给予更换敷料、加压包扎、用止血药；如无效者，应及时再次手术止血。

5. 出院后护理

（1）患者应保持愉快心情。

（2）遵医嘱定期复查、随访，一般每年一次。

（3）每月进行乳房自查，发现有异常及时就诊。

（二）乳管内乳头状瘤

1. 主要护理问题

（1）焦虑。与乳头溢液、缺乏相关疾病知识有关。

（2）舒适改变。与伤口疼痛有关。

（3）潜在并发症。如伤口出血。

2. 护理目标

（1）提供相关疾病知识，焦虑减轻。

（2）患者主诉伤口疼痛减轻或消失。

（3）无出血并发症发生或发生出血后得到及时治疗和护理。

3. 术前护理措施

（1）提供疾病相关知识，减轻患者思想顾虑。

（2）术前常规准备。①协助完善相关术前检查。超声、心电图、凝血常规检查等。②更换清洁病员服。③备皮。备皮范围为上至锁骨上部，下至脐水平，两侧至腋后线，包括同侧上臂上 1/3 和腋窝。④术前建立静脉通道。⑤入手术室时与手术室人员进行患者药物核对后，送入手术室。

4. 术后护理措施

（1）术后护理常规。①全麻术后护理常规。了解麻醉和手术方式、术中情况、切口和引流情况。持续低流量吸氧及心电监护，采用床档保护防坠床，严密监测生命体征。②伤口观察及护理。观察伤口有无渗血渗液。若有应及时通知医生并更换敷料。③各管道观察及护理。输液管保持通畅，留置针

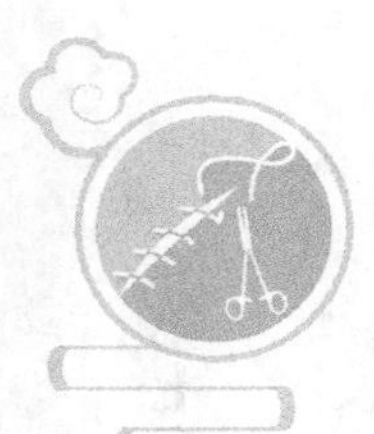

妥善固定,注意观察穿刺部位皮肤。如有创腔引流管应注意妥善固定,保持有效负压吸引,观察、记录引流液的量和性状。④疼痛护理。评估患者疼痛情况,对有PCA者,注意检查管道是否畅通,评价镇痛效果是否满意。遵医嘱给予镇痛药。⑤基础护理。做好患者生活护理。⑥饮食护理。全麻醉清醒后6h进普食。⑦体位与活动。全麻清醒前去枕平卧位头偏向一侧,清醒后手术当日取平卧位或半卧位。⑧术后第1d起可下床活动并逐渐增加活动量。

(2)伤口出血的观察及护理。①表现。在短时间内伤口渗出及引流管流出较多颜色鲜红的液体。②处理。给予更换敷料、加厚包扎、用止血药如无效者,应及时再次手术止血。

5. 出院后护理

(1)患者应保持愉快心情。

(2)遵医嘱定期复查、随访,一般每年一次。

(3)每月进行乳房自查,发现有异常及时就诊。

(三)乳腺囊性增生

1. 主要护理问题

(1)舒适的改变,这与疼痛有关。

(2)缺乏疾病诊治的相关知识。

(3)潜在并发症,如伤口出血。

2. 护理目标

(1)患者不适感减轻或消失。

(2)患者掌握了疾病诊治的相关知识。

(3)无出血并发症的发生,或发生出血后得到及时治疗和护理。

3. 护理要点

(1)疼痛护理。①解释疼痛发生的原因,消除病人思想顾虑,使之保持心情舒畅。②用宽松胸罩托起乳房,并遵医嘱服用中药调理或应用对症药物。

（2）手术病人护理。术后注意伤口出血情况的观察及处理。行肿瘤切除术者，还须术后嘱病人保持切口敷料清洁干净，按时换药。

（3）病情观察。暂不手术者应密切观察肿块变化，定期进行乳腺自查，以便及时发现恶变。嘱病人定期到医院进行复查，肿块明显增大者应及时到医院诊治。

（4）知识指导。向病人说明各种乳房良性肿瘤的病因及治疗方法，指导乳房自查方法。

4. 出院后护理

（1）学习疾病诊治的相关知识。

（2）患者应保持愉快心情。

（3）遵医嘱定期复查、随访，一般 3 ~ 6 个月一次。

（4）每日进行乳房自查，发现病情变化及时就诊。

三、乳房恶性肿瘤护理

（一）主要护理问题

乳腺癌是女性常见的恶性肿瘤，许多患者需要采用手术方法治疗。术前、术后患者主要的护理问题有情绪改变、自我形象紊乱、潜在并发症等。

（二）护理措施

须了解患者的年龄、月经初潮及闭经时间、饮食习惯，家族中有无同类患者，既往身体状况，有无乳房良性病变等。

1. 术前护理

（1）加强营养支持，给予高糖、高蛋白、高维生素饮食，提高患者的手术耐受性，减少术中意外和术后并发症的发生，为术后切口愈合创造有利条件。

（2）遵医嘱协助患者进行重要脏器功能检查，包括心、肝、肾、肺等功能。

（3）妊娠期和哺乳期发生乳腺癌的患者，应立即终止妊娠和哺乳，因激素作用活跃时可加速癌灶生长。

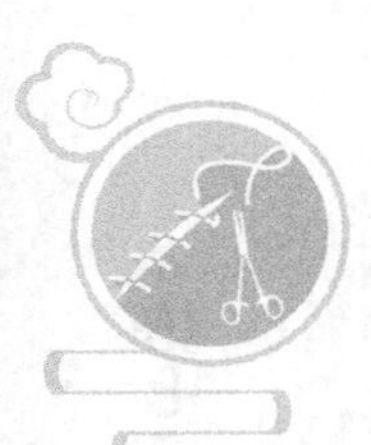

（4）心理护理。乳腺癌不仅给患者带来恐惧，同时手术切除乳房将意味着失去部分女性特征，进一步加重其心理不适。护理人员应注意了解和关心患者，向患者和其家属解释手术的必要性和重要性，告知术前、术后注意事项，使患者树立战胜疾病的信心，顺利度过心理障碍阶段。

（5）皮肤准备。遵医嘱术前进行备皮，范围应足够大。对于手术切除范围大、拟行植皮的患者，同时做好供皮区的准备。

2. 术后护理

（1）一般护理。术后患者血压平稳者可取半卧位，以利呼吸和引流。术后 6 小时麻醉反应消失后，即可开始正常饮食，以促进机体尽早康复。鼓励患者深呼吸及有效咳嗽，防止肺部并发症发生。

（2）密切观察病情变化。由于麻醉和手术后影响，以及术后并发症的发生，可使患者病情变化多端，需要密切观察。出现异常情况，及时报告医师并作相应处理。

注意：①生命体征监测。尤其注意患者呼吸，若出现胸闷、呼吸困难，应检查胸带包扎是否过紧，胸骨旁淋巴结清扫者还应注意有无气胸发生。②患侧上肢末梢血循环监测。术后若胸带包扎过紧，可使腋血管受压导致患肢皮肤青紫、皮温降低、动脉搏动减弱，应及时进行调整。③引流观察。为减少手术胸腔积液、使皮瓣紧贴胸壁，术后患侧腋窝、皮瓣下常规做负压引流。护理中应妥善固定引流管，保持引流通畅，观察并记录引流液颜色、性状，以及有无活动性出血。术后 1 ~ 2d 引流量为 50 ~ 100mL，以后逐渐减少；术后 3 ~ 4d，皮下无积液、皮瓣与胸壁紧贴时即可拔管。④放化疗反应观察。对术后行化疗和放疗的患者应注意有无化疗和放疗的不良反应。

（3）伤口护理。乳腺癌术后为防止创面出血，并使皮瓣紧贴胸壁，手术部位常用绷带或胸带加压包扎。包扎时要注意松紧度，确保皮瓣与胸壁紧密贴合以利创面愈合。保持创面敷料整洁干燥，若松脱或被液体湿透须及时处理。

（4）术后并发症护理。乳腺癌术后可能出现皮下积液、患侧上肢水肿皮瓣坏死、切口感染等并发症，预防及护理措施如下：①皮下积液。可由术后引流不畅、包扎不妥引起。应保持伤口敷料干燥、引流通畅，胸带松弛或脱落后及时报告医师重新包扎。发现局部积液者应延迟拔管时间；已拔管者可用无菌注射器穿刺抽液，然后加压包扎。②患侧上肢水肿。主要由患侧腋窝淋巴结清扫后，上肢淋巴液回流不畅或头静脉被结扎所致。预防措施为术后抬高患肢，避免在患肢输液、抽血、测血压等，指导或协助患者自远端向近端按摩患肢、进行适当握拳和屈肘运动，避免长时间下垂等。肢体肿胀严重时可用弹力绷带包扎，有助于淋巴循环，减轻淋巴水肿。③皮瓣坏死。与皮瓣过薄、缝合张力太大、术后胸带包扎过紧有关，发生率为 10% ~ 30%。术后注意观察胸带松紧度，防止包扎过紧，及时处理皮下积液。

（5）指导患肢功能锻炼。术后 3d 患肢应制动，平卧时可在患肢下垫小枕，避免上臂外展；下床活动时用吊带托扶患肢，他人禁止扶持术侧，以防腋窝皮瓣滑动影响愈合。术后 1 周做肩部活动，10 ~ 12d 后鼓励患者用术侧上肢进行自我照顾，如刷牙、洗脸等，并进行上臂各部锻炼及关节的活动锻炼。

（三）健康教育

由于绝大部分乳腺癌是由患者自己首先发现乳房肿块而就医的，因此，应大力普及妇女乳房自查知识和方法。成年女性每月进行一次乳房自我检查，有助于发现早期病灶。自查包括视诊和触诊，停经前妇女宜在月经结束后 4 ~ 7d 进行。

1. 术后出院健康指导

（1）乳腺癌病人应以向上、乐观的积极态度来面对疾病，对于癌症不畏惧并有不被压到的信心。要重新建立积极的生活方式，回到社会生活中来。家属要时时鼓励患者，注意减轻病人的心理压力。

（2）术侧上肢术后避免外伤，不宜搬动、提拉重物，避免测血压、静脉穿刺等。

（3）遵医嘱按时放、化疗。

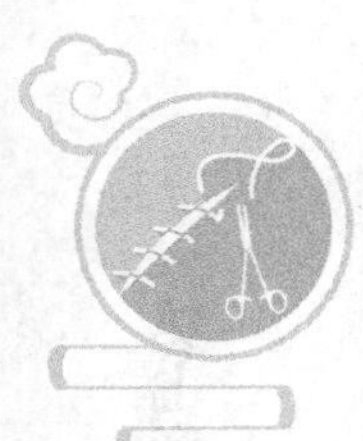

(4)定期到医院复查和坚持另一侧乳房自我检查。

(5)注意饮食质量和卫生,这有助于乳腺肿瘤病人提高自己身体素质及治疗效果。平常应该多吃富含蛋白质的奶制品以及豆制品、鱼类、蛋类等,而少吃油腻、辛辣食品。

(6)坚持患侧上肢功能锻炼。

(7)术后5年内避免妊娠,以防乳腺癌复发。

2.特别关注

加强乳腺癌患者心理护理和健康教育。术后注意伤口和引流管护理,以及功能锻炼。

第八章 中医外科

第一节 痈证诊疗

痈指的是气血受毒邪所困而壅塞不通，为一种发生于皮肉之间的急性化脓性疾患。特点是局部红肿热痛（少数初起白肿），范围多在 2 ～ 3 寸，发病迅速，易有肿、脓、溃，也易敛，一般不会损伤筋骨，也不会造成陷证。

有外痈和内痈之分，外痈则发在体表，内痈是生于脏腑。两者虽同属痈证范围，但在辨证施治上多有不同。本节主要叙述外痈。

一、痈证概述

（一）病因病机

多由因外感六淫，及过食膏粱厚味，内郁湿热火毒，或外来伤害、感受毒气等，引起邪毒壅聚，致使营卫不和、经络阻塞、气血凝滞而成。夫身体血液之流行，固属心之所主，但是气之运行，对血液流行有制约和推进作用。上述各种因素均可导致气机运行失常，也会影响血行通畅，从而邪热阻于皮肉间，聚而成形，发为痈肿。故《素问·生气通天论》说：“营气不从，逆于肉理，乃生痈肿。”扼要地说明了痈的发病机制。

（二）治疗

痈是气血为毒邪壅滞而成，故治疗原则应以祛除毒邪、流通气血为主，并宜根据病程的阶段、所患部位，分别处理。若初起尚未化脓的，应究其病因，清除其源，服药消散。至化脓阶段，如成脓迟缓，应投药促其成脓。溃后精神充沛，则只用外治即可；如气血受耗，则宜加补益之品。

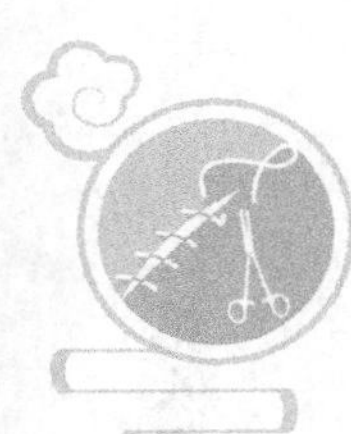

1. 内治

（1）辨证施治。初起宜散风清热、行瘀活血，一般用仙方活命饮，红花、角刺、乳香、没药。成脓宜托里透脓，以透脓散与上方合并使用。气血不虚者，去生黄芪。此因痈证本浅在皮肉之间。溃后一般不用内服药，若脓泄过多，体质虚弱者，宜补益气血。气虚以四君子汤，血虚用四物汤、当归补血汤，气血两虚用八珍汤。

（2）成药验方。①六应丸。成人每次10粒，1日3次；儿童剂量酌减，7～12岁每次5粒，6岁以下每次3粒。②蟾酥丸。每次3～5粒，每日1～2次，陈酒或温开水送下。孕妇忌服。③银黄片。每次4片，每日2次。④清解片。每次5片，每日2次。以上各类药物初、中期均可选用。

2. 外治

（1）初起。宜清热、和营、消肿。一般用金黄膏，或金黄散冷开水或醋、蜜、饴糖等调成糊状外敷。热势盛者，可用玉露膏或玉露散冷开水或醋、蜜、饴糖调成糊状外敷；或取太乙膏外敷，掺药均用红灵丹或阳毒内消散，撒油膏或膏药上外贴之，以冀消退，膏宜厚。

（2）成脓。宜切开排脓。

（3）溃后。①初溃。宜提脓祛腐。先用八二丹，三、五日后改用九一丹，并用药线蘸药插入疮口，触底而退出少许，使露出部分头向下，以引流，外盖金黄膏或玉露膏。待肿势消退十之八九时，改用红油膏盖贴。②收口。脓腐已尽，宜生肌收敛。溃后提毒见出透明浅色黏液者，即为毒已净，去掉药线，改用生肌散掺疮上，外以太乙膏或生肌白玉膏、生肌玉红膏盖。③脓出不畅。若溃口在上，脓腔在下，疮口呈袋形，有蓄脓之象，可先用垫棉法加压包扎，如五、七日无效，可扩创引流。

二、颈痈

（一）病因病机

颈痈是发生在颈部两侧的急性化脓性疾病，俗名痰毒，相当于现代医学所称急性化脓性淋巴结炎。多由外感风温、毒邪壅滞而发；亦有痧痘之后，肺胃余毒不清，或口龈生疳、肝胃火毒结聚而成。若外感风温，肝胃火毒上攻，则多起于颈之两旁；风温毒邪客于肺胃、积热循经上壅者，则多起于结喉之处。

多见于儿童，初起时局部肿、热、痛而皮色不变。肿块边界清楚，具有明显风温外感症状。《疡科心得集·辨颈痈锁喉痈论》对该病论述较详："颈痈生于颈之两旁，多因风温痰热而发。盖风温外袭，必鼓动其肝木，而相火亦因之俱动，相火上逆，脾中痰热随之。颈为少阳络脉循行之地，其循经之邪至此而结，故发痈也"。

（二）治疗

1. 内治

初期散风清热、化痰消肿，方以牛蒡解肌汤或银翘散加减。加减法：热甚加黄芩、生山栀、生石膏（打碎），便秘加瓜蒌仁（打碎）、枳实，脓成加红花、皂角刺。

2. 外治

参照痈证概述。

三、腋痈

（一）病因病机

腋痈是发生于腋窝的急性化脓性疾病，又名夹肢痈，俗谓夹痈，即西医所称腋下急性化脓性淋巴结炎。患者腋下暴肿、灼热、疼痛而皮色不变，发热恶寒，上肢举动不利，二周成脓、易敛。《医宗金鉴·外科心法要诀·腋痈》云："腋痈暴肿生腋间，肿硬掀赤痛热寒，肝脾血热兼忿怒，初宜清解溃补痊。"本病多由上肢皮肤破损染毒，或疮疡等感染病灶，毒邪循经流窜所致；或因肝脾血热兼忿怒气郁而成。

1. 初期

多暴肿，皮色不变，灼热疼痛，上肢活动不利；伴恶寒发热，纳呆，苔薄、

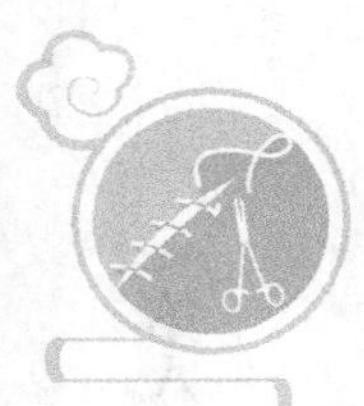

脉滑数等症。

2. 成脓

若疼痛日增，寒热不退，势在酿脓，消散的很少。经 10 ~ 14 天肿块中间变软，皮色转红，按之波动明显，此为内脓已成。

3. 溃后

一般脓出稠厚，肿消痛止，容易收敛；若溃后脓流不尽，肿势不退，多因切口太小。或因任其自溃，疮口不大；或因疮口位置偏高，引起装脓，以致引流不畅，影响愈合。此时需及时扩创，否则迁延时日，难以收口。

（二）治疗

1. 内治

（1）初起。清肝解郁、消肿化毒，方以柴胡清肝汤加减。

（2）脓成。上方加红花、皂角针，透脓托毒。

2. 外治

参照痈证概述。惟脓成切开术时刀法宜循经直开，低位引流。疮口将敛时需外盖棉垫，紧压疮口，以加速愈合。

四、乳痈

乳痈生于乳房，有内吹和外吹两种。外吹多因哺乳时乳母肝胃气结，乳儿吮乳时熟睡致乳头浸渍糜烂、毒气乘机侵入而成。内吹多因孕妇在怀孕期间情绪不佳、胎气上冲而成。临床上以外吹较为多见。乳痈初起时局部微有肿大，皮肤稍红，内部掀热疼痛，按之较硬；如热疼不退时则久必成脓，甚或溃破。

（一）病因病机

（1）外吹乳痈。患者大多是产后尚未满月的哺乳妇女，其中尤以初产妇最多见。初期脓未成时，在乳房部肿胀疼痛，并有结块或无块，乳汁分泌不畅，寒热，头痛骨楚，或有胸闷、口渴、呕吐等症。经治疗后，若能 2 ~ 3 日内寒热退清，肿消痛减，则有消散希望。假使寒热不退，或热退不尽，脉象弦洪带数，舌苔白腻或黄腻，乳部肿块增大，掀红疼痛，并有持续跳痛的，则已有化脓趋势。

成脓期则寒热疼痛，连续10日左右不减，硬块中央渐软。按之应指者，为已到脓熟阶段。溃后一般肿消痛减，逐渐向愈；若脓流不畅，肿势不消，疼痛不减，身热不退，脓液可能波及其他乳络，致成传囊之变，疗程较慢。若乳汁从疮口中流出者，收口亦慢，甚至要断乳后方能收敛。本病皮色，偏于热重的，多红赤；偏于气郁或乳汁阻滞而成的，皮色多不变。

（2）内吹乳痈。多见于怀孕6～7个月时。初起乳房部结块肿痛，皮色不变；日后逐渐转红，化脓而溃。本病较外吹乳痈难消，酿脓亦慢，溃后往往须待产后才能收口。

（3）非哺乳期乳痈。不论男女老小均能发生，与上述二证所不同的就是既未怀孕，又不哺乳。临床表现一般与外吹乳痈相同，但比较易溃、易敛。

（二）治疗

本病治疗，一般以疏肝气、清胃热为主，热重者偏重清热，气郁者偏重理气，可依据辨证灵活应用。

1. 内治

（1）外吹之证。①初起时。可用干檀香、牛蒡子、蒲公英各五钱，煎服。如有寒热往来，头痛，骨节酸楚，或胸闷呕吐，局部无块或有块，皮色或红或白，但脓未成者，均宜疏泄厥阴、清解邪热。可用瓜蒌牛蒡汤加蒲公英。加减法：哺乳期间乳汁壅滞者，宜通乳，加鹿角霜、漏芦、王不留行、木通、路路通等；产妇不哺乳或断乳后乳汁壅胀者，宜回乳，加焦山楂、焦麦芽等；偏气郁者，宜理气，加川楝子、合欢皮、枳壳等；新产妇恶露未净，宜祛瘀，并少用寒凉药物，可加当归尾、川芎、益母草等；有肿块者，宜和营，加当归、赤芍及川芎等。②成脓期。将化脓者，宜透托，可用透脓散。③溃后。气血两亏者，宜调补，可用八珍汤加减。

（2）内吹之证。由于怀孕，故在疏肝清胃方中，必须佐以安胎之药，免伤胎儿。①皮色不变、偏于气郁者，宜疏肝解郁，可用逍遥散。②皮色红赤、偏

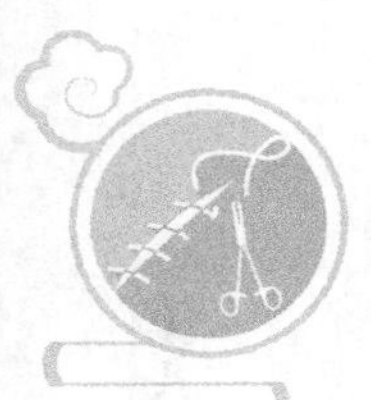

于热壅者，宜解郁和胃清热，可用橘叶散。此二方中均可加紫苏梗、苎麻根等安胎之药。

（3）非哺乳期之证。可参照外吹治法，但应除去通乳之药。

2. 外治

（1）外吹、内吹及非哺乳期乳痈三证，均可采用下法：①皮色掀红灼热者，宜玉露散或金黄散外敷。②皮色微红或不红者，宜冲和膏或太乙膏掺红灵丹盖贴。③在敷药前，可先用葱四、五两煎汤热敷。

（2）成脓期。脓熟宜采取放射形切开排脓，可不致破伤较多乳络。

五、脐痈

（一）病因病机

脐痈是生于脐中的急性化脓性疾患，但不同于一般痈证，可能内溃透膜或形成瘘管。发病部位属任脉经神阙穴。此证因心脾湿热火毒流入小肠结于脐中，以致血凝毒滞而成。亦有先患脐中出水，复因瘙痒染毒而引起者。脐部肿大如瓜，或高突若铃，皮色或红或白。此病宜争取消散，否则有内溃透膜危险。

溃后得稠脓者为顺；若时出臭秽污水、久不收口者，往往成为脐漏。

（二）治疗

内治宜清火解毒利湿，如用黄连解毒汤合四苓散，或用导赤散加当归尾、赤芍、金银花等。并宜保护内膜，可兼服琥珀蜡矾丸。溃后成漏，宜补养脾胃，如用四君子汤。若无虚证现象，可不必内治。

外治一般参照痈证概述。唯脐漏下有硬结者，可用七仙条，化管提脓。

六、臀痈

（一）病因病机

本病急性者多由湿热火毒蕴结，或注射时感染毒邪而成，亦可因局部疖发展而来。慢性者多由湿痰凝结，营气不从，逆于肉里所致，或注射药液吸收不良引起。急性者多生在臀部一侧，初起疼痛，掀红肿胀、皮肤灼热，中心明显，四周较淡，逐渐扩大；而有硬结，边缘不清。2 ~ 3 天后皮肤湿烂，可色黑腐溃，或中软不溃。伴怕冷发热，胃纳不馨，骨节酸痛，苔黄腻、脉弦滑数等症。

一般溃后脓出黄稠者，如治疗适当、腐脱新生、热退肿消，约 1 个月左右可痊愈。慢性者初起多漫肿，皮色不变，红热不显，硬块坚实，有疼痛或压痛，患肢步行不便，进展较缓慢，全身症状也不明显。是由注射药液不吸收引起的。一般经过治疗后，多半能自行消退。

（二）治疗

1. 内治

（1）急性者。凉血清热解毒利湿，方以黄连解毒汤合仙方活命饮加减。常用药物，如黄连、黄柏、生山栀、板蓝根、生地黄、赤芍、牡丹皮、薏苡仁、猪苓、茯苓、生甘草等。

（2）慢性者。活血通络散瘀消肿，方用桃红四物汤加减。常用药物，如丝瓜络、生甘草、桃仁、红花、赤芍、泽兰、川芎、乳没。加减法：脓腐不易外出，加皂角刺、红花。

（3）溃后。不论急慢性，大块腐肉脱落、疮口较深，而形成空腔，收口缓慢者。宜调补气血。方用八珍汤加减，常用药如黄芪、党参、赤芍、白芍、茯苓、怀山药、生薏苡仁、焦白术、当归、生甘草等。

2. 外治

（1）未溃。急性者用玉露膏，慢性者用冲和膏。

（2）脓成。宜切开排脓。有腐黑坏死与健康组织分界明显时，可以进行切开。

（3）溃后。先用八二丹、红油膏盖贴，脓腔深的加用药线引流。腐脱新生，渗出黄稠黏液时改用生肌散、白玉膏盖贴。如疮口有空腔而不易愈合的，可加用棉垫法加压固定。

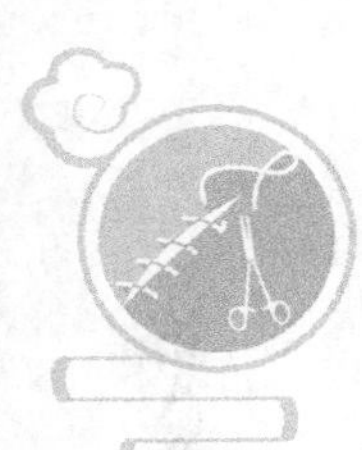

七、委中毒

(一)病因病机

痈疽发于腘窝委中穴处者。委中毒生于膝后中央折纹动脉陷中,相当于委中穴部位。因穴位而称委中毒,此穴属足太阳膀胱经。由湿热下注,壅遏不行、阻于络脉所致;或由足跟破伤、冻疮溃烂、过于行动使湿热瘀滞而成。初起木硬不痛,皮色微红;后渐伸屈艰难,身发寒热。如果寒热不退、肿痛益盛,3周以上才会成脓。

溃破以后,往往脓出过多,筋失营养,以致筋缩而不能屈伸;必须经过较长时间(2 ~ 3个月)并加以活动锻炼,才会恢复正常功能。亦有初起焮痛色赤,2周内即成脓的,则收功较快。若溃后脓流不尽、肿势不退,日久不能收口,多由切口太小,或患者不愿开刀,任其自溃,以致引流不畅、脓毒不尽所造成。在此种情况下,必须进行扩创,才能收口。若脓出转为清稀,如生鸡蛋清一样,这是内毒已净,即宜停止药线引流,掺以生肌收口之药,用垫棉法,纱布略为扎紧,即可收口。

(二)治疗

内治初起皮色不变或微红者,宜逐瘀活血,如用活血散瘀汤;若色赤掀红者,宜和营消肿、清热利湿,如用五神汤合革薢化毒汤。若脓成溃后,可按本章痈证概述一般治疗。

外治参照痈证概述。脓成应在腘中央折纹偏下些切开。

八、囊痈

(一)病因病机

囊痈又名肾囊痈,生于阴囊部分,属足阴肝经所主。多由肝肾湿热下注而成;或由坐卧湿地,久着汗湿衣裤,以致湿热蕴结,血凝毒滞而生。

初起肾囊红肿,掀热疼痛,身发寒热,继则渐渐肿大,囊皮紧张光亮,形如一瓠。有一侧肿胀的,也有两侧肿胀的。常坠重而疼痛,口干饮冷,小便赤涩。如热退疼定,肿胀很快就会消散。如消之不应,身热不退,肿痛更甚便有成脓趋势。如脓已出而肿痛不减，此为湿热未清。在一般情况下，出稠脓的易治，出稀脓的难治。

（二）治疗

此证为肝肾湿热所致，不宜用热药，恐热甚易成脓。内治初起宜清热利湿，如龙胆泻肝汤，或用黄芩、黄连、黄柏、栀子、薏苡仁、木通、甘草、当归之类。若脓已成而小便不利为热毒壅闭，可佐透托，宜上法加红花、皂角刺。若脓已出而痛不减为肝肾阴亏、热毒未解，宜滋阴除湿，可用滋阴除湿汤。

外治参照本章痈证概述。唯此处施行切开手术时，宜先将睾丸以二手指推开，这样可避免损伤睾丸及里膜。

九、丹毒

（一）病因病机

丹毒是一种皮肤突然鲜红成片，色如脂涂丹染，迅速蔓延的急性感染性疾病。特点是病起突然恶寒壮热，局部皮肤忽赤如丹涂脂染，掀热肿胀，迅速扩大，边界清楚。发无定处，数日内可逐渐痊愈，每多复发。发病部位以小腿为最多见，头面次之。发病前先出现明显全身症状，如恶寒、发热、头痛、骨楚、胃纳不佳、便秘尿赤；苔薄黄或黄腻，脉数或滑数。

一般局部先起小片红斑，很快蔓延成大片鲜红，稍高出皮面，境界清楚，压之皮肤红色减退、放手又显红色，表面紧张光亮，触之灼手、肿胀触痛等，为火毒入于血分表现。严重红肿处可伴起紫癜、瘀点、瘀斑和大小不等的水疱，偶尔可见结毒化脓、皮肤坏死者。常可并见患处附近臖核肿痛。不同部位丹毒特征：

1. 新生儿丹毒

往往游走不定，多有皮肤坏死，伴高热、烦躁、呕吐等严重全身症状，有生命危险。

2. 头面部

发生在头面部的，如由鼻部破损引起者，先发于鼻额，次肿于目，而使两

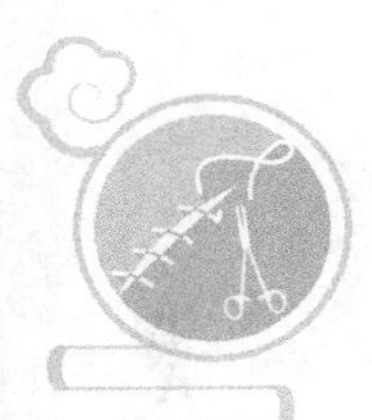

眼睑肿胀不能开视；如由耳部破损引起者，先肿于耳之上下前后，次肿及头皮，如由头皮破损引起者，先肿于头额，次肿及脑后。

3. 腿胫部

痈发生在腿胫部的，多由趾间皮肤破损引起，先肿于小腿，可延及大腿，愈后易复发。常因反复发作而形成大脚风(象皮腿)。

(二) 治疗

1. 内治

(1) 辨证施治。应凉血清热、解毒化瘀。但其发病部位不同，施治也有所区别。①发于头面者，属风热化火，治宜散风清火解毒为主。方用普济消毒饮加减。加减法：大便干结者，加生大黄、玄明粉；咽痛则加生地黄、玄参。②发于胸、腹、腰、胯者，属肝脾湿火，治以清肝泻火利湿为主。方用龙胆泻肝汤、柴胡清肝汤或化斑解毒汤加减。③发于下肢者，属湿热化火，治宜利湿清热解毒为主。方用五神汤合萆薢渗湿汤加减。④新生儿丹毒，属胎火胎毒为患，治宜凉血清营解毒为主。方用清热地黄汤(犀角地黄汤)合黄连解毒汤加减。⑤毒邪内攻，邪入营血，可仿温病法救治，治宜凉血清营解毒。方用清热地黄汤(犀角地黄汤)合清瘟败毒饮加减。加减法：若神志昏迷者加清心开窍之安宫牛黄丸(1 粒化服)，或紫雪散 3 克分 2 次吞；阴虚舌绛苔光者，加玄参、麦冬、石斛等。

(2) 成药验方。丹毒均可用生地黄、赤芍、板蓝根、制苍术、黄柏等煎服。并发大脚风者，可用防己、苍术、泽泻各 60 克，升麻 30 克，研末，水泛为丸。每次 9 克，日 2 次，饭前温开水吞服。可常服。

2. 外治

(1) 外敷。外用玉露散或金黄散以鲜丝瓜叶捣汁或金银花露调敷，时时湿润。或选鲜野菊花、蒲公英、地丁草、马齿苋、冬青树叶等捣烂湿敷。干后调换，或以冷开水时时湿润。

(2) 熏洗。下肢复发性丹毒形成大脚风的可选用下列方药熏洗。①大蒜一大把煮水半桶，倒入木桶中，将患肢乘热先熏(外盖棉被)后温洗，每晚次，每次 20 ~ 30 分钟。②乌桕叶、鲜樟树叶、松针各 60 克，生姜 30 克，切碎煎汤熏洗。③紫苏 100 克，葱白 200 克，鲜凤仙花带茎叶 100 克。煎汤熏洗。

（3）砭镰法。将患处消毒后用七星针或三棱针扣刺患部皮肤，放血泄毒，或再配合拔火罐，令出恶血，任其自流，待自止后，敷玉露散。此法只适宜于下肢丹毒，禁用于抱头火丹、赤游丹或伴血液病患者。

3. 手术

流火结毒成脓者，可在坏死部分作小切口引流，外掺九一丹，敷红油膏。

第二节　疔疮和疖

疮疡、疔疖是各种致病因素侵袭人体后引起的体表化脓性疾患，为外科普遍、常见的疾病。中医自古至今积累了丰富的疮疡临床经验，建立起自己独特的理论体系。疮疡专科在中医外科中以疗效良好著称，更以疮疡之理论体系完整，辨证论治法度井然，而向治疗其他疾病的新领域发展延伸，成为中医外科的核心学科。

一、疔疮

痈疽等化脓性感染局部肿胀，形似疔盖状者，此为中医外科特有病名，包括着多种性质不同的急性化脓性感染。疔疮是发病迅速而危险性较大的疾病。此证随处可生，但多发于颜面和手足等处。如果处理不当，发于颜面的疔疮，更容易走黄，而导致生命危险；发于手足的，则可以损筋伤骨，影响功能。

疔的范围很广，因此名称很多，原因亦殊。现在按发病部位和性质不同，分颜面疔、手足疔、红丝疔、烂疔、疫疔等五种。疔疮是一种发病迅速，易于恶化，危险性较大的疮疡。

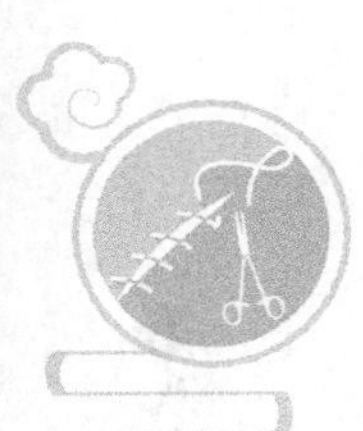

（一）颜面疔疮

1. 病因病机

颜面部疔疮是颜面部急性化脓性疾病。特征是：疮形如粟，坚硬根深，如钉丁之状。由于发生部位不同，故名称各异。如生在眉心的叫眉心疔，生在两眉棱的叫眉棱疔，生在眼胞的叫眼胞疔，生在颧部的就叫颧疔，生在颊车的叫颊疔，生在鼻部的叫鼻疔，生在人中的叫人中疔，生在人中两旁的叫虎须疔，生在口角的叫锁口疔，生在唇部的叫唇疔，生在颏部的叫承浆疔等。总之，病名虽异，但其病因、辨证施治基本相同，故均归本节论述，并统名为颜面疔疮。

（1）初期。开始在颜面部某处皮肤上有粟米样脓头，或痒或麻，逐渐红肿热痛。肿块范围虽只有 3 ～ 6cm 左右，但多个深坚硬形如钉丁之状，说明病灶较深。不同于疖肿突起根浅的小疮，重者有恶寒发热等全身症状。初起辨证重在看：疮顶高突，四周结肿不散者，为有“护场”，属顺；若四边根脚平塌散漫者为失“护场”，多凶。

（2）中期。起病后 5 ～ 7 日，肿势逐渐增大，四周浸润明显，疼痛加剧，脓头破溃，伴发热口渴、便干溲赤，苔薄腻或黄腻、脉象弦滑数等脏腑蕴热火毒炽盛证。疔疮以出脓者轻，因火毒随脓而泄。干枯无脓，或流血水、出黄水者重。此正虚、气血不足无以酿脓托毒者，火毒不泄，势必横散。

（3）后期。起病后 7 ～ 10 日，肿势局限，顶高、根软溃脓，脓栓或疔根随脓外出，肿消痛止，身热减退的，病程一般 10 ～ 14 天即可痊愈。可见若能早期治疗、处理得当，则病程短暂，预后良好。

（4）合并症。生于鼻翼、上唇的疔疮，若处理不当，妄加挤压、不慎碰伤或过早切开等，可致顶陷色黑无脓，四周皮肤暗红，肿势扩散，失去“护场”，头面、耳、项俱肿，并伴壮热烦躁、神昏谵语、胁痛气急，苔黄糙、舌质红绛，脉象洪数等症状。此乃疔毒越出局限范围，发为走黄之象。少数病例在中期亦可出现走黄。

若疔毒走窜入络，出现恶寒发热，在躯干或四肢肌肉丰厚处多有明显痛处者，则是并发流注之象。若毒邪内传脏腑，可引起内脏器官转移性脓肿；若毒邪流窜附着四肢长管骨，骨骼胖肿，可形成附骨疽。出现并发症，可有生命危险，或引起骨质破坏而缠绵不愈。

2. 治疗

（1）内治。①辨证施治。清热解毒，方用五味消毒饮合黄连解毒汤加减。加减法：有恶寒发热的，加蟾酥丸 3 ～ 5 粒吞服，以驱毒发汗；如毒盛肿甚的，倍黄连加大青叶，加重清热解毒；壮热口渴的，加淡竹叶、石膏、连翘等清泄阳明气火；大便秘结的，加生大黄（后下）、元明粉（冲服）等通腑泄热；不易出脓，加皂角刺以透托；小便不利的，加木通、赤苓，泛恶加陈皮、竹茹。②成药验方。清解片每次 5 片，1 日 3 次；儿童减半，婴儿服 1/3 量。六神丸或六应丸，成人每次服 10 粒，日 3 次；童、婴如前减量。梅花点舌丹 2 粒，日 3 次，含化或吞服，儿童减半；蟾酥丸 3 ～ 5 粒，吞，儿童减半。

（2）外治。①初期。宜箍毒消肿，用玉露散，银花露或冷开水调而围箍，中以千捶膏敷贴疮头。②中期。宜提脓祛腐，用九一丹、八二丹或药制苍耳子虫放于疮顶部，再用玉露膏或千捶膏敷贴；脓熟，中央明显波动而不能自溃者，当切开排脓。加用药线，八二丹或九一丹引流。③后期。脓净，新生，宜生肌收口，用生肌散，以太乙膏、红油膏或白玉膏盖贴。

（二）手足部疔疮

1. 病因病机

为手足部急性化脓性感染。初起时肿痛无头，若不及时治疗，容易损筋坏骨，影响手足功能。多由脏腑火毒凝结而成。针尖、竹、木、鱼骨刺伤、昆虫咬伤等，从而感染毒气，阻于皮肉之间，留于经络之中，也都能引起本病。发病手部多于足部。

本病因发生部位及形态、预后不同有多种命名。如生在指头顶端的叫蛇头疔，生于指甲旁的叫蛇眼疔，在甲身一侧边缘的名沿爪疔或代指，在甲后的叫蛇背疔，在手指螺纹的叫螺疔，在手指指节间的叫蛀节疔（易损骨引起功能障碍），指头有黄疱明亮者叫水蛇头（挑破去其恶水即愈），一指通肿的

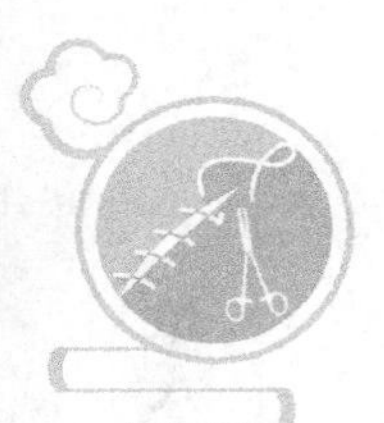

叫泥鳅疔，生于指中节前肿如鱼肚的叫鱼肚疔或蛇腹疔，生在五指（趾）丫处的叫手足丫疔，生在手掌中心的叫托盘疔，生在足掌中心的叫足底疔，在涌泉穴者叫涌泉疔等。总之，病名虽异，病因病理、证治却大致相同，故统名手足部疔疮。

（1）初期。初起局部无头者较多，有头者较少，并有麻木作痒；继则掀热疼痛，有的红肿明显，有的红肿并不明显。

（2）中期。肿势逐渐扩大，疼痛剧烈而呈搏动性，其痛连心。全身症状亦渐相应出现，如恶寒发热、饮食减少和睡眠不安等。

（3）后期。一般脓出黄白稠黏，逐渐肿退痛止，趋向痊愈。全身症状也随之消失。

2. 治疗

（1）内治。①初期宜清热解毒，如五味消毒饮加半枝莲、重楼。恶寒发热则加蟾酥丸驱毒发汗。②中期仍宜上法，用五味消毒饮合黄连解毒汤。壮热口渴的加淡竹叶、石膏、连翘等以清胃火，毒盛肿甚加甘草、牡丹皮、赤芍以凉血解毒，不易出脓加皂角刺以透托，大便秘结可加大黄、玄明粉等以通腑泄热。③后期。若已热退肿消，可停服内治药物。

（2）外治。①初期。以玉露膏或金黄膏，上掺八将丹敷贴。患于指头部皮硬者，可套猪胆；或以鸡蛋清调八将丹倒入猪胆内套之（或以蛋壳代猪胆）。每日一换。可使患处皮肤柔软，药力容易透达。②中期脓成时，切开排脓，刀法应取直开。③后期。若有死骨，须用镊子钳出。指甲溃空或指甲陷入肉内，则须剪去已空指甲。如生在手掌或足底皮肤之下，应将皮肤剪破防止贮脓过久，反有不利。其余可参照概述加以治疗。

（三）红丝疔

1. 病因病机

红丝疔发于手足或骨节间，亦有生于头面的。此症为一条红线蔓延，发病原因主要是由于火毒蕴结，毒流经脉所致。症候初起时形似小疮，逐渐发生红丝，在手者多上攻手膊，在足者多上走股腿，在头面者则多下窜颈项，流窜颇快。常并发恶寒发热，甚至恶心呕吐。

生于手者，其毒可攻心；生于足者，其毒可至脐；生于头面者，其毒可至喉。如不早治常易引起心神恍惚、烦躁谵语，变成险症。本病内有火毒凝聚，外有手足部生疔、足癣糜烂或皮肤破损，感染毒邪，以致毒流经脉向上走窜而继发。

2. 治疗

（1）内治。宜清热解毒。治同颜面部疔疮。

（2）外治。①处理原发病。先按手足部疔疮处理。若红丝细，宜用砭镰法，局部皮肤消毒后以刀针沿红丝路径，寸寸挑断，用拇指和食指轻捏针孔周围皮肤，微令出血，或在红丝尽头挑断。断处均盖贴太乙膏掺红灵丹。②脓成切开引流。③溃后用八二丹、九一丹，药线引流，外敷红油膏。如 2 ～ 3 处相互串连贯通者，或将串连贯通处彻底切开，或用棉垫加绑缚，垫压疮口上部，以利引流，加速疮口愈合。脓净，改用生肌散、白玉膏收口。

（四）烂疔

1. 病因病机

烂疔是发于皮肉间易腐烂的一种急性疾患，与一般疔疮不同，好发于足部，但臂、膈及手背等处偶或有之。大多因皮肤破损，接触潮湿泥土，感染毒气，毒聚肌肤；或因湿热毒炽盛，蕴蒸肌肤。两者均能导致毒滞血凝，热胜肉腐，而成本病。

初起每多在皮肤破损处感觉胀痛，伤口周围呈暗红色；旋即蔓延成片，状如丹毒，并有高热头痛、神昏谵语。多数病例在发热一昼夜后，虽身热略降，但仍有神智时昏时清、烦渴引饮、食欲不振、小便短赤、脉洪滑数、苔黄焦糙等。继则灼热肿痛剧烈，皮肤上形成一个大水疱；若溃破后流出淡棕色浆水，此时肌肉大部分已腐坏，四周转紫黑色，中心部间有浅黄色死肌，疮面略凹，如《千金方》“疔肿门”所说：“烂疔其状色稍黑，有白瘢，疮溃有脓水流出，大小如匙面。”若身热渐退，患处四周红肿消失，腐肉与正常处分界明显，并在分界处流出稠脓者，为转机之象，以后就能腐脱新生，即使疮面甚大，不难收口而愈。

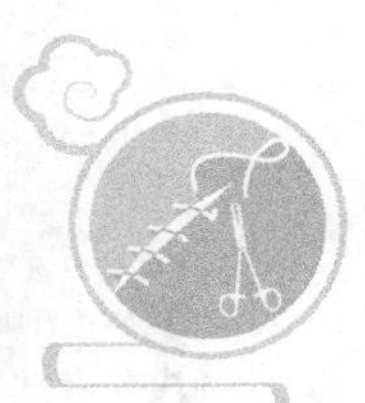

若身热不退，神智持续不清，患处腐烂及肿势继续蔓延不止者，为逆证。

2. 治疗

（1）内治。宜凉血解毒、清热利湿，方以清热地黄汤（犀角地黄汤）、黄连解毒汤合三妙丸。加减法：神昏谵语用水牛角片 15 ～ 30 克或浓缩水牛角粉 0.9 ～ 3 克，吞服；或安宫牛黄丸 2 粒，分 2 次化服；或紫雪散 4.5 克，分 3 次吞服；便秘，加生大黄（后下）。

本病证情危重者，宜早期中西医综合治疗。

（2）外治。①初起用玉露膏外敷。如皮色紫黑，加掺蟾酥合剂；若无蟾酥合剂，可用外科蟾酥丸研细代之。②腐肉与正常皮肉分界明显时，改掺 5% ～ 10% 蟾酥合剂或五五丹。③腐肉脱落，周围肿势退净，肉色鲜润红活者，掺生肌散、红油膏盖贴。

（3）手术。①一经诊断立即施行手术。在不用止血带条件下，进行多处纵深切开，直到颜色正常、能够出血的健康组织为止。并切除一切坏死或濒于坏死和已经变色的组织和肌肉群，彻底清除异物、碎骨片，用大量双氧水冲洗创口，创口完全敞开；用双氧水或过锰酸钾溶液纱布松填，或掺蟾酥合剂。②在肿势局限，呈一片黑色匙形疮面，按之有轻微波动感和捻发音时，已经是内有积脓，应作多个纵形切口引流术，术后外敷药物同上述。

（五）疫疔

1. 病因病机

本病疮形如脐凹陷，古称鱼脐疔。因其是一种特殊急性传染病，与一般疔疮不同，故名疫疔。多见于畜牧或皮毛制革业等工作者。好发于头面，其次是颈项、手臂等部。

《证治准绳》说“疔疮者……或感疫死牛、马、猪、羊之毒”，即指此证而言。因此疫疔是因感染疫毒，阻于皮肤之间，以致气血凝滞、毒邪蕴结而成。

（1）初期。初起皮肤上有一小红斑，多痒而不痛，形如蚊迹蚤斑，全身可有轻微发热。

（2）中期。局部红斑上发生水疱，但很快干燥，形成暗红色或黑色腐肉继即肿势散漫增剧，软绵无根，并在腐肉周围形成一圈灰绿色水疱，像牛痘；而后疮形呈中黑凹陷，形如脐状，此时全身发热症状也随之加重，体温更高。

（3）后期。若中央腐肉与正常处开始分离，或流出少量脓水，四周肿势日趋局限，身热渐退者，为顺证；但此证腐肉脱落较一般缓慢，疮口愈合亦迟。若局部肿势继续发展，伴壮热神昏、痰鸣喘急、脉细身冷者，为走黄逆证。

2. 治疗

（1）内治。初期中期参颜面部疔疮；另服外科蟾酥丸 6 粒，分 2 次吞服。后期并发走黄者，按疔疮走黄治疗。

（2）外治。①初、中期宜消肿解毒，用玉露膏掺蟾酥合剂或升丹，外敷。若无蟾酥合剂或升丹，可用外科蟾酥丸研细代之。②后期。腐肉未脱，改掺10% 蟾酥合剂或五五丹；腐脱，肉色鲜红者，改掺生肌散。外盖红油膏。

二、疖

疖是一种生于皮肤浅表的急性化脓性疾患，随处可生，可分为有头、无头两种。特征为色红、灼热、疼痛，突起根浅，肿势局限，范围多在 1 寸，出脓即愈。一般认为疖是外科疾病中的小疮，毒轻而易治。

（一）暑疖

1. 病因病机

本病暑天易发，故名暑疖，多发于头面。小儿易患，新产妇亦常见此病。暑疖初起局部皮肤潮红，次日发生肿痛，根脚很浅，范围局限，3cm 左右。一种是先有黄白色脓头，随后疼痛增剧，自行破溃，流出脓水，肿痛亦逐渐减轻。另一种是结块无头，红肿疼痛，2 ~ 3 日便可成脓，切开后脓出黄稠，再经 2 ~ 3 日即能收口。

本病一般无全身症状，但亦有因遍体发生，少则几个，多则数十，或簇生在一起者，则也能出现全身不适、寒热头痛、心烦胸闷、口苦舌干、便秘赤等现象。此外，若初起时因用力挤压或碰伤，则常可转成疔疮。若患在头顶皮肉较薄之处，脓不早泄，或引流不畅，脓液蓄积，腐蚀肌肉，以致头皮脱空，则

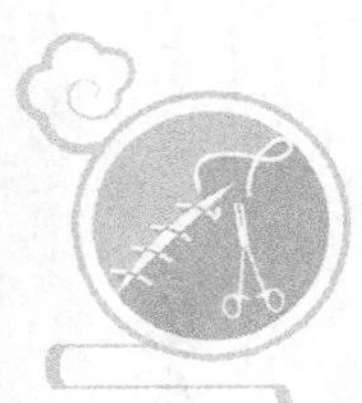

可以转成蝼蛄疖。

2. 治疗

(1)内治。①辨证施治。清暑利湿解毒,用清暑汤加味。加减:热毒盛者加黄连、黄芩、生山栀,小便短赤加车前子(包)、六一散(包)、茯苓,大便秘结加生大黄,表虚患者加玉屏风散以邪正兼顾。②成药验方。银花、菊花鲜藿佩各 9 克,生甘草 3 克,煎汤代茶;或鲜车前草洗净捣汁内服;或鲜野菊,或鲜蒲公英,或鲜青蒿,或鲜马齿苋,均用 30 克,煎汤代茶。成人吞服清解片 5 ~ 10 片,一日 3 次;儿童减半,婴儿服 1/3。用六应丸或六神丸,成人每次 10 粒,1 日 3 次,吞服;儿童减半,婴儿服 1/3。

(2)外治。①初起。用千捶膏盖贴可冀消退(脓成可咬头代刀)。或取金黄散、玉露散,金银花露或菊花露调成糊状,敷患处;或三黄洗剂外搽。珠疖宜青黛散、麻油调敷。也可用鲜野菊花叶、马兰头、金丝荷叶、丝瓜叶、芙蓉花叶任取一种,洗净捣烂敷于患处。②脓成。切开排脓。切口宜浅不宜深当取卧刀,切破薄皮,令脓自出便可。③溃后。用九一丹掺太乙膏盖贴,1 日换 2 ~ 3 次。④并发湿疹。用青黛散麻油调敷。⑤转成疔疮及蝼蛄疖者,按颜面疔疮、蝼姑疖治疗。

(二)蝼蛄疖

1. 病因病机

蝼蛄疖俗名鳝拱头,多生于小儿头皮上,未破如曲鳝拱头,破后形似蝼蛄串穴,故以形状命名。本病多由生暑疖之后,治疗不当或护理不慎等所转成,并且与体虚有关。治疗不当者因疮口太小,以致脓流不畅,引起脓毒潴留护理不慎者因搔抓碰伤,以致脓毒旁窜。加之头顶皮肉浇薄,容易互相蔓延结果肌肉腐蚀,头皮串空,遂成本病。

2. 治疗

(1)内治。一般同暑疖。体虚者宜健脾养阴,用两仪膏每日 15 ~ 30 克开水冲服;或以山药粉 9 克,和入大米内煮粥吃,并加牛肉汁佐餐。

(2)外治。①扩创手术。将相互串通的空壳作十字形剪开,如遇出血可用缚扎法以压迫止血。②外用药。用药线、九一丹引流，外盖以太乙膏，日换 2 ~ 3 次。脓尽改用生肌散收口。③并发症。有死骨者，待松动时可用镊子钳出。④垫棉压迫法。数个头拱出者，亦可各个切开，药线引流，并在空腔上加棉垫绑压，使脓毒得泄、皮肉相粘而易愈合。

（三）疖病

1. 病因病机

好发于项、背、臀等处，多见于青壮年，任何季节都可发生。在一定部位起发几个到数十个疖肿，反复发作，经年缠绵不愈。有的可在身体各处散发，一处将愈，他处又起，或间隔 2 周、月余再发。多由内郁湿火，外感风邪，蕴阻于皮肤所致。亦有因患消渴、习惯性便秘等慢性病，阴虚内热，染毒所致。

2. 治疗

（1）内治。①辨证施治。湿火风邪证宜祛风清热利湿，方以防风通圣散加减。阴虚内热证宜养阴清热，上方加生地黄、玄参、天冬、麦冬。加减法：脾虚便溏者加党参、黄芪、白术、怀山药；如有消渴病或肾病等患者，应针对原发疾病具体情况，进行辨证施治。②成药验方。三黄丸每日 9 克，分 2 次服；或清解片每次 5 片，1 日 2 次吞服；或蒲公英、大青叶各 30 克，车前子 15 克，生甘草 3 克，煎服；或六应丸或六神丸，每次 10 粒，1 日 3 次吞服，婴幼儿减量。

（2）外治。用千捶膏外贴，或三黄洗剂外搽。

（3）针刺。主穴：在督脉经上，第六胸椎棘突处。针法：令患者端坐，抱肘低头，穴位处用 0.1cm 圆针沿皮下进针，深 4.5 ~ 6cm，留针 20 分钟。配穴：后合谷穴，在第一、二掌骨连线之缘。针法：用毫针快速进针，得气后将针退至皮下，骨前缘约达掌指关节处，得气后留针 10 ~ 15 分钟。疗程：1 周 1 ~ 2 次，2 ~ 3 周为 1 疗程。

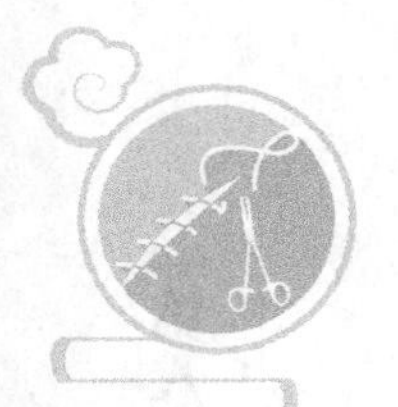

第三节 脱 疽

脱疽是一种筋脉被寒湿或火毒侵犯,引起趾(指)节坏死脱落的慢性疾病。其特点是好发于四肢末端,尤以下肢较上肢为多见。初起时趾(指)间怕冷、麻木,步履不便,继则疼痛剧烈,日久紫黑腐烂不愈,可使趾(指)部骨节脱落。故罹患脱疽后,可严重影响劳动生产。本病绝大多数发生于男性,女性很少见,年龄多在 25 ~ 40 岁之间。

脱疽症候的最早记载见于《内经》,时称脱痈。如《灵枢·痈疽》说:"发于足指,名脱痈,其状赤黑,死不治;不赤黑,不死。不衰,急斩之,不则死矣。"后来,皇甫谧著《针灸甲乙经》将此段注解为脱疽。脱疽病名最早见于南北朝,龚庆宣著《刘涓子鬼遗方·黄父痈疽论》论到脱疽,仅重复《灵枢》论述更换了病名而已。

一、病因病机

本病因严寒涉水,寒湿下受,以致寒凝络痹,血行不畅,阳气不能下达遂发此病。但寒湿郁久,亦能转化为热,故始为寒凝,久则形成热毒为患。或由于过食膏粱厚味,辛辣炙煿,致肠胃功能失调,火毒内生;或因过服丹石药酒,温肾壮阳等淫热药物,房劳过度,以致邪火烁阴,水亏不能制火而成。两者成因虽异,但均能导致火毒蕴结、筋脉阻塞、气血凝滞,而发为本病。

二、治疗

(一)内治

1. 因寒湿引起者

初期患肢稍有沉重、怕冷、麻木感觉,步履不便者,宜和营活血、温通经络,如桂枝加当归汤。病期较久,皮肤冰冷,苍白枯瘦,足趾足背疼痛,不能履地者,宜温经散寒,祛风化湿,益肝肾、补气血,如独活寄生汤;若用于体质较实者,则去补虚之品。及至日久寒化为热,出现热证时,其治疗与因火毒引起者同。

2. 因火毒发生者

因火毒发生者可用滋阴降火、和营解毒方剂，还需顾及元气之虚。《疡医大全》云：“足疽之生，乃气血之亏，不能周致之故，然则焉可单泄毒以重伤气血乎！必大补气血，加以泄毒之味，则全胜之道也。”《外科正宗》也说：“内服滋肾水、养气血、健脾安神之剂。”可见此病虚中有实、实中有虚，治当兼顾，始有疗效。

初起症见烦热口渴，局部或肿、或紫、或麻、或痛者，宜滋阴降火，和营解毒，如解毒济生汤或顾步汤加玄参、生地黄。若局部肿胀疼痛，腐烂紫黑，出水无脓，宜补益气血、托毒消肿，如托里消毒散加生地黄、牛膝。若久溃不敛，气血两虚，宜调补气血，如人参养营汤。疮口敛后，腿足感觉滞钝，肌肤亦欠温和，为气血尚未恢复，宜益肾壮骨，可用虎潜丸。

3. 经验方

不论寒热虚实、已溃未溃，每天用野赤小豆二两，煮作点心。功能为活血止痛。

（二）外治

1. 敷药

未溃时，如因寒湿引起的，宜用红灵丹油膏；因火毒发生的，宜用大麦米煮饭，拌芙蓉叶、茶叶、菊花各五钱同捣，以敷贴之。腐烂以后，则改用生肌玉红膏去腐生肌。不论寒证热证、未溃已溃，均可用棉花蘸红灵酒揉擦疮口上方皮肤，日 2 ~ 3 次，每次擦 20 分钟。有活血通络止痛作用。

2. 手术

若内服外敷治疗无效时，可以施行手术割除。先用丝线缠扎患趾（指）本节尽处，绕十余转，毋令毒气攻延好肉；后用蟾酥饼放于初起黄疱顶上，加艾灸之，至肉枯疮死为度。次日病趾（指）尽黑，方用利刀寻至本节缝中，将趾（指）徐徐割下。如血流不止，可用如圣金刀散止血。次日若余黑未尽，单用蟾酥饼研末撒在创上，黑气可渐消退。若患处生脓，则用二宝丹拔毒；腐

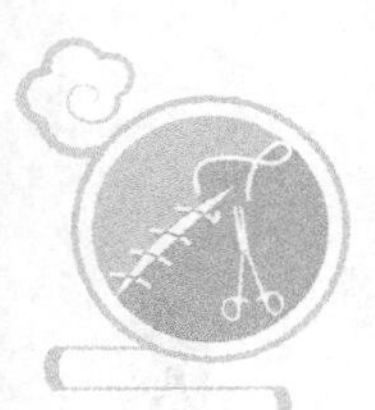

尽后,可用生肌散收口。在使用生肌散、二宝丹的同时,均须外盖生肌玉红膏保护创口。

3. 针灸

适应证:主要适用于未溃,但已溃时亦可采用。主穴:血海、足三里、解溪。配穴:三阴交、申脉、照海、昆仑、太溪。手法:中等度刺激,留针15～20分钟。

4. 运动锻炼

对虚寒证、血瘀证者,可配合局部运动锻炼,以促局部血液流量。方法是患者平卧,抬高患肢45°,维持1～2分钟;然后双足下垂2～5分钟,再放置水平位2分钟。如此依次运动5次。根据患者不同情况,每日锻炼3～5次。但局部坏死溃烂的热毒证患者禁止锻炼。

第四节　顽固性皮肤病

一、银屑病

俗称牛皮癣,中医称为白疕,又称松皮癣、干癣等,以“肤如疹疥,色白而痒,搔起白皮”得名。隋《诸病源候论》云:“干癣但有匡郭,皮枯索,痒,搔之屑出是也。”清《外科大成》白疕候:“皮肤燥痒,起如疹疥而色白,搔之屑起渐重肢体枯燥拆裂,血出痛楚,十指间皮厚而莫能搔痒。”《医宗金鉴》松皮癣候:“癣疮,其名有久,一曰干癣,搔痒即起白屑,索然凋枯……五曰松皮癣,状如苍松之皮,红白斑点相连,时时作痒。”

(一)分型和治疗

1. 血热风盛型

为寻常型进行期,治则为清热凉血去风,方用凉血四物汤和消风散加减。

2. 血瘀肌肤型

寻常型静止期,治则为活血化瘀,方用活血逐瘀汤加减。

3. 血虚风燥型

寻常型消退期，治则为养血去风，方用当归饮子和四物汤加减。

4. 湿热蕴藉型

局限或掌跖脓疱型，治则为清热利湿，方用萆薢渗湿汤加减。

5. 火毒炽盛型

泛发脓疱性型，治则为泻火解毒，方用黄连解毒汤合五味消毒饮。

6. 风湿阻络型

关节病型，治则为去风化湿、活血通络，方用独活寄生汤和三藤加减。

7. 热毒伤阴型

红皮病性银屑病，治则为清热解毒、养阴凉血，方用清营汤和生脉饮加减。

雷公藤及昆明山海棠对寻常型、掌跖脓疱型和关节型银屑病具可靠疗效。复方青黛丸或胶囊、郁金银屑片、银屑灵、银屑冲剂等，主要为清热解毒，适用寻常型银屑病的治疗及其他类型辅助治疗。丹参、蝮蛇抗栓酶注射液主要为活血化瘀中药，清开灵、甘草甜素、穿琥宁注射液主要为清热解毒中药，黄芪注射液主要用于免疫调节。

（二）外用内服方

蛇床子、白芷、百部各 9 克，共放于 100 毫升白酒中浸泡 5 ~ 6 天，过滤。用此药液涂搽患处，日 2 次，直至治愈。荆芥、花椒、龙胆草、地肤子各 15 克，白鲜皮、白花蛇舌草各 26 克，黄连 8 克，防风 12 克，乌梢蛇 13 克，槐米 16 克，蝉蜕 18 克，薏苡仁 30 克。水煎服，每日 1 剂，连服 10 ~ 20 剂。

二、顽固性湿疹

中医称湿疹为湿疮，病程长，常因急性、亚急性湿疹反复发作不愈而成顽固性湿疹；如经常抓挠、摩擦、刺激，发病早期即可转为顽固性湿疹。由于此病发病原因极为复杂，治疗不易，应尽可能避免各种可疑致病因素。患者常因长年累月治疗未获痊愈而失去信心。

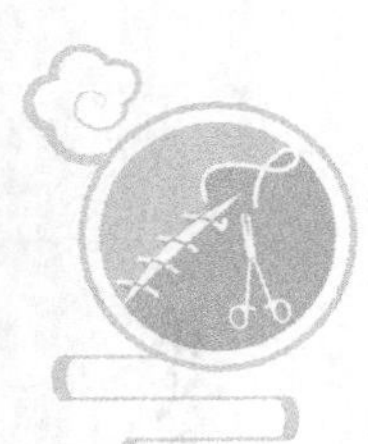

（一）急性湿疹验方

皮损呈多形性，开始为弥漫性潮红，继则出现多数密集粟粒大的小丘疹、丘疱疹或小水疱，基地潮红。经搔抓后小丘疹、丘疱疹或小水疱顶端破溃，出现渗液糜烂，瘙痒剧烈。伴胸闷纳呆，心烦口渴，大便秘结，小便黄赤苔薄黄腻，脉滑数。《医学源流》云："外科之法，最重外治，清浅小恙，单靠外治收功；重症急证，外治之法亦不可少。"外治可与内服药收异曲同工之效，而内外兼治疗效倍增。据不同皮损表现，可用以下验方：

1. 涂搽法

黄连 30 克，甘草 15 克，研细末后，用开水调糊涂患处，半小时后去药，日 3 次。适用于面部、头部、手部、足部等小面积皮损，表现为丘疹、潮红等。

2. 点药法

枯矾 10 克，干姜 9 克，加入 100mL 香油中，浸泡 3 天后，用棉签点涂，日 6 ~ 10 次。适用于外耳道、腋窝、腘窝等皱褶处，小面积皮损，水疱、丘疱疹者。

3. 艾灸法

艾条悬灸患处，每次 10 ~ 15 分钟，日 3 ~ 4 次。适用于手部、足部等操作部位小面积糜烂、渗液者。

4. 贴脐法

干姜、肉桂各 6 克，丁香 3 克。研细末后，用藿香正气水适量调匀，贴敷脐部，日换药 1 次。适用于糜烂、渗液久不愈者。

5. 熏洗方

苦参、地肤子、白鲜皮、地黄、甘草、黄芩各 60 克，水煎后，待温度适中时可洗浴全身或局部。日 1 ~ 2 次，每次 15 ~ 20 分钟。适于皮损弥漫潮红有丘疹、丘疱疹或小水疱者。

6. 湿敷法

金银花、诃子、乌梅、五倍子各 30 克，黄柏、苦参、穿心莲、地黄、泽泻、茵陈、蒲公英、车前草各 60 克，水煎，适温时湿敷患处。每次 30 分钟，日 3 次适于糜烂、渗液者。

（二）慢性湿疹对症治疗

1. 去湿热

中药土茯苓、天葵子、白鲜皮等药物，为皮肤病常用药，具清热、除湿、解毒功效。顽固性湿疹，湿热是主要原因，临床上常在上述成分基础上配伍多种药物，取得较好效果。

2. 止痒

预固性湿疹，痒是主要的症状之一，中药防风和蝉蜕，具疏风、清热、止痒作用，临床上一般用于过敏性皮肤病的治疗。

3. 阴囊湿疹

紫苏叶或苏叶为唇形科植物皱紫苏、尖紫苏等的叶。其味辛，性温，能发表散寒，行气宽中，清热解毒；外洗可散热止痒，收敛除湿。临床用以治疗阴囊湿疹，疗效颇佳。

干紫苏叶 150 克，取 100 克水煎，浸洗患处。以 50 克在铁锅上炒干，研为细末，可撒患处，每日 1 ~ 2 次。一般连用 2 ~ 3 天。

4. 婴儿湿疹验方

婴儿在 0 ~ 6 个月内，经常会出现湿疹。因发生在喝奶时期，且有些婴儿一喝奶就湿疹加重，俗称奶癣。而湿疹主要与湿邪有关，湿可蕴热，发为湿热之证，热则伤阴血，致虚实夹杂之证。治疗时以清热利湿、疏风养血润燥为主。

（1）用乳汁擦拭，可治疗轻度湿疹。

（2）苦丁 5 根，干菊花 10 朵、金银花 2 ~ 3 克，煎水凉透后，用棉签擦洗患处。每天坚持涂 3 ~ 5 次，5 天即可见效。每天坚持用蘸后剩余药水稀释，给婴儿洗澡，起到预防作用。洗澡水温度在 36 ~ 40℃，不宜洗患处。

（3）金银花、蛇床子、野菊花各 9 克，生甘草 6 克，煎水外洗或湿敷局部。每天 2 ~ 3 次，每次约 10 分钟。

（4）花椒、艾蒿、盐各适量放水中熬半小时，过滤，取汁液加水洗澡。

（5）白鲜皮、地肤子、蛇床子各40克（均研细粉），香薷150克，青黛粉20克，炉甘石粉40克。将药充分调匀贮瓶中，用时每日3次外搽。

注意避免搔抓，保持室内干燥，婴儿晒太阳时避免阳光直射患处。母乳喂养者忌食辛辣刺激和过咸、肥腻食物。

5. 外洗治湿毒疹

取金银花10～30克，薏苡仁30～50克，野菊花10～40克，黄柏10～30克，蛇床子（布包）10～30克，地肤子（布包）10～30克，鲜蒲公英10～30克，鲜车前草10～20克，鲜白花蛇舌草15～30克，土茯苓10～30克，透骨草10～30克。据患儿年龄调整用药量，适量加水煎2次混匀待温，先给孩子洗澡，然后用该药水涂擦患疹部位。每日1～2次，每剂用2～3天，1周为1疗程，大多数1～2疗程可痊愈。

若有疹子感染征兆，可在该药水中加入适量的林可霉素注射液，起效更快，一般按每公斤体重加林可霉素注射液3毫克。

（三）传统内服、外用医方

1. 地归乌药荆防汤

荆芥、防风各6克，生地黄、当归、乌药、刺蒺藜、白藓皮各12克。加减：体弱气虚加黄芪，皮肤瘙痒加黄芩、蒲公英，大便秘结加生大黄。日1剂，水煎，分2次服。

2. 当归拈痛汤

当归、防风、羌活各10克，升麻6克，茵陈蒿12克，苦参12克，黄芩10克，苍术10克，白术12克，泽泻12克，猪苓12克，知母10克，生甘草3克。加减：湿热盛者可加赤小豆、薏苡仁；血虚风燥加首乌、丹参；血热加紫草、槐花、地骨皮。日1剂，水煎，分2次服。

3. 湿疹外用三方

（1）硫黄60克，枯矾150克，煅石膏500克，青黛1.5克。适用于湿热型患者。

（2）青黛、薄荷各150克，黄柏120克，黄连45克，人中白9克，硼砂60克冰片 6 克。适用于毒邪炽盛者。

（3）防风、艾叶、花椒、苍术、红花、赤芍、白鲜皮、荆芥、蛇床子各 10 克，苦参及连翘各 15 克，白矾、雄黄、樟脑各 6 克。适用于血虚型患者。

三方均将各药共研细末，过 100 目筛，香油调搽或干撒患处，每日 1 次。

4. 加味蛇床子方

蛇床子 60 克，苦参、明矾、威灵仙各 15 克，黄柏 20 克，冰片 10 克，白藓皮、透骨草各 30 克，地肤子 24 克。加减：渗液明显加石榴皮、五倍子；红肿痠痛加蒲公英、蚤休；瘙痒明显加艾叶、花椒。水煎取药汁，煎时加冰片 5 克，乘热熏洗阴囊处 10 ~ 20 分钟，待药稍凉后徐徐洗皮损处。每日 1 剂，早晚各洗 1 次。

5. 坐浴方

苦参、白鲜皮、蛇床子、露蜂房各 30 克，大黄、白芷、紫草各 15 克，花椒 10 克，五倍子 12 克，冰片、芒硝各 6 克（均另包）。上药除另包者外，先用冷水浸泡 20 分钟，煎煮取汁约 1000 毫升，倒入盆内；加进冰片、芒硝各少许，拌均匀；待水温后坐浴浸泡 20 分钟左右，早晚各 1 次。

6. 外洗方

生大黄、川连、黄柏、苦参、苍耳子各 10 克。加减：渗出液多者加枯矾 10 克。将上药水煎后滤液熏洗患处，每日 3 次。

三、扁平疣

中医称为扁瘊，为人类乳头瘤病毒（HPV）引起的皮肤上突出的病变。表面多扁平、光滑，无明显不适，好发于青少年面部、手背等处，常呈慢性过程。可治愈，无严重危害。

（一）外用药方

1. 醋蛋疗法

白醋 1000mL 盛于玻璃杯内，放入鲜鸭蛋 10 颗，浸泡 2 周，带蛋壳软化膨胀后取出。取 3 颗挑破软化膜，取出蛋黄，将蛋清盛于清洁容器内，用无菌

棉棒蘸蛋清外涂疣体，每日 2 ~ 3 次。剩下 7 颗煮熟服用，每日 1 颗。2 周一疗程，约 4 疗程。

2. 外治法

（1）苍术 10 克，黄柏 10 克，生薏苡仁 50 克，木贼 30 克，香附子 30 克，牛膝 10 克，皂角刺 15 克，北豆根 10 克，紫草 20 克，板蓝根 30 克。加水煎取汁 500mL，再兑等量白醋，摇匀擦洗患处，每日 3 次。每剂药可反复使用 5 日以上。

初次擦洗前先用竹刀刮去疣体表面的角质层，以稍见渗血为度，以后可以直接用药。

（2）涂药法。去壳木鳖子、大蒜各 50 克、蔓荆子、五倍子各 15 克，75%酒精 200mL。将木鳖子、大蒜共研为极细糊状后去渣，蔓荆子、五倍子研极细粉末后与前药同浸于酒精溶液中，搅匀，装瓶密封备用。用时先对疣体做常规消毒，然后用无菌针点刺疣体顶部，以微微出血为度，用棉棒蘸药涂疣体上及周围，每日 2 次。用药 1 周为 1 个疗程。

此法治扁平疣效果较好，一般用药 1 周后疣体色泽变褐色或灰色，2 周后疣体消失，脱屑痊愈。本方加密陀僧粉 20 克，治寻常疣疗效亦佳。

（3）敷贴法。鸦胆子仁 5 粒，捣烂。先将扁平疣患处以热水浸洗，用消毒刀刮去疣体表面的角质层；再将鸦胆子泥敷在创面上，以玻璃纸和胶布固定，3 日换药 1 次。

（4）摩擦法。①荸荠削去皮，用白色果肉摩擦疣体，每日 3 ~ 4 次，每次摩擦至微有痛感或点状出血，疣体角质层软化、脱掉，一般数日可愈。②取菱蒂长约 3cm，洗去污垢，在患部不断涂擦，每次 2 ~ 3 分钟，每日 6 ~ 8 次。③取鸡肫皮 1 只用温开水泡软，再将泡软的鸡肫皮撕成小块，摩擦患处，擦至皮肤微红有刺痛感时为度。每日早、晚各 1 次。通常连续治疗 3 ~ 4 周可平复。

（5）艾灸。对较大疣或母疣或日久之疣，也有比较好的效果。

（6）中药鸦胆子仁涂擦疣面，痂脱即愈。

（二）内服药方

1. 辨证选方

（1）风热毒蕴。治法为疏风清热、解毒散结。方用桑菊消疣汤加减（顾伯华）：野菊花 6 克，赤芍、红花各 9 克，桑叶 10 克，马齿苋 15 克，蒲公英、大青叶、土茯苓、生龙牡（先煎）、磁石（先煎）各 30 克。

（2）肝郁痰凝。治法疏肝活血，化痰软坚。方用治疣汤加减：柴胡、桃仁、红花、熟地、白芍、川芎、红花各 10 克，当归、夏枯草各 15 克，板蓝根、生龙牡（先煎）各 30 克。皮色紫暗、质硬难消者加三棱、莪术各 10 克。

2. 常用验方

（1）甘草6克，生薏苡仁100克，苍术、磁石各10克，香附子、黄柏各15克，金银花、木贼各 30 克。每日一剂，水煎服。

以上药方主要成分为香附子、生薏苡仁、木贼，购药时应注意查看其品质。快者 1 周左右见效，慢者约需 3 周，见效时患处有发痒现象，疣体有脱落或较明显蜕皮现象。见效后应至少再内服一周，外用药方可以适当停止。一般半月左右见效，一月治愈。

（2）早期选用生甘草 5 克，桑叶、菊花、连翘、薄荷、桂枝、杏仁、牛蒡子、生地、玄参、蝉衣、银花各 10 克，每日 1 剂，水煎，分两次内服。2 周至 1 个月为一疗程。

病久者选用当归、红花、紫草、赤芍、川芍药、白蒺藜、三棱、莪术各 10 克，丹参、鸡血藤、玄参各 15 克，生牡蛎 30 克，每日 1 剂，水煎，分两次内服。

（3）苦参、白鲜皮、地肤子、蛇床子各 15 克，明矾 10 克，板蓝根 30 克，补骨脂 50 克。水煎外洗，每日 3 ～ 5 次，每剂药可洗 1 ～ 3 日。

（4）鲜马齿苋 300 克（干品 100 克）。水煎服，日 1 剂，早晚温服，1 疗程连服 6 剂。药渣外敷患处，每日 4 ～ 6 次，每次 10 ～ 15 分钟。

（5）苍耳子 10 克，浸泡于 75% 酒精 50 毫升内，密封浸泡 7 日。滤渣取液用棉球蘸药液涂抹患处，每日数次，连用 7 日即可。

（6）木贼草、生香附各 50 克，加水 500 毫升，煎至 200 毫升。取汁洗患处，

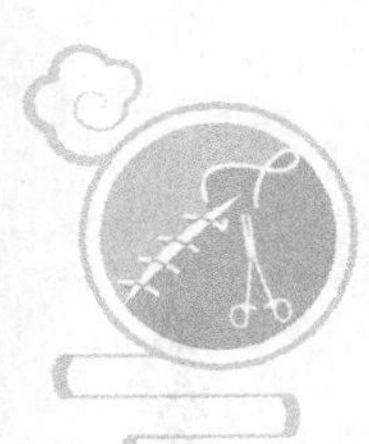

日3次。

（7）野菊花、金银花、苦参、蛇床子各10克，明矾5克，煎水外洗。日2～3次，每次20～30分钟。

（8）牛蒡子200克。微炒去皮研细末，每次服3～6克，日2～3次，温开水送服。应用单味牛蒡子疏散风热、解毒散结、利咽消肿。

（9）生薏苡仁25克，煮粥食。早晚各1次，15日为1疗程。

3. 内服加外治

内服用陈皮5克，白术、甘草、厚朴各6克，红花、苍术、藿香、马齿苋各9克，薏苡仁15克。日1剂水煎，分2次服用。另用蛇床子、苦参、千里光各30克，日3次煎水外洗。

四、手足癣

中医称手癣为鹅掌风，称足癣为脚湿气。手癣是发生在手掌和指间的癣菌感染，足癣是发生于足跖部及趾间的癣菌感染。足癣是皮肤癣菌病中最常见疾病，多见于成人，全世界流行。足癣发病以缺乏皮脂腺和穿着封闭性鞋子造成湿润环境为最重要因素。足癣可作为细菌入侵门户而引起细菌性蜂窝织炎，趾间型足癣具最高危险性，其次是甲癣，再次足跖部足癣。

（一）治手癣方

（1）取蛇床子、苦参、白鲜皮、黄柏、生百部各20克，雄黄、硫黄各取10克，当归15克，每日1剂，水煎取汁外洗患处。每天1次，每次30分钟，适用于各型手癣。

（2）白矾、五倍子、地肤子、蛇床子、苦参各30克，大枫子、川椒、黄柏各25克，共研末，用食醋1000毫升浸泡1周备用。每天2次，取药液浸泡患处每次30分钟，每剂可用7天。适用于各型手癣。

（3）雄黄、黄连各10克，苦参、土茯苓、防风、地肤子、荆芥各30克，冰片6克。先将前7味煎30分钟，停沸后加入冰片，去渣。待温浸泡患处20分钟，每天4次，每剂用3天，15天为1个疗程。适用于各型手癣。

（4）生地黄 24 克，大黄 18 克，蛇床子、豨莶草、百部、大枫子、海桐皮各15 克，木鳖子（切片）、紫草、杏仁、牡丹皮、当归各 12 克，花椒、甘草各 6 克。将上药浸入 1000 毫升麻油内 2 天，然后用炭火煎至药色微黄为止，用细筛滤渣；再用蜂蜡 450 克放入杯内，将滤下的麻油趁热倒入杯内，搅匀成膏，收贮备用。每晚睡前，用温水将患处洗净，拭干后，取此膏涂擦患处。适用于手癣表皮干燥、脱皮、皲裂或有水疱、奇痒。

（二）治足癣方

（1）滑石、煅海螵蛸、制炉甘石各 40 克，赤石脂 20 克，硼砂 15 克，白矾、制乳香、制没药各 10 克，轻粉、铅丹、冰片各 4 克。共研成细末，过筛和匀。将患处洗净擦干，然后将药粉均匀撒在趾缝间糜烂痒处，每天 2 次。适用于浸渍型足癣。

（2）苦参、地榆、胡黄连、地肤子各 200 克，将上药切碎后放入 1000 毫升75% 酒精中浸泡 1 周；过滤后再加 70% 酒精至 1000 毫升。外搽患处，每天2 次。适用于水疱型足癣。

（3）密陀僧 30 克，龙骨 20 克，炉甘石 50 克，轻粉、冰片各 3 克，凡士林100 克。将前 5 味研成极细末，然后加凡士林调成膏剂，外涂患处，日 3 次。适用于鳞屑型和增厚型足癣。

（4）土槿皮、蛇床子、透骨草、徐长卿、黄芩各 30 克，土茯苓、苦参、枯矾各 20 克，每日 1 剂，水煎取汁适量，浸泡患处。日 2 次，每次 30 分钟，适用于足癣合并感染者。

（三）预防

（1）平时讲究个人卫生，不共用拖鞋、脚盆、擦布等，鞋袜、脚布要定期灭菌，保持足部清洁干燥。

（2）手足多汗和损伤常是手足癣最多见的诱因之一，注意减少化学、物理、生物性物质对手足皮肤的不良刺激。患者应少饮浓茶、咖啡、酒类等刺激性饮料，以避免激惹汗腺分泌与排出，给表皮霉菌提供有利环境。

（3）晚上洗脚或洗澡后，要揩干趾缝间水分，扑上消毒粉（薄荷脑 0.1 克，

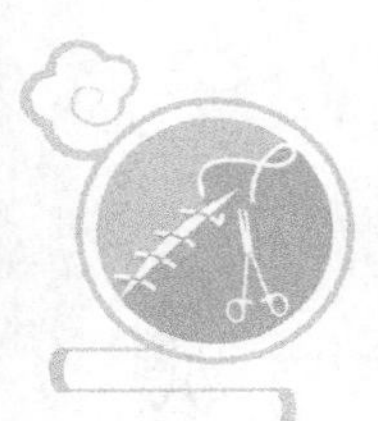

麝香草酚碘化物2克，硬脂酸锌4克，碳酸镁2克，硼酸15克，滑石粉加至100克），目的在于尽量保持各趾间干燥，以防表皮霉菌再感染。

（4）浴室、游泳池等公共场所是传染足癣的主要地方，应严格执行消毒管理制度。

（5）洁身自好，不使用他人内衣、内裤及洗浴用品。

（6）经常换洗内裤，并保持外阴部清洁，经常洗晒衣被。

（7）尽量保持会阴部干燥，穿宽松合适的贴身内裤，勿过紧。

（8）如患有灰指甲、股癣，应积极治疗，以防经手传染。

五、白癜风

中医又名白驳风，为局部皮肤色素脱失所致病证。

（一）辨证论治

1. 脾胃虚弱型

皮损表现为白斑颜色萎黄，好发于面部及口唇，小儿多见，病情发展较缓慢。伴纳食减少、脘腹胀满、身倦乏力、面色萎黄。舌质淡，苔白，脉象虚弱。治则为调和脾胃、益气养血、润肤祛斑。常用药：党参、黄芪、白术、茯苓、山药、当归、丹参、赤芍、防风、白蒺藜、白扁豆、白附子、砂仁等。

2. 脾肾阳虚型

此型病程较长，白斑呈慢性及反复发作性皮损，秋冬加重，伴畏寒肢冷，便溏清。舌质淡而胖嫩，脉沉细无力。治则为温补脾肾。可用中成药金匮肾气丸，配合应用生发片或首乌片。

3. 心肾不交型

皮损多发生于一侧肢端，常沿一定神经区域分布。好发于青壮年，常突然发病，病程短而发展较快，发病前常有一定精神神经因素，伴心悸、失眠健忘、腰膝酸软等；舌质红，苔薄白，脉弦细。治则为交通心肾、滋阴养血。常用药：熟地黄、山药、茯苓、泽泻、牡丹皮、阿胶、山茱萸、补骨脂、党参、白术、黄连、远志、五味子等。

4. 血热风燥型

白斑色泽光亮，多发于头部或泛发全身，发作迅速，快速蔓延，伴五心烦热、头昏、舌质干红，脉细数。治则为养生润燥、消风祛斑。常用药：白芍、生地、何首乌、旱莲草、桑白皮、丹参、白蒺藜、白僵蚕、荆芥、防风、白附子等。

此型白斑或粉红带，边缘模糊，多见颜面部，春夏季或日晒后加重。马绍尧用凉血地黄汤（赤芍、丹参、当归尾、川芎、桃仁、黄芩、生地榆、荆芥、防风、豨莶草、白鲜皮、地肤子、乌梢蛇各9克，生甘草3克，生地30克）每日1剂，水煎分2次服。

5. 肝气郁结型

白斑无固定好发部位，色泽明暗不等，皮损发展较慢，情绪变化时皮损加重，多伴胸胁胀满、性情急躁、月经不调；舌苔白薄，脉弦细。治则为疏肝解郁、活血祛风。常用药：赤芍、白芍、郁金、当归、益母草、白蒺藜、香附、灵磁石、茯苓等。

6. 肝肾不足型

白斑边界分明，脱毛斑内毛发变白，局限或泛发，病程长，有遗传倾向，治疗效果不显著。兼伴有头昏耳鸣、腰膝酸软，脉细弱。治则为滋补肝肾、养血祛风。常用药：仙茅、枸杞子、淫羊藿、首乌藤、补骨脂、黑芝麻、女贞子、旱莲草、覆生熟地黄、覆盆子、白蒺藜等。

此型患者肝肾阴虚，兼气血失和，肌肤失养；还可见皮肤干燥，舌淡红少苔。可采用内服中药与局部外用药物相结合的治疗方法，内服滋补肝肾消白汤（柴胡、防风、白术、菟丝子、枸杞、红花、当归、赤芍或白芍、生地黄或熟地黄、川芎各10克，女贞子、补骨脂、生黄芪各15克，何首乌、白蒺藜、黑芝麻各30克）每日1剂，水煎服，日服2次；儿童用量减半。面部白斑酌加白芷10克或川芎10克，头部白斑加羌活10克或藁本10克，颈背部白斑加葛根10克，腰腹部白斑加川断10克，上肢白斑加桑枝10克或桂枝10克，下肢白斑加牛膝10克或独活10克，泛发性白斑加威灵仙12克，进展期白斑加乌梅10克、五味子10克等。外用药选择使用复方补骨脂酊、乌梅酊或氮

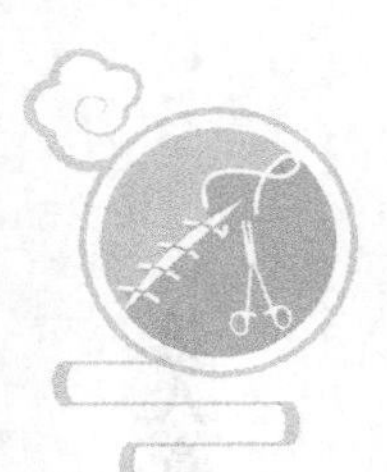

芥酊局部外擦，每日2～3次。其他方药还有补肾活血祛风汤（麻黄6克，丹皮、赤芍、防风、荆芥、浮萍各12克，当归、补骨脂、白芍、川芎各15克，黑芝麻、白蒺藜、熟地、生地、黄芪、桑椹子、丹参各20克，旱莲草、制首乌各30克）、祛风清斑汤（红花10克，黑芝麻30克，当归、丹参、防风、川芎、白蒺藜各15克，黑桑葚、首乌、补骨脂各20克）结合外治方（金钱草、白蒺藜各20克，补骨脂30克，红花10克，冰片2克，用60度白酒500克，浸泡一周）；外用每日早晚两次涂搽皮损部位，适当摩擦、增加日照，以出现明显红斑水疱为度。

如肝肾阴虚兼气血失和、肌肤失养，患者皮肤干燥，舌淡红、少苔。治宜调和气血。邹世光等用滋阴通络丸（何首乌、熟地黄、桑椹子各50克，龙胆草、知母、丹参、赤芍、檀香、红花、路路通各60克，旱莲草、黑芝麻、当归、补骨脂、菟丝子、桑螵蛸、枸杞子各120克，生地黄250克，诸药共研细粉，炼蜜为丸重10克）内服，成人每日4丸，早晚分服，温水送下，儿童减半；服药期间忌辛辣厚味、烟酒浓茶，戒恼怒，节房事。

7. 风湿蕴热型

白斑颜色偏红，边界清楚，起病急，蔓延迅速，多分布面部及周围。皮损多伴瘙痒，兼见肢体困倦、头重纳呆，苔腻，脉濡或滑。治则为清热利湿、活血散风。常用药：苍术、苍耳子、白蒺藜、浮萍、何首乌、赤芍、白芍、秦艽、防风、冬瓜皮、茯苓、龙胆草、白薇等。

8. 气滞血瘀型

白斑局限而不对称，边界清楚，斑内毛发变白，病情进展缓慢，治疗效果不佳。舌质紫暗，或有瘀点，舌下静脉迂曲，苔薄。治则为活血化瘀、祛风通络。常用药物：红花、赤白芍、桃仁、麝香、刘寄奴、丹参、紫草、威灵仙、川芎、老葱、鲜姜等。

9. 气血两虚型

白斑色淡，边缘模糊，发展慢，伴神疲乏力、手足不温、面色㿠白，舌质淡，脉细。治则为调和气血、疏散风邪。常用药：当归、赤芍、白芍、鸡血藤、黄芪、党参、防风、白术、旱莲草、何首乌、桂枝等。

（二）经验药方

1. 祛白消斑汤

药物：红花 6 克，川芎、桂枝各 10 克，赤芍、当归、枸杞子、白芷、生地各 12 克，黄芪、何首乌、白蒺藜各 15 克。

功效是养血祛风、活血通络，主治白癜风。用法：每天一剂，水煎服。

2. 苏木着色汤

药物：苏木、茺蔚子、蝉衣各 10 克，赤芍、白蒺藜各 15 克，何首乌 20 克，大枣四个。

功效是活血通络、祛风消斑，主治白癜风。用法：每天一剂，水煎服。

3. 祛白消斑汤

药物：红花 6 克，生地 20 克，川芎、桂枝各 10 克，赤芍、当归、枸杞子、白芷、白芍各 12 克，何首乌、黄芪、白蒺藜各 15 克。

功效是养血祛风、活血通络，主治白癜风。用法：每日一剂，水煎服。

（三）外治疗法

除下述方法之外，各种中医特色疗法如按摩疗法、药物导入疗法、气功疗法等均可作为白癜风的辅助治疗方法。

1. 经验外治方

近年来，用中药外治白癜风的报道很多，主要制剂为浸剂，亦有散剂、膏剂等。因直接作用于病变部位，疗效迅速、肯定，尤其以局限型白癜风为最好。可用雄黄祛白粉。取雄黄 3.5 克，白芷、白附子各 6 克，补骨脂、密陀僧、白蒺藜各 10 克。功效是祛风解毒、消白斑，主治白癜风。用法：用黄瓜切平

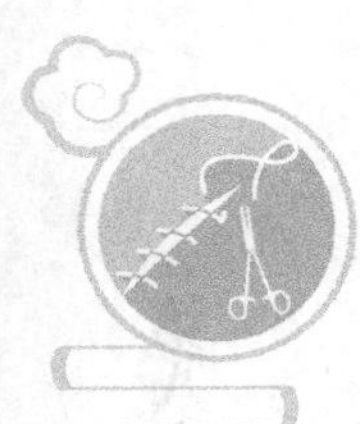

片趁湿沾药面涂擦白斑。

2. 针灸

可调整全身脏腑功能，疏通经脉、调和气血以治疗白癜风。经临床验证疗效肯定。

3. 刮痧疗法

可活血行气、改善循环，达到治愈白斑目的。

4. 发泡疗法

用于局限性、面积较小的皮损效果较好。

5. 水光浴法

利用矿泉水中微量元素和常量元素作用人体，浴后进行日光浴 20~30 分钟，以达治愈白斑目的。

6. 皮下埋线法

用医用羊肠线埋植于皮下。具体方法：术者在局麻下行无菌操作，先用缝皮针绕白斑外围的正常皮肤做皮下埋线一圈，在圈内区进行曲线型的皮下穿埋，结束后皮肤消毒，用无菌纱布覆盖，贴好胶布。次日去掉纱布，进行红外线局部照射，每次 20 分钟，每日 1 次，15 次为 1 个疗程。

（四）饮食调理

1. 多吃

（1）多摄入酪氨酸及矿物质，如肉（牛、兔、猪瘦肉）、动物肝肾、鲜蛋类（鸡鸭蛋和鹌鹑蛋）、奶（牛奶、酸奶）、菜（新鲜蔬菜及萝卜、茄子、冬笋、黑木耳、海带等）、豆（黄豆、豌豆、绿豆、黑豆等及鲜豆腐等豆制品）、花生、生葵花子、黑芝麻、核桃、甘蔗等。

（2）含铜丰富的食品，若体内铜离子含量增高，黑色素生成亦增加。故应多吃螺（田螺）及河蚌、毛蚶、蛤等含铜贝壳类食品。

（3）饮食方。可用花生仁、红花、女贞子各 15 克，冰糖 30 克，将女贞子打碎，加花生仁、红花、冰糖及水煎汤代茶饮，每日一剂。并吃生花生仁。

2. 少吃

（1）忌食葱、蒜、鱼、虾、羊肉、竹笋、咸菜、辣椒、酒类。不宜吃菠菜，因菠菜含大量草酸，易使患部发痒。

（2）维生素C在黑色素代谢中，可使其生成中断，对皮肤有脱色素作用，加重白癜风病情。应尽量少吃富含维C的食物（如樱桃、柑橘、草莓、山楂、橙子、柚子、李子、弥猴桃、杏、果汁、柠檬、话梅、鲜枣、酸苹果、菠萝、酸葡萄及西红柿）。儿童患者也应注意。

（3）禁烟戒酒。避免损害免疫功能及对皮肤的损伤性刺激。

第九章 针灸技术

第一节 原理和应用

一、原理

针灸疗法是在经络学说等中医理论的指导下，运用针刺和艾灸等对人体一定的穴位进行刺激，从而达到防治疾病的一种治疗方法。是祖国医学的重要组成部分，在康复治疗技术中亦占有十分重要的地位。针和灸是两种不同而又相互联系的刺激方法。“针”即针刺，是应用特别的金属针具刺入人体的某些穴位，使之发生酸、麻、胀、重等感觉，而治疗病症的方法；“灸”即是灸法，是使用艾叶制成的艾柱或艾条，点燃后对人体一定的穴位进行温灼而医治病症的方法。在临床上针和灸常配合应用，所以两者相提并论，合称为针灸。但也可单独使用，各有特点，应根据病症，灵活应用，不可偏废。

针灸疗法不仅历史悠久，而且具有操作简便、适应证广、疗效明显、经济、安全等优点，因此，长期以来一直深受我国广大人民群众的欢迎，并且越来越受到世界各国人民的重视。针灸疗法的主要作用：

（一）调节机体的功能

针灸疗法对人整体功能与局部功能，均具良好的调节作用。如针灸足三里、合谷、三阴交、阳陵泉、太冲、丘墟等穴位，可促进胃液分泌，增强小肠蠕动功能，缓解肠痉挛，改善消化道功能；针刺内关、间使、心俞，可使心率减慢；针刺大椎、风门、肺俞穴，可使支气管扩张及分泌物减少，从而解除支气管痉挛性喘息；针刺照海穴可促进肾的排泄功能，针刺中极、关元穴可增强

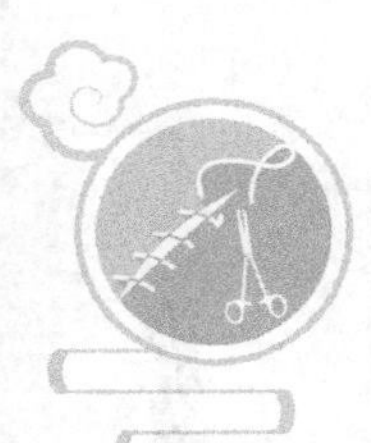

膀胱的排尿功能；针刺合谷、足三里，可使肾上腺皮质激素增加；针刺相关穴位可促进脑出血患者出血吸收，使血肿减小，可促进损伤的周围神经再生等。由此可见，针灸疗法对消化、循环、呼吸、泌尿、内分泌、神经系统，均有调节作用。

（二）提高机体免疫能力

针灸对细胞免疫和体液免疫均有增强与调整作用。实验证明，针刺足三里、合谷穴后可见白细胞吞噬指数明显提高。当白细胞吞噬功能低下时，针灸可促进其功能恢复，当其功能活跃时，又可使其吞噬指数下降，说明针灸对白细胞的吞噬功能具有调节作用。针灸对免疫活性细胞功能的影响也很明显。如电针后，外周血中除T细胞明显增多外，T细胞内酯酶活性也明显增强。针灸还可调节体液免疫，如针刺足三里穴可使血中备解素生成增加。

（三）镇痛

中医学认为经络气血不通则产生疼痛，而针灸可通经活络，使气血畅通，从而减轻或解除疼痛。大量实验研究证明，针刺镇痛与神经体液密切相关。针刺信息与痛觉信息经传入神经进入脊髓，在中枢各级水平结构中，通过神经体液途径和痛觉调控系统的整合加工后，疼痛性质发生变化，疼痛刺激引起的感觉与反应受到抑制。此外，针刺信息进入中枢后可以激发神经元的活动，从而释放出5-羟色胺、内源性阿片样物质、乙酰胆碱等神经介质，加强了针刺的镇痛作用。

二、应用

（一）常见应用

针灸疗法的应用。针灸疗法可应用于外、内、妇、儿临床各科，用于神经系统、呼吸系统、消化系统、泌尿系统等疾病的治疗。常见的中医外科适应证可有以下方面：

1. 疼痛

针灸的镇痛作用得到国内外广泛认同。可用于各类疼痛，如常用于头痛、颈部疼痛、肩部痛、胸背部疼痛、腰骶部疼痛、腿部放射性疼痛等，还可用于急救、痛经等。

2. 痹症

中医学认为风、寒、湿三种外邪侵入身体引起痹症。如风湿性或类风湿性关节炎、骨关节炎、痛风、肌筋膜炎、纤维织炎、肩周炎、腰腿痛等。

3. 痿症

这是肢体发生麻木、软弱无力等症。各种瘫痪症都属痿症，如偏瘫、截瘫、肢瘫等。

4. 皮肤病

各种慢性皮肤病均可采用针灸治疗或针灸辅助治疗。又如带状疱疹等，有时会采用针灸围刺、针灸放血等疗法。

5. 疑难杂症

如面瘫、眩晕、失眠、抑郁症、便秘等。

（二）手法和注意事项

针灸治病的手法较多，常用手法包括迎随补泻、呼吸补泻、徐疾补泻、提插补泻、烧山火、透天凉等。中医临床上根据八纲辨证来运用这些针灸手法。而在应用针灸疗法时，应注意下列事项：

（1）应避开血管进针，以防出血，针刺头面、颈、胸腹及腰背部时，应防止刺伤重要器官。

（2）饥饿、疲劳、酒醉者不宜针刺，精神紧张、体质虚弱者刺激量不宜过强。

（3）有出血性疾病者不宜针刺，皮肤感染、溃疡、瘢痕、肿瘤的部位不宜进针。

（4）小儿囟门未闭合时，头顶部腧穴不宜针刺，且小儿不宜留针。

（5）孕妇的腹部及腰骶部不宜针灸，并禁用合谷、三阴交、昆仑、至阴等穴。

（6）施灸时应注意防止烫伤患者。

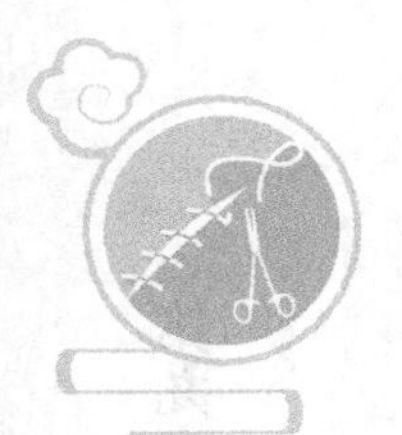

第二节　针具和针法

一、毫针

毫针是中医临床用得最多的一种针，由于针具较细小，又被称为小针微针，依次分为针尖、针体、针根、针柄、针尾等部分。据记载："毫针者，尖如蚊虻喙，静以徐往，微以久留之而养，以取痛痹。""欲以微针通其经脉，调其血气。"（《灵枢·九针十二原》）金元年间著名针灸家窦默的《标幽赋》指出"观夫九针之法毫针最微"，其针尖如"蚊虻喙"，毫针为"众穴主持"，因其针身巧细，故可针刺人体各部位的腧穴，因而可有广泛的应用。

通常将医生握针的右手称作刺手，而按压局部穴位的左手被称作押手或压手。操作毫针时，"右主推之，左持而御之"（《灵枢·九针十二原》），可见右手（刺手）的主要作用就是握持毫针，在进针时以指、腕、臂之力量用于刺手，让针尖迅速地透进皮肤后再行针。押手的用途主要为固定穴位处的皮肤，让毫针准确刺中相应的腧穴。对于长毫针而言，还可使针身有所依托不致于弯曲或摇动。刺手和押手在进针时应有良好的配合，并协调两手的动作，这可减少病人痛感，并保证行针顺利，随时加强和调整针感，以增强治疗的效果。正如窦默《标幽赋》所述："左手重而多按，欲令气散；右手轻而徐入，不痛之因。"说明古代中医就很强调双手的动作配合。

毫针可用于治疗许多骨、关节疾病及痹症，如颈椎病、类风湿关节炎、肩关节周围炎、下腰痛、风湿性关节炎、骨性关节炎、急性腰扭伤等。

二、芒针

芒针是一种特制长针，一般用较细而富有弹性的不锈钢丝制成，因形状细长如麦芒，故称为芒针。芒针系由古代九针之一的长针发展而来，其针体长度为 17 ~ 25cm（5.0 ~ 8.0 寸），也有长度在 33cm（1 尺）以上的，这就有进针深的特点。

芒针结构与毫针相同，但针身较长，用弹性、韧样好的细不锈钢丝制成芒针长短、粗细规格主要指针身而言。粗细有 29 号、30 号、31 号、32 号。长短有 17cm（5 寸）、20cm（6 寸）、23cm（7 寸）、26cm（8 寸）、33cm（1 尺）、50cm（1.5 尺）、66cm（2 尺）或更长。临床上以 17 ~ 26cm（5 ~ 8 寸）较为常用。

（一）操作方法

芒针的各种刺法及补泻手法，都是由针刺基本手法演变而来。主要有：

1. 进针

要避免疼痛，尽量达到无痛进针。进针时押手中、无名、小三指屈曲于皮肤上，用力固定，再以拇、食二指夹住针体。刺手执针柄，使针尖抵触穴位，与押手配合，利用指力和腕力，压捻结合，迅速刺过表皮。穿皮手法、动作要敏捷，以减轻痛感。捻转宜轻巧，幅度不宜过大，最好在 180° ~ 360° 之间。

2. 出针

出针先缓慢将针提至皮下，再轻轻抽出，以免出血或疼痛。出针后血液从针孔迅速溢出或喷射者，为针尖刺破小动脉所致，应立即以干棉球按压出血处，直到出血停止

3. 捻转

当进针达到一定深度后，可施行捻转手法。在针体进出过程中，始终使针处于捻转下的转动状态。在捻转时务必轻捻慢进，左右交替，不能仅同方向捻转，不然会使肌纤维缠绕针身，造成患者疼痛或滞针现象。另外，要按一定规律捻转，结合轻重、快慢的不同要求，可以起到一定补泻作用。

4. 辅助手法

在针刺达到一定深度后，为寻求应有针感可采用一些辅助方法。这主要靠押手动作以及刺手的灵巧配合。方法是押手食指轻轻向下循按针身，如雀啄之状；同时刺手略呈放射状变换针刺方向，以扩大针感。

5. 特殊方法

因芒针针体较长，故在使用中有一些适合本身特点的刺法。

（1）弯刺。某些穴位由于解剖位置特殊，不能直刺到一定深度，故需采

取弯刺，即变换针刺方向。如刺天突穴时，可先直刺0.5寸左右，然后使针尖向下，沿胸骨后缘进针，可深刺4～5寸。这种刺法要求按穴位的不同解剖特点，相应改变押手所掌握的进针角度，以使针尖沿着变换的方向顺利刺入。

（2）透刺。透刺是芒针常用方法，采用此法可收到一针双穴或一针多穴之效，如地仓透颊车、阳陵泉透阴陵泉、秩边透气冲。有治疗小儿麻痹症、脑炎后遗症，沿背部督脉自下而上行皮下透刺，第1针由长强透至命门，第2针由命门透至至阳，第3针由至阳透至大椎。

（二）主治病症

1. 多发性神经炎、脊髓侧索硬化、风湿及类风湿性关节炎、颈椎综合征、半身不遂

（1）取全知穴法。于乳突下2寸、胸锁乳突肌后缘、天牖前下方1寸处取穴。嘱病人仰卧位，头放平而略垫高，自左侧进针，针尖向前，相当于从第2、3颈椎侧间隙刺入，手法要柔和，轻捻缓进。深度1.5～2.5寸。在较敏感病人，感应方向从局部放散到左上、下肢，然后对侧半身都有感应，以全身呈酸麻胀感为佳。

（2）取颈臂穴法。胸锁乳突肌后缘下1/3，约锁骨上2寸处取穴。病人取仰卧位，针尖呈水平方向刺入稍向后偏，进针时轻捻缓进，深度0.3～0.8寸。感应以酸麻及触电样感应由臂放散至手指为准。除上述病症外，还可治疗肩背麻木、臂丛神经痛、尺（桡）神经麻痹、正中神经麻痹、肩周炎、肋间神经痛等。

（3）取肩背穴法。斜方肌上缘中部，肩井穴前1寸处取穴。病人侧卧位，针尖向后下方，相当于第2、3胸椎侧面部刺入，捻转慢进，深度3～4寸。感应为局部酸麻胀，有时有麻样感向背后放散。除上述病症外，还可治疗肩背神经痛、肩胛风湿症、颈背肌肉痉挛、肩凝、落枕等。

（4）合谷透后溪法。病人仰卧位，肘屈曲放于胸前，取合谷、三间之中点刺入，穿手掌，直达后溪穴止。进针要求轻捻缓进，深度2～4寸。手指与

局部感应酸麻胀感为佳。除上述病症外，还可治疗手指震颤、书写困难等。

（5）极泉透肩贞法。由腋窝内两肌间，相当于极泉后外侧刺入，直对肩贞穴（即肱骨与肩胛骨之间腋缝处）止。病人取仰卧位，举腋，针尖由极泉后平直刺入肩贞穴，深度 2 ~ 3 寸。感应为局部呈酸麻胀感并放散到手指。

（6）极泉透肩髎法。在腋窝中间略向下 1 寸处向肩端直刺，当于肩髎穴处止。病人取仰卧位，举腋，由极泉穴稍下方 1 寸许，避开动脉对准肩端直刺，深度 2 ~ 3 寸。感应是肩关节周围酸胀感并有麻电感放散至手指。

（7）取外臂蠕穴法。臂蠕穴外上方 5 分、三角肌下端外上方取之。病人取正坐或仰卧位，针尖由外臂蠕穴斜向上内方，深度 3 ~ 4 寸。感应是局部酸麻胀感。

2. 高热、恶寒、头痛、婴儿麻痹、肺炎、咳嗽、结核低热不退、经闭、无名热

取大椎七点。大椎平开，每隔一横指为一点，左右两侧各 3 点，加大椎共 7 点。病人俯卧或坐位，头略前俯，直刺或点刺，深度 2 ~ 3 寸。感应是局部酸胀即可。

3. 面神经麻痹或痉挛、三叉神经痛

（1）太阳透下关。眉角外一横指凹陷中相当太阳穴，起刺向耳前颧弓下缘凹陷中，当下关处止。病人仰卧位，头放平。针尖斜向下稍后方，进针要缓慢，从太阳穴通过颧弓直达下关，深度 2 ~ 3 寸。感应以上齿龈酸胀感为佳。除上述病症外，还可治疗牙痛、下颌关节炎、偏头痛、牙关闭紧、咀嚼无力等。

（2）地仓透人中法。由地仓起刺向鼻中沟上 1/3 处止。病人仰卧位，针尖由地仓处起斜平向前上方，直达鼻中隔前方人中穴，深度 2 寸。感应以局部呈酸麻胀感为佳。除上述病症外，还可治疗中风口喎、流涎、偏侧萎缩症、植物神经功能紊乱。

（3）鱼腰透攒竹法。由眉中心（直视正对瞳孔）稍上方向眉内端之相当攒竹穴处刺。病人仰卧位，针尖由眉中心稍上方起向眉内端，沿皮下刺进，至攒竹穴止，深度 1.5 寸。感应到局部酸麻胀。

（4）迎香透下睛明法。由鼻翼旁 0.5 寸处沿皮刺向目内眦下 0.2 寸，相

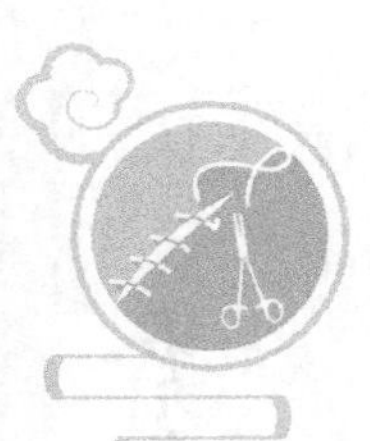

当于下睛明处止。病人仰卧位，针尖向上，由迎香穴入针，直对睛明穴沿皮刺入，深度1～2寸。感应到局部酸麻胀感。除上述病症外，还可治疗鼻窦炎、副鼻窦炎、鼻炎、鼻息肉、嗅觉障碍、小儿昏睡露睛。

（5）取下颊车穴法。位于下颌角之内侧陷中，手指按之局部酸胀。病人取仰卧位，针尖沿下颌骨内侧进针，深度2寸。感应以颌孔下齿槽处呈麻胀感为度。除上述病症外，还可治疗牙痛、耳鸣、咽炎、耳聋等。

4. 吞咽困难、舌强语謇

（1）下颊车透扁桃法。由下颊车斜入咽峡部的扁桃体处。病人取仰卧位，针尖直向前上方，通过口底部直达咽峡扁桃体处止，深度1～2寸。感应到局部呈鱼刺异物感，放射到咽的扁桃体部为度。除上述病症外，还可治疗扁桃体炎、咽炎、声带麻痹、口干少津等。

（2）下颊车透廉泉法。由下颌角内侧缘，相当于颊车之下，平向前颈部正中线、舌骨与结喉上中央凹陷中（相当廉泉处）刺。病人仰卧位头略后仰，针尖由下颌角向下入针，沿皮向前方平刺，直达廉泉处止，深度2～3寸。感应以局部呈酸胀感为佳。除上述病症外还可治疗扁桃腺疾患、甲状腺肿大等。

（3）取外金津玉液穴法。口底外，向舌骨上方，中线两侧，即当廉泉上寸，旁开5分，左谓金津右为玉液。病人取仰卧位，头略向后仰。针尖斜向上方相当于舌根部刺入，深度1.5～2.5寸。感应到舌根部胀重即可出针。除上述病症外，还可治疗舌肌麻痹、舌炎及舌痉挛等。

5. 高血压、甲状腺病、支气管炎、咳喘、心动过速

用天窗透人迎法。由结喉平开3.5寸，即胸锁乳突肌后缘，相当于天窗起，刺向胸锁乳突肌前缘，结喉的外方1.5寸，相当于人迎处止。病人仰卧位针尖由天窗穴刺入，向下平对人迎穴止。进针要轻捻缓进，勿伤颈动脉，深度1～1.5寸。感应以局部有胀感、针后头部有轻爽感为度。

6. 腰椎间盘脱出症、腰椎增生性关节炎、腰扭伤、坐骨神经痛、下肢瘫痪

（1）志室透命门穴法。由第 2 腰椎旁开 3 寸，直刺入第 2 腰椎棘突下缘，即相当命门穴处止。病人取侧卧位，针尖由相当志室穴处刺入，向内达命门穴止，深度 2.5 ~ 3 寸。感应到局部先呈酸胀感，继而以感应放散到下肢为佳。

（2）取三健穴法。位于承扶旁 2 寸名健步，殷门旁 2 寸为健中，殷门下2 寸处旁开 2 寸为健下。侧卧屈膝位，直刺向坐骨神经干，深度 3 ~ 4 寸。感应到有麻电样感应向上下放散，上至臀、下至足为佳。

（3）取三陵穴法。腓骨小头后 1 寸处及其直下 2 寸、4 寸各 1 穴，共计 3 穴。向胫骨内侧斜刺，深度 2 ~ 3 寸。感应到酸麻胀感向下肢放散。

（4）取三阳穴法。阳陵泉及直下 2 寸、4 寸各 1 穴，共 3 穴。胫骨后缘斜下刺入，深度 1 ~ 3 寸。感应到酸麻胀感向足放散。

（5）取外光明穴法。外踝上 5 寸，即光明穴旁 5 分。病人侧卧位，垂直刺入。深度 2 ~ 3 寸。感应到局部酸胀或有麻样感觉放散。

7. 急救昏迷、脑血管意外、高血压、足底及足趾麻木

用公孙透涌泉穴法。公孙穴位于足大趾本节后 1 寸，涌泉位于足底、蜷足时足前部凹陷处。病人取卧位，针尖由公孙穴刺入斜向涌泉穴，深度 2 ~ 3 寸。感应到局部酸胀或麻样感。

8. 肠疝痛、子宫出血、乳腺炎、遗精、早泄、足趾疼痛、半身不遂

用太冲透涌泉穴法。于足大趾外侧本节后 1.5 寸向下后方斜刺透向涌泉。取仰卧位，针尖由太冲穴刺向涌泉，进针深度 1 ~ 1.5 寸。感应到麻样感觉向大、次趾放散。

（三）注意事项

（1）对初次接受治疗者，要说明芒针的治疗情况，劝其不要惊惧，并注意取穴宜少，手法宜轻。对初诊怕针患者，可先刺其不易看到的穴位，如腰部和臀部穴位，以免患者紧张。

（2）医生施术过程中要专心、审慎，对肌肉过于紧张不易进针者或皮肤

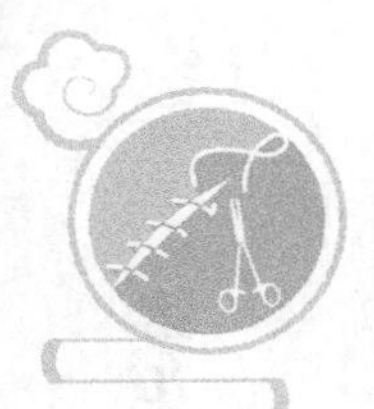

过于松弛部位，针刺时尤应小心，应尽量转移患者注意力，避免产生疼痛。要密切观察患者的反应，防止晕针及其他事故发生。

（3）诊断不明的急性疾病，一般不用芒针治疗，以免延误病情。

（4）过饥、过饱、酒醉、过度劳累和不能合作者，应改在较适宜情况下再行芒针治疗。

三、三棱针

三棱针即古代九针中的锋针，为点刺放血的针具，用以刺破患者身体上的一定穴位或浅表血络、放少量血液来治疗疾病的方法。亦称刺络或刺血络法。

（一）操作方法

1. 针具

三棱针一般用不锈钢制成，针长约6cm，针柄较粗呈圆柱形，针身呈三棱形，尖端三面有刃，针尖锋利。针具使用前应先行高压消毒，或放入75%酒精内浸泡20～30分钟。施术前在局部皮肤用含2%碘酒棉球进行消毒，再用酒精棉球脱碘。

2. 操作

三棱针的针刺方法一般分为点刺法、散刺法和挑刺法。

（1）点刺法。先用左手拇、食指向针刺部位上下推按，使血郁积于一处，继之在此部位作常规消毒。针刺时左手拇、食、中三指夹紧被刺部位或穴位，右手持针，用拇、食两指捏住针柄，中指指腹紧靠针身下端，针身露出1～2分，对准已消毒部位或穴位刺入1～2分深，立即出针；以左手轻轻挤压针孔周围，使出血少许，然后用消毒棉球按压针孔。

（2）散刺法。即在病灶周围上下左右多次点刺，使之出血。散刺又叫围刺。

（3）挑刺法。以左手按压针刺部位两侧，使其皮肤固定；右手持针，将腧穴或反应点的表皮挑破，深入皮内。针身倾斜并轻轻提起，挑断部分纤维组织，然后局部消毒，敷盖。

(二)主治病症

1. 高热、中暑、中风、溺水、煤气中毒、食物及药物中毒

用点刺法。发热取十宣,中风取手十二井穴,中暑取尺泽、委中,溺水取会阴,煤气中毒取太阳,食物及药物中毒取大椎。

2. 头痛、胃痛、腰痛、胸痛、胁痛、腹痛

以上属实证、热证者用点刺法。头痛取太阳、百会,胃痛取足三里、膏肓,腰痛取腰俞及委中,胸痛取心俞、膻中,胁痛取阳陵泉、足窍阴,腹痛取足三里、厉兑。

3. 月经不调、痛经、崩漏、滞产、恶阻、乳少

属实证、热证者用点刺法。月经不调取三阴交、太冲,痛经取太冲、大敦,崩漏取足里及隐白,滞产取三阴交、至阴,恶阻取三阴交、行间,乳少取中冲、足三里。

4. 小儿发热、急慢惊风、脐风、吐泻、疳积

用点刺法。小儿发热取商阳、关冲,急惊风及脐风取人中、十宣,慢惊风取行间、足三里,吐泻取商阳、公孙,疳积取四缝、鱼际。

5. 目痛、目翳、耳鸣、耳聋、鼻渊、鼻衄、牙痛、咽喉肿痛

属实热证者用点刺法。目痛及目翳取太阳、攒竹、太冲,耳鸣及耳聋取中渚、侠溪,鼻渊及鼻衄取迎香、印堂、二间,牙痛取颊车、内庭,咽喉肿痛取少商、内庭。均可取耳尖和屏尖。速刺放血。

6. 丹毒、痈疮、落枕、扭挫伤

用围刺法。取病变部位周围。

7. 痔疮、颈淋巴结结核、麦粒肿

用挑刺法。痔疮取腰骶部之大小如米粒,呈灰白、暗红、棕褐或淡红色,高起皮肤的丘疹;部分病人在上述区域没有痔点,则可取大肠俞、次髎。颈淋巴结结核取肩胛区小米粒大、压之不褪色的红色“结核”点,左侧有病挑右侧,右侧有病挑左侧。麦粒肿找肩胛区内小米粒大、高出皮肤、淡红色、压之不褪色的丘疹,左眼病挑右侧,右眼病挑左侧。

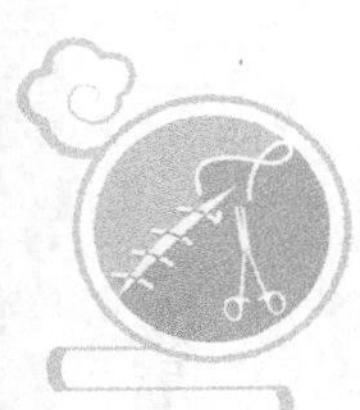

（三）注意事项

（1）严格无菌操作，防止感染。

（2）应用此法不宜过勤，一般 2 ~ 3 天 1 次，出血多者，应隔 1 ~ 2 周再行下一次治疗。

（3）虚证或有出血倾向的患者不宜使用此法。

（4）点刺放血宜轻、浅、快，出血不宜过多。操作时勿刺伤深部大动脉。

四、鍉针

鍉针疗法又称浅针疗法，为针刺疗法的一种。鍉针是九针之一，长 10 ~ 16.5cm，针头圆钝，有骨制、木制、竹制和金属制之分。此法以针具在皮肤表面推压或按压经穴以达到治病目的，故又称推针。《灵枢 · 九针十二原》说："主按脉勿陷，以致其气。"指鍉针可疏导经络气血以治疗疾病。《官针》篇又说："病在脉，气少当补之者，取以鍉针于井荥分俞。"

明代徐春甫辑《古今医统》更明确指出了其适应证："鍉针……脉气虚少宜之。"此法简单易行，没有痛苦，至今仍在民间广为应用。

（一）操作方法

（1）令患者取适当体位，既使患者舒适，又让术者施术方便。

（2）做好患者思想工作，令其不要精神紧张。

（3）根据病情选定穴位，并掌握"宁失其穴，勿失其经"的原则。

（4）施术时有强刺激与弱刺激之分。强刺激是将针重按于经脉或穴位上，动作要快，在病人感觉疼痛或觉酸胀向上下扩散时，迅速起针。弱刺激是将针轻轻压在经脉或穴位上，待局部皮肤周围发生红晕或症状缓解时，慢慢起针；起针后局部稍加揉按，每日 1 次。又分 3 法：①推法。针头压到经穴上后，术者的右手指在针柄上，由下向上反复推刮。②补法。将针轻轻压在经脉穴位上，待局部皮肤周围发生红晕或症状缓解时缓慢取针，起针后局部稍加揉按。③泻法。将针重压在经脉及穴位上，动作宜快，待病人感觉疼痛或酸胀感向上下扩散时，迅速取针。

一般轻者病愈即止，慢性疾病患者以 10 次为一疗程。经一个疗程效果仍不显著者，应改用其他疗法。

另有火鍉针法。以火烧灼加温针尖，按需烧针至白亮、通亮、微红 3 种温度，用速刺或慢烙熨刺法，烧灼、烙熨病变组织，并可有即刻止血的作用。

（二）主治病症

凡可用针刺疗法治疗的疾病，均可用本法。对于经气虚弱性胃痛、腹痛、消化不良、神经性呕吐、妊娠呕吐、神经官能症等，尤为适宜。取穴也同针刺法。害怕针刺的患者最宜用此法治疗。下面仅以食欲不振、失眠、血液病为例，作简单介绍。

1. 表浅疾患

如小血管瘤、疣、痣、斑、瘘管、肛裂等。用火鍉针法，取病变部位。

2. 消化系统疾病

食欲不振取中脘、足三里、阴陵泉、太溪、公孙，采用推、补相结合的手法。胃痛取内关、中脘、梁丘；呕吐取内关、足三里；腹痛、腹泻取气海、足三里、上巨虚；消化不良取上脘、足内庭。

3. 失眠

取太渊、太溪、大陵、足三里、阴陵泉、三阴交等，每次选 5 ～ 7 穴，推、补相结合。

4. 血液病

如贫血、血小板减少性紫癜、白血病。取曲池、合谷、足三里、太溪、肝俞、脾俞。可推、补相结合，或推、泄相结合。

（三）注意事项

（1）不要在病人过饥、过饱或过于疲劳时施术。

（2）孕妇腹部、禁针穴位等处禁用鍉针。

（3）感染部位不使用本法。

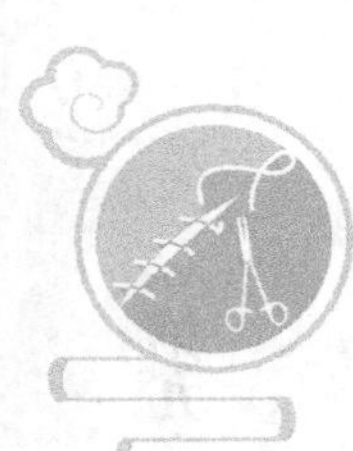

五、粗针

粗针又称巨针，由《内经》九针之大针演化而来，因其针体特粗而名之。粗针治疗的针感强，针刺时间短，进针不易弯曲，很少有滞针、折针现象。因此，粗针疗法适于需强刺激或放血的病症。

（一）操作方法

1. 针具

粗针结构与毫针一样，分为针尖、针体、针根、针柄和针尾。但粗细规格与毫针不大相同，粗针针体直径有 0.4mm、0.6mm、0.7mm、0.8mm、1.2mm 几种，长度 10 ~ 33cm 不等。粗针针尖宜圆而不钝、利而不锐。太圆则钝，进针困难，病人痛苦；太利则锐，针尖易卷曲。

2. 操作

（1）进针。①夹持进针法。刺手拇、食二指夹持针体下端，露出针尖4 ~ 5分，对准穴位，快速刺入。适于肌肉丰厚处。②夹压进针法。刺手拇、中指夹持针体，食指压针尾，快速刺入。此法适用于背部。③捻转进针法。押手持针体，刺手持针柄，捻转下压刺入。此法适于皮肤柔软的腹部。

（2）手法。粗针进针后，一般即有较强感觉。若还需强刺激可提插6 ~ 7次，针刺后有放电感者效果最佳。但对儿童不宜提插过多。如用于肌肉萎缩病人，可用卷肌提插法，即针刺入后，针体向一个方向捻转，以转不动为度，此时肌纤维已缠住针体，然后上、下提插数次。提插2 ~ 3次为中度刺激，留针不提插为弱刺激。

（3）出针。达针刺目的即可出针，出针时应以挤干酒精棉球按揉针孔，以免出血。对于实热证可不按压，使其放出少量血液则效果更佳。

（4）针刺原则。因针体较粗，刺激性强，故应用时应视患者体质、病情、部位等灵活采取针刺方法。肌肉丰隆处如臀部宜深刺，肌肉浅薄和深部有重要脏器处如头颈、背部、胸腹部宜浅刺或沿皮刺。对各类麻痹、瘫痪、急性病宜用强刺激不留针，对于慢性病宜留针而不加大刺激。对神经反应迟钝的人宜强刺激；对神经敏感者则宜弱刺激，快速刺入即可出针。

（5）留针。背部俞穴一般留针1～2小时，对有些疾病亦可留针3～小时或更长。其他均宜采用强刺激不留针。

（6）疗程。每日针刺1次，10次为1疗程，2疗程休息3天。

（二）主治病症

1. 带状疱疹、神经性皮炎、多发性神经炎、丹毒、湿疹

带状疱疹取神道透至阳、至阳透筋缩，神经性皮炎、丹毒、湿疹取赤医穴及胸穴，多发性神经炎取神道透至阳、命门透阳关、中府、手三里、合谷、环跳、足三里、绝骨。

2. 周围面神经麻痹、肋间或坐骨神经痛、腰骶关节劳损、腰椎间盘突出、梨状肌综合征

周围性面神经麻痹取翳风、颊车透地仓、太阳透率谷、下关透巨髎，肋间神经痛取身柱透至阳，腰腿病症取腰穴、骶穴、环跳。

3. 中风半身不遂、瘫痪

中风取肩髃、曲池、环跳、阳陵泉。瘫痪取大椎透至病损脊，如一针无法到位，可分段接力透刺2～3针。上肢肩臂外展肌瘫痪取肩髃透三角肌，腕下垂取曲池透偏历，指屈曲取合谷透劳宫。下肢髋屈肌瘫痪取五枢透阴廉，髋伸肌瘫痪取秩边透环跳，大腿内收肌瘫痪取血海透髀关，大腿外展肌瘫痪取阳关透风市，膝伸肌瘫痪取鹤顶透伏兔，膝屈肌瘫痪取委中透殷门，尽量下垂取足三里透下巨虚，伸趾足取委中透承山，足内翻取阳陵泉透绝骨，足外翻取飞扬透交信。

（三）注意事项

（1）熟知解剖知识。粗针异于毫针，对机体组织破坏性较大，因而需要掌握人体各部的形态结构，熟知解剖学知识，以免发生意外。

（2）严格消毒。粗针需扶持进针，同时损伤皮肤、组织的面积较大。如消毒不严，易导致感染而引起不良后果。除注意患者皮肤和针具消毒外，医者手指消毒亦很重要。

（3）避免刺伤大动脉与大静脉。在静脉与动脉显露或表浅处应注意避

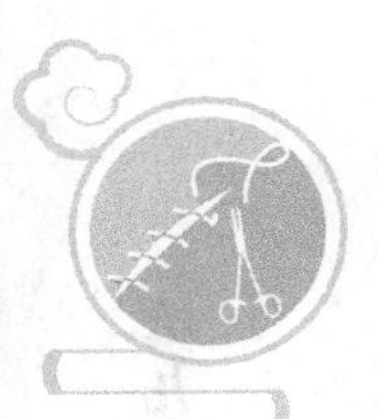

开下针。深刺时若刺中血管,病人觉针下剧痛或针体跳跃感,应立即停针不动,再将针慢慢提起,压迫针孔片刻。

(4)避免刺伤内脏。胸背部易伤内脏的穴位禁深刺。腰部亦不宜深刺,免伤肾脏。针刺上腹部穴位要检查肝脾是否肿大,针刺下腹部穴位时需排空膀胱。

(5)防止晕针。由于粗针刺激强烈,加之针粗又易使患者产生恐惧,发生晕针的可能性也较大。需事先注意病人的体质、神态,了解病人对针刺反应的耐受力。特别是对初次治疗的病人,要了解以前的治疗情况。对神经紧张的体弱病人宜做好解释工作,手法适当减轻,并尽量采用卧位。对饥饿、大汗、大泻、大吐、大出血及过度疲劳者应禁针。

出现晕针应立即停止针刺,将已刺之针全部取出,让患者平卧于空气流通处,并松开衣带。严重时可刺人中、涌泉,促其苏醒。若晕厥不醒者,可嗅以氨水或施人工呼吸、注射强心剂等急救。

(6)局部红肿。若出现局部红肿、微量出血或针孔局部小块青紫,一般为刺破局部小血管所致,不须处理可自行消散。如局部青肿,疼痛较剧,可在局部按摩或热敷以助消散。

(7)遗留针感。粗针刺激比较强烈,出针后易遗留较强的酸胀感和牵引感,这种现象可逐渐消失,不必惊慌。

六、小宽针

小宽针是在古代九针中锋针、铍针、长针、大针等基础上,改革形状、规格及大小而创新的一组6种不同型号剑形钢针。其应用以针刺为主,拔罐、按摩为辅,根据中医络刺治疗原理,有机结合3种疗法之长,成为自成一体的小宽针疗法。具有调整阴阳、扶正祛邪、疏通经络、调节气血、消肿止痛功效。且有取穴少、见效快、疗效巩固的优点。

（一）操作方法

1. 针具

由不锈钢制成，针形似剑，针分尖、身、柄。有 6 种型号，长度各为 130、20、110、100、90、80mm，宽度各为 4、3.5、3、2.5、2mm，厚度分别为 2.2、1.8、.6、1.4、1.2mm。

2. 操作

（1）针刺步骤。医生一人针刺，助手传递敷料、拔火罐和按摩。医生右手以拇指和食指捏住针尖，控制进针深度，小指根部顶住针柄，中指和无名指扶住针体。拇食指前面露出的部分是预定刺入深度。针刺用腕力进针，垂直刺入，直入直出。①视病情需要，调整病人体位，选准施针部位，常规消毒穴位、钢针。左手拇指按压穴位，右手持针，猛刺速拔。②视针刺部位，选择适宜型号玻璃火罐行闪火法扣之，每穴扣罐 2 分钟左右即可起罐，出血量约为 2 ~ 5mL。③起罐后，用消毒纱布块压在穴位上进行按摩，先轻后重，先慢后快。往复数分钟停止。④穴位用碘酊棉球消毒，贴以 1×2cm 胶布，并嘱患者于 24 小时后将胶布取下。

（2）针刺手法。常用手法有四种，根据疾病性质和针刺穴（部）位选择应用。①速刺法。垂直刺入，不捻转，不留针，猛刺速拔。主要适于躯干、腰背、四肢等处常用穴位，为小宽针广泛使用的基本手法，与古代五针刺法有相似处。②点刺法。轻点扣、迅速出针。一般在进针较浅，且又不宜拔火罐的部位应用。如针刺前顶、百会、四神聪、四缝、八邪、十宣等穴位时采用。③划刺法。速刺进针后，针尖在一定范围内划动。划动度约为 1.5cm 左右。主要适用于治疗局限性突起物和增生性病症。常在针刺腱鞘囊肿、肱骨外上髁炎、跟骨骨刺时应用。④两步进针法。主要适用于肌肉组织丰满、进针较深穴（部）位。第一步持针右手速刺进针至 1 寸左右；第二步按压穴位的左手迅速变换，以拇指、食指和中指轻柔地对捏住穴位两侧的肌肉皮肤，连续地一提一松、一收一放，同时缓慢进针，达预定深度后出针。常在针刺臑上、环跳、委中等穴位时应用。

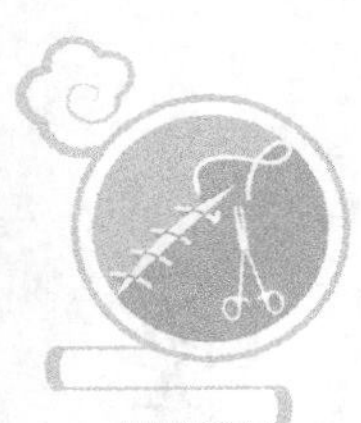

（二）主治病症

1. 偏头痛、颈椎病、肩关节周围炎、腰椎骨质增生、坐骨神经痛

（1）点刺或速刺法。偏头痛取百会、前顶、太阳，颈肩痛取大椎、天宗、肩髃、臂臑。

（2）两步进针法。腰腿痛取大肠俞、秩边、环跳、委中、承山。

2. 肱骨外上髁炎、腱鞘囊肿、跟骨骨刺

用划割法。取病变部位。

3. 脑出血、蛛网膜下腔出血、脑梗塞、脑血栓形成

用点刺法、速刺法或两步进针法。急性期取背部穴；恢复期上肢取肩井、天宗，下肢取环跳、委中、承山；面瘫取太阳、地仓、迎香、颊车。

（三）注意事项

（1）严格消毒针具及穴部皮肤。

（2）根据病情和针刺穴位适当选用不同型号针具。病重进针深，可选1号、2号针；一般应用3号、4号针，主要用于腰背、头面、四肢；5号针常用于成人四肢末梢及小儿腰背、躯干穴位；6号针主要用于小儿头面部及四肢末梢穴位。

（3）一般间隔7～10天针刺1次，3次为1疗程，休息观察1个月。如仍有症状，可行第2疗程治疗。针治面瘫应5天一次，连针5次为1疗程。用划割法时，应间隔20天方可行第2次治疗。

（4）取穴要避开大血管和神经，且不可横刺或斜刺，应沿主要神经、血管行向进针。避免误伤神经和血管。

（5）有出血倾向及严重心脏病患者禁刺，孕妇及年老体弱者慎刺。

七、七星针

此疗法亦称梅花针或皮肤针疗法。用丛针在体表一定部位上叩打，施用不同手法，以达治病目的。本法由单针刺激发展而来。《灵枢·官针》云：“毛刺者，刺浮痹皮肤也。”又说：“半刺者，浅内而疾发针，无针伤肉，如拔毛状。

这里所说“毛刺”“如拨毛状”，当是皮肤针的起源。又云：“扬刺者，正内一，旁内四，而浮之，以治寒气之博大者也。”此处指出五针并列的针具形式，为后世梅花针最早记载。

（一）操作方法

1. 七星针的制作

（1）准备制作材料。①七号缝衣针 5 ~ 7 枚。选针体光直、针尖圆锐但不过尖的针。②选细而结实的缝衣线即可。③竹筷、骨质筷、硬塑胶筷均可。④玻璃一小块。

（2）长柄七星针制作方法。①在筷子细小的一端，距顶端 0.2 厘米处钻一小孔，直径与捆在一起的七星针（或五星针）粗细相等，圆孔方向必须与筷子垂直。②将钢针 7 枚或 5 枚用线捆紧，并把针尖的一端放在玻璃片上墩平。③把捆好的针的针尖一端穿过圆孔，使针尖露出圆孔 2/5（约 0.2cm），从针与筷子成 T 型，然后固定，使针与筷子成为一体，不能摆动退出为装好。须注意，筷子如有弯曲，应当凹面向上，否则使用时不方便。

莲蓬式七星针制作比较复杂，可直接向医药商店购买。其他尚有套管式七星针、刷帚式七星针、自动式七星针等，此处不再赘述。

2. 练针

先练手指、手腕弹力。可用旧书或薄本一册，右手持针，快速向本上啄刺。每一针刺必须正直平稳，着力点均匀。检查法：把刺过的本放在光线好的地方，看印记是否 7 个孔一般大小；如有针孔大小不等或不全，说明针身下落不垂直，用力不匀。

3. 持针

（1）长柄式七星针。右手握针柄，中指、无名指及小指将针柄后端固定在掌内，拇指贴于针柄左侧，再以食指直按针柄上，指尖近针柄中部。

（2）莲蓬式七星针。右手中指、无名指、小指屈于掌内，拇、食二指捏针柄尾部，拇指前节压于食指中节上。

4. 操作顺序

啄刺时下针要快，起针也要快，针与皮肤垂直。一般顺序：从上到下，从

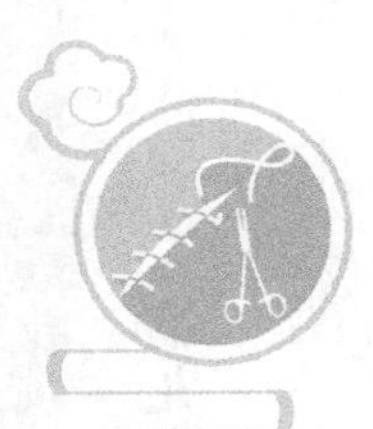

左到右，从内到外，由轻到重。但也不可刻板。若为局部关节或皮肤疾病可以灵活变通。但必须据规定部位，来回取刺，不可在某穴上刺几下，又在另一穴上刺几下，一定要按顺序，有步骤地啄刺。第一遍打刺完后，可用消毒过的手，轻轻摸一下刺过的皮肤，再进行第二遍打刺。这样既可减轻患者痛苦，又可检查打刺是否合乎要求。

5. 刺激种类

（1）整体刺激。一般疾病都可行整体刺激，借以调整气血、协理阴阳，通过整体促使局部病变向好处发展。整体刺激部位在脊柱两侧，相当于膀胱经的循行路线，内脏腧穴都在于此，还有奇经的督脉。刺激此处可通肾调督兴奋内脏经气，从而改善气血循环促病愈。

（2）重点刺激。某脏器体表相应部位，如胃脘痛患者之胃俞、脾俞、中脘检查时注意体表压痛点、敏感点、皮下结节等，关节炎、皮炎、末梢神经炎之患部等，也可重点刺激。

6. 手法

主要表现为刺激强度，概括为补、泻两法。轻则补，重则泻。因本法在皮肤上进行，轻刺重刺难描述，这里仅提供一点参考看法，更重要的是临床体会。可据病人体质、年龄、病情、性别、病种及反应程度等具体情况灵活运用。

（1）轻刺激。患者仅有轻微痛感。适于头面部。

（2）重刺激。患者有明显刺痛感，有时见局部肌肉收缩，或表示畏痛，出汗。适用于胸背及四肢。

（3）强刺激。主要适用于感觉迟钝或肢体麻痹病人。亦可用于急救，如休克、昏迷及癔病等患者。

（4）刺激强弱。由刺激量和患者反应判断刺激强弱是一个复杂问题，主客观因素都要力求准确地掌握。①主观因素。叩打力强则强，力小则弱；频率快则强，频率慢则弱；刺激量多则强，量少则弱；刺激敏感区则反应强，非敏感区则反应弱。②客观因素。同样刺激量和手法，病人的反应差别很大如女性反应强、男性反应弱，年龄小反应强、年龄大反应弱、老人反应更迟钝，精神紧张者反应强、不紧张者反应弱，麻痹病人非麻痹区反应强，麻痹区反应弱等。刺激范围大则强，范围小则弱。

7. 患者体位

体位适当与否，关系取穴准确程度。不适当体位，医生操作不便，进针角度不适宜，易弯针，增加病人痛苦。治疗时必须选准体位。常用以下几种：

（1）坐位。横肱伏坐，适用于项、背、腰诸穴；仰靠坐位，适用于颈前、面、上胸诸穴；正坐位，适用于头顶、胸、肋间、上肢诸穴。

（2）卧位。仰卧位，除背、下肢后侧等处，一般穴位都可适用；俯卧位，适于背、下肢后侧面、足跟穴位；侧卧位，适于一侧面部、四肢一边外侧面、肩、颈部一侧诸穴。临床上要灵活选择，以病人舒适、施术方便为原则。对于哮喘病人有时还可以取站位。

8. 叩打放血

对于高血压病及外感热病的持续高热，施术者可左手捏住刺激部位，右手持针叩打，到局部有渗血时用手挤压，排出少量血液，再消毒即可。此法可在颈后、手足指（趾）尖、鼻尖、下肢等处进行，但必须严格消毒，以预防感染。

（二）主治病症

本疗法适应症很广，可在各科使用，但一定要做到整体与局部相结合，辨证施术。

1. 感冒

分风寒、风热两类。风寒取列缺、风池、合谷、风门，风热取大椎、曲池、合谷、外关及鱼际。以上两型感冒都可取夹脊的穴位，重点刺激颈椎 4 ~ 7、胸椎 1 ~ 5 两侧。

2. 哮喘

分虚实两型。实证取膻中、尺泽、肺俞、天突、定喘、丰隆、大肠俞，虚证取肺俞、肾俞、足三里、脾俞、太渊、太溪。以上两型都可取夹脊穴位，重点刺激颈夹脊 1 ~ 4、胸夹脊 11 ~ 15 椎两侧。还可刺手太阴肺经循行部位（前

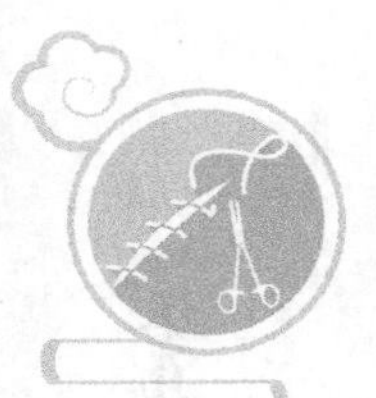

臂)、鱼际、两侧胸锁乳突肌。缓解期主要调脾肾,可选脾俞、肾俞、三阴交、足三里以及腰椎两侧。

3. 咳嗽

分外感、内伤两类。外感咳嗽,取肺俞、列缺、合谷、尺泽、大椎、少商、外关;内伤咳嗽,取肺俞、太渊、章门、太白、阳陵泉、太冲。

以上两型都可重点刺激颈椎、胸椎两侧的夹脊穴。痰多时,垂刺丰隆足三里。

4. 胃脘痛

整体取夹脊椎两侧穴位,或以上、中、下脘及天枢、梁门为主穴。气滞加足三里、期门、内关;虚寒,加章门、大横、内关,并重刺胃俞、脾俞;疼痛较重,加大横、内关、足三里;伴腹泄便溏时,加刺脐周围及下腹部。

5. 呕吐

分虚实两型。实证,取胃俞、梁丘、足三里、中脘、中都、内庭、冲阳、地机胸夹脊椎两侧穴;虚证,取胃俞、中脘、三阴交、公孙、关元、内关、阳池,夹脊5 ~ 12 椎两侧穴。

6. 腹痛

打击脐周围及下腹部,夹脊 5 ~ 17 椎两侧穴。

7. 腹泻

取脐周围、下腹部,重点刺激腰骶两侧穴。

8. 眩晕

分虚实两类。实证取脊柱两侧,重点刺激胸椎 5 ~ 8 椎两侧穴,及颈侧区、上腹部、下腹部、肋间;虚证取胸椎 1 ~ 5 椎两侧穴,头顶区、鼻尖、上腹部。

9. 胸痹

包括真心痛。胸椎 1 ~ 5 椎两侧穴,胸骨柄、肋间、颈部、上腹部、上肢等

10. 中风后遗症

如偏瘫。

（1）上肢瘫痪取夹脊5～12椎两侧穴，阳陵泉、筋缩、曲池、太冲、太渊、肩井、肩髎、外关、手三里。

（2）下肢瘫痪取夹脊5～12椎两侧穴，阳陵泉、风市、悬钟、大敦、八能、委中、委阳、解溪、足三里。

（3）口眼歪斜取夹脊5～12椎两侧穴、地仓、颊车、太冲、期门、合谷。

11. 痹证

（1）上肢痹证。取脊柱两侧，重点刺激胸椎1～5椎两侧穴，然后根据情况再施局部穴刺激。肩部选肩俞、肩髎、膈俞，肘臂部选曲池、合谷、天井、外关、腕骨。

（2）下肢痹证。取脊椎两侧，重点刺激腰至臀部两侧，再酌情刺激局部穴：股部选秩边、承扶、阳陵泉，膝部选犊鼻、梁丘、阳陵泉、膝阳关，踝部选申脉、照海、昆仑、丘墟。

（3）背部可沿脊椎两旁施术。行痹加膈俞、血海，痛痹加肾俞、关元，着痹加商丘及足三里，热痹加大椎、曲池。

12. 头痛

（1）取夹脊穴。风寒头痛，取夹脊11～12椎两侧穴；气血双亏，取胸夹脊11～12椎两侧穴；肝阳上亢，取夹脊5～9椎两侧穴。

（2）局部痛处重刺出血。

13. 不寐

取胸椎5～7椎及腰骶部两侧，头部、上腹部、下腹部，并结合患者症状施治。

14. 胁痛

取夹脊3～7椎两侧，前后肋间、肩胛区、异常发现部位。

以上仅为举例，有关各种疾病可按体针辨证施治原则进行。

（三）注意事项

（1）针具及医务人员的手都要消毒，并检查针具是否平齐，有没有钩刺。

（2）施术者一定要耐心操作，态度和蔼，手法轻重得体，始终如一。

（3）注意局部反应，如酒精过敏等。如有反应，要作好解释工作，并加以处理。警惕晕针发生，如有晕针，请按常规处理。

（4）施针手法要根据年龄、胖瘦、性别、精神状态等因人而异。

（5）对初诊者、年老体弱者和儿童，开始手法要轻，慢慢加重，不可急于求成。

八、火针疗法

此法是将特制针的针尖用火烧红，迅速刺入人体一定穴位或部位，达到治疗目的。《内经》称火针为“燔针”“淬刺”，主要用治筋骨痹痛等。后有称其为“烧针”“白针”者，治疗范围扩大到外、内等科多种疾患。近些年来因独特的治疗效果，越来越受到学者重视。

（一）操作方法

1. 针具

火针一般是用钨锰合金钢丝拉制而成的，也可用较粗不锈钢针，大都由医师自制。常用火针分为粗（直径 1.1mm 或以上）、中（直径 0.8mm）、细（直径 0.5mm）三种型号。还可根据不同用途做成平头、多头、刀形头等类型。近些年还有一些特制火针，如弹簧式火针以及各种电火针。粗火针主要用于针刺病灶局部，以治疗外科疮痈、瘰核、瘰疬等各种疾患；中火针除面部穴位及肌肉菲薄部位外，身体各部穴位都可应用；细火针主要用于面部，以及体弱、老幼患者。

2. 操作

（1）选穴与定穴。火针选穴除与毫针选穴基本规律相同，而选择有关经穴外，多选阿是穴（压痛点、异常反应点附近）以及病灶局部。要求选穴少而精。穴位选好以后，体位固定，在消毒针刺前，要进行穴位标记，一般都用拇指指甲掐压十字，以保证准确刺入。

（2）消毒。定好穴位后，先用 2% 碘酒棉球，再用 75% 酒精棉球消毒。

（3）烧针与针刺。点燃酒精灯，左手端灯，右手持针，针尖向着针刺部位将针尖与针体伸入火外焰，据针刺需要，来决定烧红长度。一般是从针体向针尖烧，以针通红发白为度。针红为火针操作关键步骤之一。《针灸大成·火针》云："灯上烧令通红，用方有功。若不红，不能祛病，反损于人。"当针烧红后要迅速、准确刺入标定点，再快速拔出，整个过程大约只需 1/10 秒。

（4）针刺深度与方向。针刺深度要根据病情以及针刺部位组织结构等情况来定。一般而言，痰核、瘰疬、窦道等要刺入其核心或基底，皮肤表皮疾患刺深不过皮肤；刺四肢、腰腹以及肌肉丰厚处可以刺达 0.5 ~ 1 寸；而面、背胸部位则浅到 1 ~ 2 分深。大都采用与皮肤呈 90 度的直刺法，以及与皮肤呈 45 度的斜刺法。

（5）留针与出针。火针大都不留针，快入而即出，但有些疾病也可留针：如火针刺淋巴结核，需留针 1 ~ 2 分钟，以清除消化干酪样坏死组织；又如远端穴位治疼痛性疾患时，需留针 5 分钟左右，但留针时间都短于毫针。火针起针时医生要手持消毒干棉球，以防出血（尤其在针刺局灶性皮损增厚时，往往会出血）。出针时不摇大针孔，可迅速按压针孔，以减轻疼痛。针孔无需特殊处理。

（6）疗程与针刺。火针治疗大都以 3 ~ 5 次为 1 疗程，疗程间隔 1 周左右。每 2 ~ 3 天针刺 1 次。但疗程与针刺时间都需视病情与身体状况而定。

（二）主治病症

1. 胃下垂、胃脘痛、泄泻、脱肛

使用细火针。胃下垂及胃脘痛取中脘、足三里，泄泻取天枢、上巨虚，脱肛取百会、长强、承山、大肠俞。

2. 肩关节周围炎、冈上肌腱炎、肱骨外上髁炎、腕管综合征、急慢性腰骶关节劳损、梨状肌综合征、膝关节增生性关节炎、跖筋膜劳损

以上属寒湿型，久病顽症用火针法。肩部取肩髃、肩髎、臑腧；肘臂取曲池、合谷，腕部取外关，背脊取水沟、身柱、腰阳关，髀部取环跳，股部取秩边，膝部取犊鼻，踝部取申脉、照海。

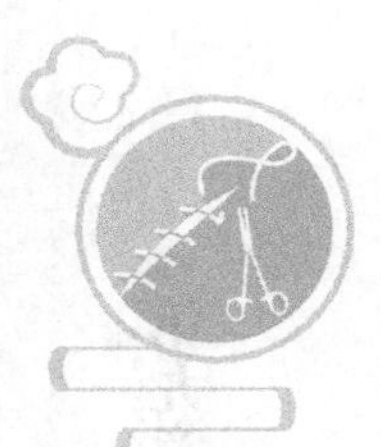

3. 带状疱疹、神经性皮炎、湿疹

用火针。取病变局部或周围。

4. 结核性淋巴结炎

用细火针。肿块结节型未化脓者，于最早出现或最大结节肿块的上中下各刺1针，快刺急出，刺入核心；肿块已化脓未溃者，用粗柄火针直刺病灶中心，使脓液尽快排出；已溃破者，在破口周围0.5厘米处用火针浅围刺。

5. 化脓性骨髓炎、深部肌肉脓肿、寒性脓肿

用粗火针烧红火烙。取患部。

6. 色素痣、扁平疣、老人斑、白癜风

（1）用细火针疗法。色素痣、扁平疣取患部。

（2）用火针烙熨法。老人斑、白癜风取患部。

（三）注意事项

（1）精神过度紧张、饥饿、劳累者不宜用火针，糖尿病禁用火针。

（2）体质虚弱者应卧床针刺。

（3）较大血管、神经和内脏器官周围要慎用火针。

（4）针后当天或针孔红晕、红肿未消散者，应避免洗浴，切忌用手搔抓针孔。如有针孔微红、灼热、轻微疼痛、瘙痒等现象，无需任何处理，数天后可自行消失。

第三节　当代中西医结合针刺疗法

一、电针疗法

在针灸疗法中，电针疗法结合了近现代的技术。这一疗法是在针刺穴位得气后，配合应用不同频率的电流，以加强对腧穴的刺激，从而实现治疗疾病的一种方法。

临床上常选用1000赫兹以内的低频脉冲电流、2 ~ 100千赫的牛顿电流及3000兆赫以上的微波作为电针的电流。应用时根据具体情况可单纯按

经络取穴，亦可单纯按神经走向取刺激点，或这二者结合。电针疗法的适应证与针灸疗法相同，尤其适于慢性疾病、顽固性疼痛等。

二、水针疗法

这也是中西医治疗技术相互结合的产物。水针疗法又称“穴位注射疗法”，是在穴位或相应部位进行药物注射，通过针刺和药液的刺激及药理作用，起到调节机体功能、改善病理状态的一种治疗方法。具体如下：

（一）用具及药物

常用的注射器有 1mL、2mL、5mL、10mL、20mL；针头为 5 ~ 6 号普通注射针头。常用的注射液为维生素 B_1、B_6、B_{12} 注射液，5% ~ 10% 葡萄糖注射液、生理盐水注射液，以及普鲁卡因、利多卡因、泼尼松龙、安乃近、盐酸异丙嗪等药物注射液。中药注射液可有当归、红花、川芎、板蓝根、威灵仙等。

（二）操作方法

依据辨证论治，取相应的穴位或刺激点，选择适宜的注射器与针头，抽好所需药液，常规消毒注射部位皮肤。将针头刺入穴内，并缓慢推入或上下提插，待“得气”后，如回抽无血，即可将药液注入。注射用量一般为0.5 ~ 2mL，某些部位可达 10 ~ 20mL。

（三）应用水针疗法时的注意事项

（1）注射前应向患者解释可能出现的感觉与反应，以免其紧张、恐惧。

（2）须熟悉注射药物的性能、药理作用、剂量、禁忌、不良反应及过敏反应。

（3）药液一般不宜注入关节腔、脊髓腔及血管内。

（4）在神经干通过部位注射时，应避开相应的神经干，以免损伤神经。

（5）严格遵守无菌操作，以防止感染。

三、气针疗法

此法是将消毒过的空气或氧气注射入穴位内，用以调整经络功能的治

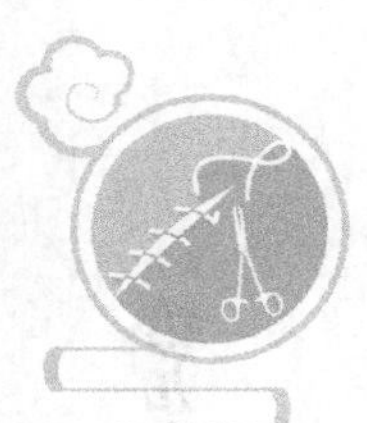

疗方法。具有活血散瘀、消肿镇痛作用。

（一）操作方法

1. 针具

选用 5 ～ 10mL 的注射器，5 ～ 6（1/2）号注射针头，消毒后备用。

2. 操作

选好穴位，皮肤常规消毒。用备好的空针（针尖上套消毒棉球）抽入滤过空气，快速刺入穴位至一定深度（约 1 寸左右）。得气后，将针回抽一下，若无回血，方可将空气慢慢注入，每穴每次注射空气 3 ～ 5mL。注射完毕，退出针头，用干棉球按压针孔，轻揉片刻。隔天或隔 2 天注射 1 次。

（二）主治病症

1. 头痛

常用穴（双侧）：合谷、曲池。

2. 胸痛

常用穴（双侧）：内关、丰隆。

3. 胃痛

常用穴（双侧）：中脘、足三里。

4. 腹泻

常用穴（双侧）：上巨虚、天枢。

5. 失眠

常用穴（双侧）：内关、三阴交。

6. 呕吐

常用穴（双侧）：足三里、内关。

7. 呃逆

常用穴（双侧）：内关、足三里。

8. 痛经

常用穴（双侧）：气海、三阴交。

9. 肠痈

常用穴（患侧）：阑尾穴、天枢、阿是穴。

（三）注意事项

应用气针切不可误将气体注入血管。本法尚有待进一步探讨。

第十章　针刺麻醉和镇痛

第一节　针刺麻醉

针刺麻醉是在中医针灸治疗的基础上发展起来的麻醉方法，具有独特性。其原理是根据人体多种生理机制针刺止痛并调整人体生理功能，而在病人的穴位上（一个或多个穴位）扎针，通过手法捻针或通电（如点整）等刺激方法，使病人在清醒状态下不用麻醉剂达到镇痛以施行手术的一种麻醉方法。本法安全简便，较少干扰生理功能，但在施术时肌肉可能不够松弛，内脏存在牵引痛，镇痛不完全。

一、类别和原理

针刺麻醉可分为两大类，单一针和复合针。前者以单一的方法刺激穴位和经络，包括针刺、指压、穴位注射、激光、电极板等。后者是以针刺麻醉为主，结合药物麻醉，但常规使用镇静、镇痛剂者不宜做复合针。还可按取穴位置和刺激方式分类。其原理如下：

（一）针刺信号神经传导和整合、调节

一般认为中枢神经系统里的痛觉中枢，为针刺麻醉和镇痛的关键。在针刺治疗时，痛觉中枢受到针刺信号作用，加工和整合针刺信号和人体痛觉信息，这使疼痛发生性质变化，疼痛感得到抑制而达到镇痛目的。

1. 传导路径

（1）脊髓内的传导路径。针刺信号传入脊髓后，进到对侧的脊髓腹外

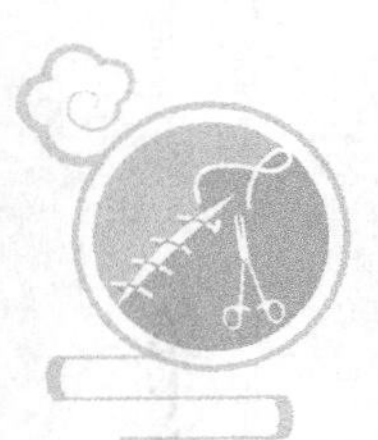

侧束，与痛、温觉的传导路径类似，从而作用于邻近节段疼痛信号而抑制痛觉，并影响相应脏器功能。更重要的则是达到间脑、前脑、脑干等位置，作用于高位中枢使之产生下行抑制冲动，从脊髓背外侧束到脊髓背角，达到镇痛效果。

（2）外周传导路径。针刺兴奋穴位深处的神经末梢和感受器，信号传到中枢而产生镇痛效果。针刺信号可兴奋多种神经纤维，引起镇痛效果。

2. 整合与调节

（1）脊髓水平整合。针刺抑制信号与疼痛信号在脊髓水平发生整合及调节作用。当两种信号传入相邻及相同脊髓节段时，镇痛作用就明显；而两种信号达到的脊髓节段相距较远时，镇痛或抑制作用就较弱。这应是针刺麻醉在临近疼痛位置取穴的原理。

（2）脑干水平整合。针刺信号与疼痛信号还可在脑干水平的延髓网状结构巨细胞核发生作用而产生镇痛效果。电针刺激足三里的抑制效果即是此种作用。微电极可记录到中脑内侧网状结构中央被束区、中脑中央灰质、三叉神经脊束核对伤害刺激的延迟放电反应，这些反应可因电针刺激某些面部或四肢穴位而被逐渐抑制且抑制作用缓慢消失。这可能是针刺麻醉在远隔位置取穴的原理。

（3）丘脑水平整合。微电极可在丘脑水平记录到伤害刺激所致痛敏细胞某种特殊放电反应，而这些反应可因电针刺激足三里而被缓慢抑制，停针后抑制后效应较长。针刺信号还可在边缘系统的某些结构里调节伤害刺激所致反应，从而减轻疼痛所致情绪反应。

（4）大脑皮层整合。由于针刺信号和疼痛信号（痛觉）都是可意识到的，其感觉冲动必然是向大脑皮层投射，在那里发生彼此作用并整合。研究发现，虽然去皮质猫、兔针刺镇痛的效应并无改变，但感觉皮层部分切除或局部受损患者病侧肢体的穴位针刺镇痛效果显著减弱。大脑皮层对针刺镇痛的调节整合作用主要表现为：①调节伤害刺激。电刺激感觉运动Ⅰ区时下行神经纤维释放乙酰胆碱而抑制丘脑束旁核感受伤害的能力。②调节针刺的镇痛效果。刺激感觉运动Ⅱ区时，可经缰核及伏隔核而作用于中缝大核产生镇痛和麻醉效果。皮质的这些区域受损，将使针刺抑制效果减弱。

（5）激活与痛觉调节有关的结构。对穴位进行针刺或对外周神经行电刺激，可影响脑内丘脑中央中核、尾核头部、中脑中央灰质和中缝核等核团细胞电活动，产生镇痛作用。这些结构受损可使针刺患者的镇痛作用明显减弱，但对动物的影响不明显。

（二）神经化学作用

在针刺镇痛中，许多神经递质和调质均参与作用。而这些物质之间也相互作用，如内阿片肽可抑制肾上腺素能神经元以发挥镇痛效应，多巴胺则对内阿片肽释放存在抑制效应。

1. 神经递质

（1）针刺穴位使大脑5-羟色胺（5-HT）合成和释放增加，作用于中缝背核及大核而达到镇痛效果，这两类核团富含5-HT能神经元。中缝大核发出下行纤维到脊髓，背核则发出上行纤维，阻断5-HT受体或损及这些核团和纤维，将会明显减弱针刺麻醉和镇痛的效果。

（2）中枢部位乙酰胆碱能神经递质系统被针刺激活时，可增强针刺麻醉效果。多巴胺能递质系统被激活时，可抑制和减弱针刺的麻醉、镇痛效果。

（3）肾上腺素能神经纤维以去甲肾上腺素为递质。当激活从低位脑干发出投射到脊髓的肾上腺素能神经纤维时，可加强针刺的镇痛效果；而激活投射到大脑的肾上腺素能上行神经纤维系统，则抑制针刺镇痛效果。

2. 神经调质

针刺麻醉时脑内内源性阿片肽系统释放增多，发挥着重要的镇痛作用。但其作用位点有所不同，内啡肽在脑内具很强镇痛效果，强啡肽在脊髓中有镇痛效果，脑啡肽则在这两个部位都有镇痛作用。通过针刺激活内阿片肽系统后，其镇痛机制主要包括下述方面：

（1）刺激脑神经核团中对内阿片肽敏感的神经元释放递质，经多种神经元相互作用的下行纤维抑制作用，抑制痛感的传递。

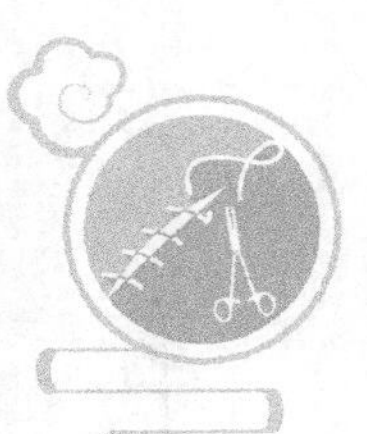

（2）在脊髓内释放对应递质，对传入末稍的受体起作用，抑制末梢P物质释放，从而削弱、抑制脊髓感觉神经元的疼痛反应。

（3）垂体释放入血的内啡肽也有一些镇痛作用。

3. 八肽胆囊收缩素（CCK-8）

长期多次针刺治疗可使其镇痛、麻醉效力下降，出现针刺耐受现象。韩济生等研究者认为，这是体内产生抗阿片肽物质所致。后来发现中枢CCK-8即是这种影响针刺麻醉效果的物质，去甲肾上腺素、5-HT也参入这一过程，引起针刺耐受。当摄入外源阿片样物质或针刺引起阿片肽大量释放，均会刺激中枢CCK神经元产生CCK-8，形成负反馈机制。对于不同个体负反馈作用各有差异，镇痛作用的强度不同、时间长短不一。

（三）分子生物学水平的作用

电针频率可影响中枢c-fos表达。这是一种原癌基因，被称为即刻早期基因，伤害刺激导致其在有关神经细胞内的表达。检测其标志物可研究针刺麻醉的神经元反应，因2赫兹和100赫兹电针的反应存在明显脑区差别，说明这种刺激具有特定的选择性，从而发挥不同的镇痛作用。电针频率还对3类内阿片肽基因的表达有不同影响，差异也明显地表现在2赫兹电针与100赫兹电针之间。在针刺麻醉中，不同频率电针的镇痛效果差别，与中枢有关基因特异性的表达相关，提示可从分子生物学水平对针刺麻醉原理进行深层次说明。

二、作用和应用

针刺麻醉与现代医学麻醉有类似作用，其主要作用包括：麻醉和镇痛、减轻内脏牵拉反应、抑制创伤性休克、有抗手术感染作用、有益于术后创伤组织修复等。

（一）适应证

（1）头、面、颈、胸部手术；病变单纯、诊断清楚明确、不需要进行多项探查的腹腔手术。

（2）麻醉药物过敏的患者。

（3）循环功能不全、呼吸功能不全或肝、肾功能有明显损害的病人；休克、病情危重、年老体弱的病人。

（4）患者愿接受针刺麻醉，身体不肥胖，忍耐疼痛的能力强。

（5）对针麻态度积极、能够发挥针刺调整功效的患者，

（二）禁忌证

（1）病变复杂、范围大、粘连多、估计手术复杂困难或需做腹腔内广泛探查的手术者。

（2）严重高血压者、呼吸道梗阻等不能合作的病人。

（3）患者顾虑重重，甚至害怕针刺，经反复的说明不能减轻精神紧张。

（4）某些精神疾病，如躁狂抑郁症、精神分裂症等，以及痴呆、神经系统损伤性疾病患者。

（5）针刺治疗的禁忌者，手术前预计针刺麻醉效果不佳者。

三、针刺麻醉方法（单一法）

（一）麻醉前准备

1. 针刺前麻醉效果预测

这是在针刺诱导前后检测病人生理指标来预估效果，以此作为选择麻醉的一个依据。术前预测不仅可指导针刺麻醉过程，科学地选择对象，从而提升效果，对探究针麻镇痛的原理也有价值。主要方法包括：

（1）测定植物神经功能。指标一般有眼心反射、心率、皮肤温度、皮肤电变化、指端容积脉搏波、呼吸节律波、肾上腺素皮内试验等测试。

（2）测定皮肤感觉－知觉阈。包括耐痛阈及痛阈、两点辨别阈、触觉阈等。

（3）测定相关指标。如血中组胺、缓激态、钾离子等，测定心理学指标（量表），均可为针刺前预测的参考。

2. 心理引导

积极的心理状态可提高大脑调节能力，从而加强各器官、组织的功能，

增强针刺麻醉效果。因此,应耐心地向病人解释手术治疗的重要性,针麻的优越性、方法,以及术中可能出现的不适感觉,争取患者配合。通过调整病人情绪,还可加强其安全感。

3. 试针

条件许可时术前应尽量试针,这有助于针刺麻醉时选择适当刺激量和刺激方式。可在术前针刺麻醉效果预测基础上,选择数个穴位针刺,以了解病人针刺耐受力及得气情况。对以前从未接受5过针刺治疗的病人,试针可解除其对于针刺的恐惧,有利于配合手术过程。

4. 其他预备

讨论并决定针麻方案,指导病人练习呼吸运动。其他麻醉术常规预备。

(二)针麻方法

1. 针麻选穴原则

依据选择部位不同,可以有多种针刺麻醉方法。临床上一般以体针及耳针为主,可配合使用其他方法。

(1)体针。多选择躯干及四肢的经穴形成针刺麻醉处方。其原则主要包括:①循经取穴。据经络学说选择和手术所涉脏腑相关经脉上的对应穴位,特别是特定的相关穴位。如腹式输卵管结扎可选太冲、三阴交,拔牙可选手阳明大肠经三间、合谷等穴。②邻近取穴。选取手术切口或病变部位及其附近的穴位。③按神经选穴。可选支配手术区神经干走行区域的穴位,还可同神经节段取穴,选取和手术部位邻近或同一节段神经分布区穴位做针刺。④经验取穴。即针麻选用方便操作、针感强、容易得气的穴位,如合谷、内关、足三里等。⑤辨证取穴。依据手术部位及手术可能导致的各种症候选择穴位。

(2)耳针取穴。耳针麻醉时主要选择耳穴,主要原则有:①基本穴。主要是指耳针麻醉常用的经验穴,如交感、脑干、皮质下、神门等。包括按反应点取穴,选用手术部位或脏腑在耳上的反应点做针刺麻醉。②手术部位在耳壳上的相应穴位。如胆囊部位手术选胆囊穴,肺手术选肺穴,阑尾切除术选阑尾穴。③辨证取穴。这是依据手术部位和相应脏腑对应关系选择相应部位耳穴。又如中医认为肾主骨，骨科手术选耳部肾穴；又因肺主皮毛，大部分表浅手术都取肺穴；肝开窍在目，眼部手术选肝穴。④按神经功能选穴。如下脚端、脑点为常用穴，可抑制内脏反射并提升镇痛作用；腹部手术选耳迷根及口穴，与迷走神经支配相关。⑤配穴原则。即选用两个以上穴位。

2. 刺激方法

针刺麻醉前，先要对穴位进行诱导刺激，一般 20 ~ 30min。可按穴位得处方顺序对所有穴位普遍运针，需时较长。也可在术前 5min 做重点诱导，即对重点穴位运针。术中的刺激应较轻，但对敏感部位则可加强针感；有些刺激较轻步骤还可静留针一段时间，如在手术切开脑膜以后。

（1）手法运针。这是在针刺得气以后，用稳定、均匀的运针手法保持适宜强度的穴位刺激，取得持续得气感。体针捻转和提插相结合，捻转幅度为 0° ~ 360° ，提插幅度按肌肉厚薄 5 ~ 10mm，运针频率 120 ~ 200 次 /min 为佳。耳针只可捻转、不要提插，捻转幅度约 180° ，频率约 120 赫兹。

（2）电脉冲刺激。指针刺得气以后将电麻仪连于针体，用脉冲电流维持针感。频率常用 2 赫兹或 100 赫兹。一般电针的脉冲为大波宽、低频率，刺激强度以中等为宜。此法可定量控制刺激量，保持相对稳定；但不能及时调节针的深度及角度，无法反映手法针感，易出现针刺耐受。还可用特定电极经皮电刺激，其脉冲为小波宽、高频率，也可获取良好镇痛效果。

（3）穴位注射。或称水针法。选穴同体针，常用药为 10% 葡萄糖注射液、度冷丁（可生理盐水稀释）、当归注射液、延胡索注射液、维生素 B_1 等。此法常与上述针法配合应用。

（4）其他替代方法。如器械压迫法、电极板法、指压法等。

（5）注意事项。①麻醉前对针具和电脉冲仪作检查和测定。②病人不适或疼痛时，应即刻采取措施处理。

四、复合麻醉

复合麻醉又称为针药复合麻醉（ABA）或针刺辅助麻醉（AAA），现已成为针刺麻醉研究及临床应用主流。而且，现在临床较常用的是多种药物和多种方法结合的复合麻醉，针刺镇痛则成为复合麻醉里一个有机的组成部分。

1. 针药相互作用

（1）药物增强针刺镇痛效果。现已明确芬太尼等16种药物有此作用。

（2）对针刺麻醉效果无影响。如舒必利等3种药。

（3）药物抑制针刺镇痛效果。这类药物已知有氯胺酮等6种。

2. 临床常用针药复合麻醉方法

（1）针刺结合小剂量气体麻醉剂。多在针刺诱导以后给予氧气、氧化亚氮各占50%的混合气体，可连续刺激穴位数小时，常用在体外循环心内直视术。

（2）针刺结合小剂量硬膜外麻醉药。麻醉药物常用0.3%盐酸地卡因与利多卡因的混合液，或用2%利多卡因。此法常用在胃部手术。

（3）针刺结合硫喷妥钠肌注。常用在儿科手术，但此法不宜用于6个月以下婴儿。

（4）针刺结合局麻。在针刺镇痛基础上，多次注射小量麻醉药行局部阻滞及浸润，以取得局麻效果。一般用于局麻或针刺麻醉可完成的手术。

3. 复合麻醉的优点

（1）可减少麻醉药物用量。有研究表明，平均每台手术可减少用量达45%～54%。

（2）增加手术过程中患者呼吸、循环功能的稳定性，缩短手术后苏醒时间，减少并发症，缩短住院的时间。

（3）提高镇痛的效果。

（4）在某些手术如大脑功能区深部手术、肾移植术、新喉再造手术中有特殊优势。

五、临床效果评估

差不多各类手术都应用过针刺麻醉，如颌面、五官、颅脑、四肢、颈部、胸部、腹部等手术以及休克、垂危病人，成功率在80% ~ 90%。不过，不同手术针刺麻醉效果还是有所不同，据全国上万例临床统计，其效果可作如下分类：

（一）一类

效果稳定，有规律可循，通过部级及省市成果鉴定，可临床推广。这一类包括剖腹产手术、输卵管结扎术、甲状腺手术、前颅凹手术、颈椎前路手术、肺切除术、拔牙术等。

（二）二类

针刺麻醉为可选方法，但临床效果还不稳定，接近通过成果鉴定。这一类包括阑尾切除术、斜视矫正术、子宫切除术、胃大部切除术、上颌窦根治术等。

（三）三类

为效果较差者，如会阴部手术、四肢骨科手术等。

第二节　针刺镇痛

一、头痛

这是患者自觉头部疼痛的一类病证，可见于多种急慢性疾病，如脑及眼、口鼻等头面部病变和许多全身性疾病。其病因复杂，涉及面很广。头为"诸阳之会""清阳之府"，手、足三阳经和足厥阴肝经均上头面，督脉直接与脑府相联系。因此，各种外感及内伤因素导致头部经络功能失常、气血失调、脉络不通或脑窍失养等，均可引起头痛。

在临床上，头痛可见于西医学的高血压、偏头痛、丛集性头痛、紧张性头痛、感染性发热、脑外伤及五官科等疾病中。

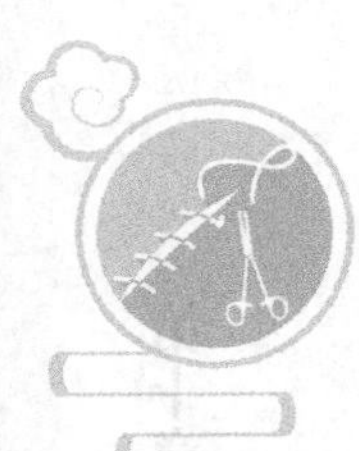

（一）病因病机

风寒侵袭的头痛，失于疏散，则血气不和，经络受阻，久必络脉留瘀，每因气候剧烈变化或偶然感触风邪而即发作。又肝木性喜条达，郁则气结，如因情志激动，则肝胆之风阳循经上扰而致头痛；亦有禀赋虚弱，血气素亏，髓海之精气不足，每因操劳或用脑过度而致者。

（二）辨证治疗

1. 风袭经络

（1）主症。发时痛势阵作，如锥如刺，痛有定处，甚则头皮肿起成块，一般不伴有其他症状。本病亦名头风。

（2）治法。按部分经取穴。毫针刺用泻法，留针；皮肤针重扣病所微出血

（3）处方。巅顶部：百会、通天、行间、阿是穴。前头部：上星、头维、合谷、阿是穴。头侧部：率谷、太阳（奇穴）、侠溪、阿是穴。后头部：后顶、天柱、昆仑、阿是穴。

（4）方义。本病因久病入络，故于病所用皮肤针重扣使出血，即“菀陈则除之”的刺法，凡头风久病顽固不易根治者，可采用刺络出血。本方系按部分经，病所与远道相配，借以疏通经络之气，取通则不痛之义。

2. 肝阳亢逆

（1）主症。痛兼眩，以头两侧为重，心烦善怒，面赤口苦。脉弦而数，舌质红而苔黄。

（2）治法。取足厥阴、少阳经穴为主。毫针刺，用泻法。

（3）处方。风池、百会、悬颅、侠溪、行间。

（4）方义。足厥阴经脉会于巅，足少阳经脉布于头之两侧，故取两经之病所与远道配穴以泻其热，使亢逆之风阳平息而头痛自愈。

3. 肝肾阴虚

（1）主症。头顶空痛或厥阴头痛，头部活动时加重，伴失眠。

（2）治法。补益肝肾，通经止痛

（3）处方。涌泉、太溪、百会。

（4）方义。痛在巅顶，证属肝肾阴虚。《肘后歌》云：“顶心头痛眼不开，涌泉下针定安泰。”取涌泉，一则滋养肾水，二则补肝经之母；配肾经原穴太溪，加强滋补肝肾之阴的作用；百会引经气上至病所。穴少而精，对证对经，效如桴鼓。

4. 血气不足

（1）主症。痛势绵绵，头目昏重，神疲无力，面色不华，喜温恶凉，如遇操劳或用脑过度则尤甚。脉细弱，舌苔薄白。

（2）治法。取任督脉经穴、背俞和手足阳明经穴为主。毫针刺，用补法，许灸。

（3）处方。百会、气海、肝俞、脾俞、肾俞、合谷、足三里。

（4）方义。肝藏血，脾统血，脑为髓海，髓生于肾，故取肝、脾、肾背俞穴为主。气海以生发原气，百会以升清阳，配合谷、足三里以调阳明之经腑，此为舍标从本的治疗方法。

5. 少阳头痛

（1）主症。多因外伤而后侧头痛，如针扎，为少阳头痛。舌可有瘀斑，脉弦涩。

（2）治法。血瘀证者活血祛瘀、通经止痛。风池进针后待有沉胀感以后，以拇指向前捻转，使针感传向侧头部。如为痰湿瘀滞证，可用头维透角孙，进针3寸左右，行针使针感放射到整个侧头部。选此二穴相透既对经又对证。

（3）处方。血瘀取风池、足临泣、血海、膈俞。痰湿瘀滞取头维、角孙、中脘、内关。

（4）方义。辨经为少阳头痛，辨证属血瘀。取风池以活血通经；足临泣为胆经穴，属木中之木，取之以清热利胆止痛；血海、膈俞以活血祛瘀止痛。痰湿瘀滞者，取头维属足阳明胃经，主湿、主痰，角孙属于少阳三焦经；中脘与内关相配，可理气化痰、除湿通络。

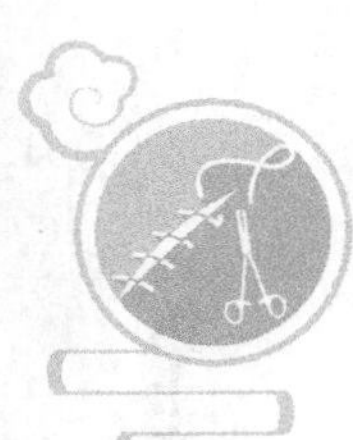

二、咽喉肿痛

为口咽和喉咽部病变主要症状，以咽喉红肿疼痛、吞咽不适为特征，又称“喉痹”。咽喉肿痛见于西医学的急性扁桃体炎、急性咽炎和单纯性喉炎扁桃体周围脓肿等。

（一）病因病机

咽接食管，通于胃；喉接气管，通于肺。如外感风热之邪熏灼肺系，或肺胃二经郁热上壅，致咽喉肿痛，属实热证；如肾阴不能上润咽喉，虚火上炎亦致咽喉肿痛，属阴虚证。

（二）辨证治疗

1. 主症

咽喉赤肿、疼痛，吞咽困难，咳嗽，伴寒热头痛，脉浮数，则为外感风热轻者因感受外邪，气火上腾，肺津为痰热所耗而致。如有咽干、口渴，便秘尿黄，舌红，苔黄，脉洪大，为肺胃实热。咽喉稍肿，色暗红，疼痛较轻，或吞咽时觉痛楚，微有热象，入夜则症较重，为肾阴不足。

2. 实证

（1）治法。清热利咽，消肿止痛。以手太阴、手足阳明经穴为主。以毫针泻法。

（2）处方。主穴廉泉、尺泽、少商、关冲、内庭。配穴，外感风热加风池外关，肺胃实热加厉兑、鱼际。

（3）方义。廉泉疏导咽部之气血以治标。尺泽为手太阴经的合穴，泻肺经实热，取“实则泻其子”之意。少商系手太阴井穴，点刺出血，可清泻肺热为治疗喉证的主穴。内庭能泻阳明之郁热，配三焦经井穴关冲，点刺出血加强清泻肺胃之热，达到消肿清咽的作用。

3. 虚证

（1）治法。滋阴降火，养阴清热。以足少阴经穴为主。太溪、照海用补法鱼际、廉泉用泻法。配穴用补法。利咽在手阳明大肠经天鼎穴外旁 8 分，进针 5 分～1 寸。

（2）处方。主穴取廉泉、鱼际、太溪、照海。配穴，入夜发热者加三阴交、复溜。

（3）方义。廉泉疏导咽部气血以治标。太溪是足少阴经原穴，照海为足少阴经和阴跷脉的交会穴，两脉均循行于喉咙，取之能调两经经气。鱼际为手太阴经的荥穴，可利咽清肺热。三穴同用，使虚火得清，不致灼伤阴液，故适用于阴虚咽喉肿痛。

（4）补叙。如因肺肾阴虚而致慢性咽痛或咽炎，可滋补肺肾、益阴降火。因肺肾之阴不足，虚火上炎，故多口干舌燥、咽痛、失眠、腰痛、疲乏、便秘，当责之肾水之亏。治取天鼎、曲池、列缺、鱼际、合谷、神门、三阴交、太溪、照海。曲池用泻法，三阴交、太溪及照海用补法，余穴用平补平泻法。

4. 风热

（1）治法。清热、豁痰、宣肺。用捻转补泻法，天突不留针，余穴留针30分钟。廉泉用泻法不留针。

（2）处方。天突、内关、合谷、太溪、利咽。余痰未清，肺络未和，则可于原方加廉泉以顺气通窍。

（3）方义。取天突以宣肺豁痰，内关以宽胸理气，合谷以解表泻热；太溪用补法，以清音利咽。

三、牙痛

指牙齿因各种原因引起的疼痛而言，为口腔疾患中常见症状之一，可见于西医学的牙髓炎、龋齿、根尖周围炎和牙本质过敏等。遇冷、热、酸、甜等刺激时牙痛发作或加重，属中医“牙宣”“骨槽风”范畴。

（一）病因病机

手足阳明之脉均循齿中，如大肠、胃腑有热，或风邪外袭经络，郁于阳明而化火，都能上犯齿部而导致牙痛；又齿为骨之余，肾主骨，故肾虚火炎亦为齿痛原因之一。多食甘酸或湿热蕴于阳明而损齿，又为龋齿牙痛之因。

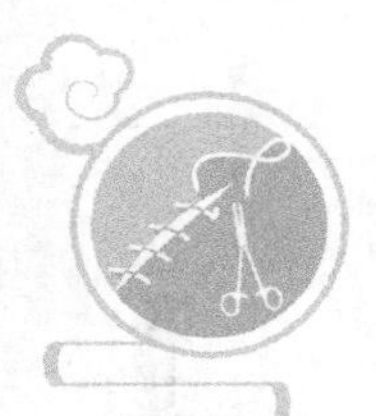

（二）辨证治疗

1. 肾虚牙痛

（1）主症。隐隐作痛，时作时止，口不臭，脉细或齿浮动，属肾虚牙痛。

（2）治法。祛风泻火，通络止痛。以手足阳明经穴为主。主穴用泻法循经远取可左右交叉刺，合谷持续行针 1 ~ 3 分钟。配穴太溪用补法，行间用泻法，余穴均用泻法。

（3）处方。主穴为颊车、下关、合谷。配穴，如为阴虚牙痛加太溪、行间。

（4）方义。合谷为远道取穴，可疏通阳明经络，并兼有祛风作用，可通络止痛，为治疗牙痛之要穴。颊车、下关为近部选穴，疏通足阳明经气血。

2. 风火牙痛

（1）主症。牙痛时痛、时止，痛甚而龈肿，咀嚼不便，不能进食，遇冷热加重。兼形寒身热，脉浮数等症。夜不能寐，头昏脑胀，伴寒热，小便黄而大便干。

（2）治法。清热泻火，疏风止痛。阿是穴即牙龈肿痛处，用三棱针点刺放血；余穴用泻法，重刺激。要求必须有酸麻沉重针感传导，痛止后方可出针。留针过程中，每 3 分钟提插捻转 1 次。

（3）处方。主穴颊车、大迎、合谷、内庭、阿是。配穴外关、风池。

（4）方义。手足阳明经脉循行齿中，局部循经取颊车、大迎通经活络，远端取原穴合谷疏风止痛，取荥穴内庭以通降腑气、清泻胃热。数穴同用，可清降热邪、疏风止痛。

3. 胃火牙痛

（1）主症。牙龈肿胀、疼痛，有龋齿痛势如割。牙痛甚烈，兼有口臭、口渴便秘及脉洪等症，舌苔黄腻而厚，为阳明火邪。

（2）治法。清胃、泄热、止痛。据病情用穴，用泻法，每 5 分钟行针 1 次斟酌留针。

（3）处方。先用二间（左）、大迎（右），配穴为内庭。病症不减改用合谷颊车，再不减用合谷、偏历、丰隆、厉兑（左）。

（4）方义。先选用二间配大迎，再合谷配颊车，此为治齿痛的常用经验穴。如疗效还不满意，改用合谷、偏历、丰隆、厉兑。这是因阳明胃火上腾之实热证，据“经气实则络脉满”“泻络远针，头有病而脚上针”（《标幽赋》），泻经无效当泻络及用远针，故取偏历、丰隆这两个手足阳明络穴以疏通经气，引胃火下降。

四、胃脘痛

此为上腹胃脘反复性、发作性疼痛为主的症状。由于疼痛位近心窝部，古人又称“心痛”“胃心痛”“心腹痛”“心下痛”等。《医学正传》说：“古方九种心痛”“详其所由，皆在胃脘而实不在心也。”后世医家对胃痛与心痛有了明确区分。胃痛病位在胃，而及于脾，与发生于心系之“真心痛”病证有本质不同，临床应加以区别。

胃痛多见于西医学急慢性胃炎、消化性溃疡、胃肠神经官能症、胃黏膜脱垂等病，为各种原因所致胃黏膜受刺激、受损或胃平滑肌痉挛所出现的症状。

（一）病因病机

常见原因有寒邪客胃、饮食伤胃、肝气犯胃和脾胃虚弱等。胃主受纳腐熟水谷，若寒邪客于胃中，寒凝不散，阻滞气机，可致胃气不和而疼痛；或因饮食不节，饥饱无度，或过食肥甘，食滞不化，气机受阻，胃失和降引起胃痛；肝对脾胃有疏泄作用，如因恼怒抑郁，气郁伤肝，肝失条达，横逆犯胃，亦可发生胃痛；若劳倦内伤，久病脾胃虚弱，或禀赋不足致中阳亏虚，胃失温养，内寒滋生，中焦虚寒而痛；亦有气郁日久，瘀血内结，气滞血瘀，阻碍中焦气机，而致胃痛发作。总之，胃痛发生的病机分为虚实两端，实证为气机阻滞，不通则痛；虚证为胃腑失于温煦或濡养，失养则痛。

（二）辨证治疗

1. 肝气犯胃

（1）主症。胃脘胀满，攻痛连胁，嗳气频频，或兼呕逆酸苦，苔多薄白，脉沉弦。

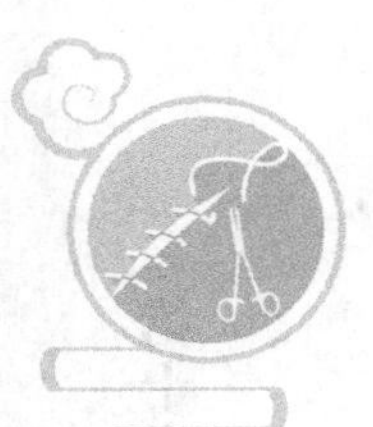

（2）治法。取足厥阴、阳明经穴为主。毫针刺，用泻法。

（3）处方。中脘、期门、内关、足三里、阳陵泉。

（4）方义。本方取中脘、足三里，疏通胃气以升清降浊，内关开胸脘之郁结，合期门及阳陵泉，以平肝胆之冲逆，则胃得和而气自平。

2. 脾胃虚寒

（1）主症。胃脘隐痛，泛吐清水，喜暖恶凉，按之痛减，体倦无力，苔白脉虚弱。

（2）治法。取背俞、任脉和足太阴、阳明经穴为主。毫针刺，用补法，配合灸法。

（3）处方。脾俞、胃俞、中脘、章门、内关、足三里。

（4）方义。凡体气不足、脾胃虚寒的慢性病，治以背腹部俞募为主，肘膝以下输穴为辅。如胃俞与中脘、脾俞与章门，皆是俞募相配之法，辅以内关、足三里，和胃气而定痛。

3. 阳虚下陷（胃下垂）

（1）主症。上腹部隐隐不适，时有坠胀。后突发胃痛，腹胀明显呈"舟状"腹，触有痛感。饮食减少，疲倦乏力，夜卧少寐。舌淡，苔薄，脉沉缓。

（2）治法。健脾和胃，升举阳气。主要用胃上穴（位于脐上 2 寸，正中线旁开 4 寸处），用 3 ～ 4 寸毫针，刺入皮下后，针尖向神阙穴方向捻转斜刺入 2.5 ～ 3.5 寸，既不要深入腹腔，也不要沿皮斜刺，一定要刺入腹肌；施中强刺激手法，使患者胃部有酸胀上提收缩感。进针时注意，一定要掌握好针刺方向和深度，以免刺伤内脏。针刺治疗一般多在空腹时进行。如患者针后有微痛不适感，应稍微休息一下。

（3）处方。主穴为中脘、足三里、胃上穴。纳差、恶心、泛酸配内关，腹胀者配脾俞和胃俞，腹部下坠或伴腹泄者配百会，失眠配神门、三阴交。阳虚者加灸，其他随症加减。

（4）方义。胃下垂临床较为常见，此病多由饮食劳倦，久病多产，体质虚弱而损及脾阳，致使中气下陷、升举无力而成。胃上穴具益气健脾、提胃上升的即时效应，常用于治疗胃下垂；加方中诸穴以达治疗之效。

4. 胃寒凝滞

（1）主症。患者面色萎黄，长期胃脘部疼痛。多在饭后 1 ~ 2 小时发作，疼痛隐隐，痛处固定，喜按，喜热饮。纳食可，无恶心、呕吐，二便调。舌尖红，中有微黄苔，脉虚弦。

（2）治法。温中散寒，行气止痛。用补法与平补平泻法，中脘加灸。

（3）处方。中脘、气海、内关、公孙、足三里、三阴交。

（4）方义。本病为脾胃同病，中阳不足，胃气失和而致胃痛。取胃募穴中脘温阳散寒和胃，足阳明经下合穴足三里，足太阴脾经三阴交可和胃健脾。公孙为足太阴脾经络穴，别走足阳明胃经，由阴维脉与心包络经之内关相联系，宽胸、理气、和胃。诸穴合用，胃气和顺，中焦健运，胃痛即止。

五、腰痛

腰痛又称“腰脊痛”，为自觉腰部疼痛为主症的一类病证。本证常见于西医所称腰部软组织损伤、风湿病、腰椎病变及部分内脏病变。西医学认为腰部的肌肉、韧带和关节发生损伤或病变均可导致腰痛。因脊柱外周肌肉群是带动骨关节运动的动力源，又是加强骨关节稳定的重要因素，体位关系易受外力作用和自然环境影响，因此，腰部软组织易受牵拉、挤压而损伤、退变。而腰部姿势不当或长期过度用力可导致腰部软组织慢性劳损，外力可引起脊柱小关节周围韧带撕裂、关节损伤及椎间盘脱出或突出，年老腰椎退变等可致腰椎增生。这些都是引起腰痛的主要原因。另外，妇女盆腔疾患及肾脏病变常可放射到腰部引起腰痛，风湿可影响到腰部软组织引起腰痛。

（一）病因病机

寒湿腰痛，乃因风寒水湿之邪客于经络，致使腰部气血运行失畅所致；肾虚腰痛，则因房劳伤肾，精气损耗，肾虚不能荣其外腑所致。

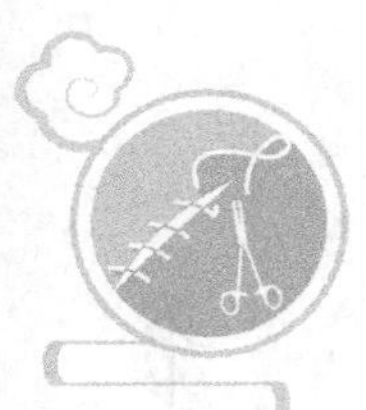

（二）辨证治疗

1. 寒湿腰痛

（1）主症。多发于感受风寒湿邪之后，或肿痛，或酸麻，或拘急不可俯仰或痛连腰脊腿臀部。如迁延日久，则时轻时重，患部常觉寒冷，遇气候骤变阴雨寒冷则发作尤剧。

（2）治法。取足太阳、督脉经穴为主。针加灸，用平补平泻法。

（3）处方。肾俞、委中、腰阳关。

（4）方义。腰为肾之外府，刺灸肾俞，不仅能祛除腰部寒湿，亦且调益肾气；膀胱之脉，挟脊抵腰络肾，刺委中，就通过足太阳经作用于患部，可奏止痛之功。腰阳关，位于腰部而属督脉，如腰脊痛者用之更为相宜。

本证还可用火罐拔患部配合治疗。如痛势甚剧，可于委中用三棱针刺之出血。

2. 肾虚腰痛

（1）主症。起病缓慢，隐隐作痛，或酸多痛少，绵绵不已，腰腿酸软无力如兼神倦肢冷、滑精脉细等证的为肾阳虚；伴有虚烦、溲黄、脉数舌红等证的为肾阴虚。见舌淡、苔白，脉细。有些患者可经X光片诊断为腰椎退行性变

（2）治法。强健腰膝，疏通经气。主用腰部俞穴及足少阴经穴。肾阳虚针灸并用，肾阴虚则单用针刺。俞刺是刺法的一种，《内经》曰："俞刺者，直入直出，深内至骨，以治骨痹，此肾之应也。"用俞刺时，可在出针后拔火罐每日1次。

（3）处方。命门、志室、太溪。

（4）方义。命门用灸，可补肾中之真阳；志室又名精宫，可摄精而填补真阴。二穴相配，则补肾之功相得益彰。太溪为足少阴经之原穴，取内脏有疾，当取之于原之意。还可用肾俞、大肠俞、委中诸穴配合，或用L2～5夹脊穴。如命火衰微，可考虑于关元施灸。

（5）补叙。如为腰椎退行性变，取肾俞以补肾，大肠俞强健腰膝、疏通腰部经气，志室滋阴补肾、壮腰。L2～5夹脊穴是治疗腰椎退行性变的要穴

针刺深达 1.5 寸，直至腰椎横突。拔火罐能改善局部血液循环，疏导局部经脉，使经络气血运行通畅，通则不痛。

3. 闪腰痛

（1）主症。劳损经年，又因闪挫致腰痛；或有行动转侧均感困难，咳则引痛尤甚，患者神色萎顿。苔薄腻，脉细滑。

（2）治法。宣通散瘀。用捻转泻法。气海俞用针后加拔火罐。隔日针治 1 次，直至病愈或好转。

（3）处方。水沟、委中、气海俞。

（4）方义。闪腰痛即急性腰扭伤，为针灸科常见病，针灸疗效好。本病伤在督脉，损及阳脉之海，又气逆损血，搏于背脊，气滞血瘀，不通而痛。《玉龙歌》云："强痛脊背泻人中，挫闪腰酸亦可攻；更有委中之一穴，腰间诸疾任君攻。"治疗取水沟即人中以通调督脉气逆，用委中以疏泄膀胱经气。针气海俞加拔火罐，温通局部气血，致通而不痛，而获速效。

六、腹痛

指胃脘以下，耻骨毛际以上部位发生的疼痛。可见于多种脏腑疾患，如痢疾、泄泻、肠痛、妇科经带病证等，可参照施治。

（一）病因病机

腹内有肝、胆、脾、胃、肾、大小肠、膀胱等脏腑，体表为足阳明、足少阳、足三阴经及冲、任、带脉所过。若外邪侵袭，或内有所伤，以致上述经脉气血受阻，或气血不足以温养，均能导致腹痛。

寒湿暑热之邪侵入腹中，可使脾胃运化功能失调，邪滞于中，气机阻滞，不通则痛。若外感寒邪，或过食生冷，寒邪内阻，气机壅滞，也可引起腹痛。若感受湿热之邪，恣食辛热厚味，湿热食滞交阻，使传导失职，气机不和，腑气不通，亦可致腹痛。或情志抑郁，肝气横逆，气机阻滞；或因腹部手术、跌仆损伤，导致气滞血瘀，络脉阻塞，均可引起腹痛。若素体阳虚，脾阳不振，气血不足，脏腑经脉失于温养，致使腹痛。尤其是足太阴脾经、足阳明经别

入腹里，足厥阴经抵小腹，任脉循腹里，腹痛与这四条经脉密切相关。

（二）辨证治疗

1. 寒邪内积

（1）主症。痛势急暴，喜温，大便溏。苔白，脉沉紧。

（2）治法。取任脉和足太阴、阳明经穴为主。毫针刺用泻法，配合隔盐灸神阙。

（3）处方。中脘、神阙、关元、足三里、公孙。

（4）方义。取中脘以升清降浊，温通胃肠之腑气，配合足三里、公孙以健运脾胃；灸神阙、关元，温暖下元，则腹痛自止。

2. 脾阳不振

（1）主症。腹痛绵绵，时作时止，痛时喜按，便溏，神疲怯寒。苔薄白，脉沉细。

（2）治法。取背俞、任脉和足太阴、阳明经穴为主。毫针刺用补法，并灸

（3）处方。脾俞、胃俞、中脘、气海、章门、足三里。

（4）方义。取脾俞、胃俞，配府会中脘、脾募章门，以振脾胃之阳；合气海足三里以促消化功能增强。中阳得振，则腹痛可愈。

3. 饮食停滞

（1）主症。脘腹胀痛，拒按，恶食，嗳腐吞酸；或痛而欲泄，泄后痛减苔腻而脉滑。

（2）治法。取任脉和足太阴、阳明经穴为主。毫针刺用泻法，并灸。

（3）处方。中脘、天枢、气海、足三里、里内庭（奇穴）。

（4）方义。本方取中脘、三里、天枢、气海，以通调胃肠功能；里内庭为治疗伤食停滞的经验效穴。数穴合用，使消化和传导功能恢复，则胀满腹痛自消。

4. 奔豚腹痛

（1）主症。患者面青黄，口唇淡紫，口渴欲热饮，肘膝以下逆冷，脘腹拒按，腹肌紧张。胃脘时时作胀，寝后腹痛自脐下始，渐觉上冲，频频阵发。夜

半后，攻痛益甚，蜷卧辗转难安，大汗淋漓，频频呕吐。小便短少，便秘。舌苔薄而燥，脉细弦数，沉取无力。

（2）治法。温补脾肾，散寒降逆。进针后可用补法，再施以温针灸，使热力深达穴下。

（3）处方。关元、足三里、三阴交、照海、太冲。

（4）方义。肾阳虚，又复感阴寒，引动下焦寒气，上迫心胸发为奔豚腹痛。取关元温下元，足三里健脾胃；三阴交温运脾阳，使肾阳得复，脾能运化。再配以太冲、照海以平肝气之上逆，故能收到温脾阳、助肾气、散寒降逆之功效。

5. 蛔虫腹痛

（1）主症。突感脐周阵发性绞痛，每次发作持续十几个小时逐渐缓解，纳差，伴恶心呕吐。苔白、尖红，脉沉细弦。

（2）治法。温中补虚，理气止痛。天枢用灸法，余平补平泻法。

（3）处方。内关、公孙、足三里、三阴交、下脘、气海、天枢。

（4）方义。腹痛与蛔虫内扰有关，病久脏腑气机不利，经脉失养。故治以温中补虚及理气止痛。

七、痛经

此为女性经期前后或月经期中发生周期性小腹疼痛，或痛引腰骶，甚至剧痛晕厥。西医分原发性与继发性痛经两类，以青年女性多见。①生殖器官无器质性病变者称为原发性痛经或功能性痛经。常发生于月经初潮后不久的未婚或未孕年轻妇女，一般婚后或分娩后自行消失。②因生殖器官器质性病变所引起的痛经称为继发性痛经，如子宫内膜异位症、急慢性盆腔炎、肿瘤、子宫颈狭窄及阻塞等。

（一）病因病机

痛经多由情志不调，肝气郁结，血行、气运受阻；或经期受寒饮冷，坐卧湿地，冒雨涉水，寒湿之邪客于胞宫，引起气血运行不畅，不通则痛。或大病

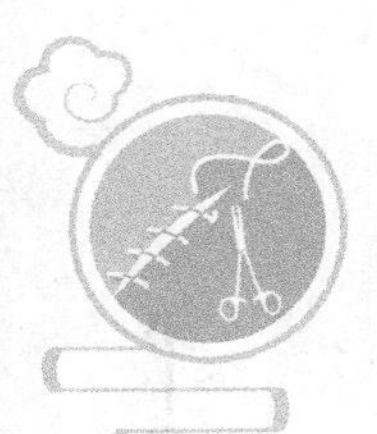

久病、气血虚弱；或脾胃及禀赋素虚，肝肾不足、精血亏虚，加之行经之后精血更虚、胞脉失养而引起痛经。总之，致气血不行的原因，有寒湿凝滞、肝郁气滞、气血亏少等。

（二）辨证治疗

痛经为经期腹痛，主症是经期或行经前后小腹疼痛，并随月经周期持续发作。辨证如下：

1. 血瘀气滞

（1）主症。经行不畅，经前或行经时小腹疼痛。疼痛拒按，经色紫而抉有血块，下血块后痛即缓解，脉象沉涩为血瘀；胀甚于痛，或胀连胸胁，胸闷泛恶，脉弦者为气滞。

（2）治法。通调冲任，行瘀止痛。任脉、足太阴经穴为主。毫针刺用泻法酌量用灸。

（3）处方。中极、次髎、地机。

（4）方义。此为实证。中极是任脉经穴，可通调冲任脉气；次髎是治疗痛经的经验有效穴位；地机是脾经郄穴，能调脾脏而行血气；三穴合用，有通经止痛功效。

2. 寒凝血脉

（1）主症。经期受寒湿，致每遇经期即剧烈腹痛拒按，小腹、四肢发凉经量少，色暗红，有血块。舌质稍暗，苔薄，脉弦。

（2）治法。温经散寒、行气活血。用提插捻转泻法，施艾灸；经前 3 ~ 5 天开始至来潮。

（3）处方。关元、三阴交、次髎。关元直刺约 1.5 寸，使针感传至会阴三阴交沿胫骨后缘直刺 1 ~ 1.5 寸，使针感传至足底部；次髎穴刺入骶后孔 1.5 ~ 2 寸，使针感放射到少腹、会阴部。

（4）方义。寒凝血脉者，瘀阻胞宫。取关元以补益肾元，温散寒邪，理气调经；三阴交健脾理气，调经活血；次髎理下焦，调冲任。

3. 气血亏少

（1）主症。腹痛多在经后，痛势绵绵不休，少腹柔软喜按，经量减少。每伴有腰酸肢倦，纳食减少，头旋心悸，以及脉象细弱，舌淡等。

（2）治法。补血补气，温调冲任。取任脉、督脉、足少阴和足阳明经穴。毫针，刺用补法，并灸。

（3）处方。命门、肾俞、关元、足三里、大赫。

（4）方义。此为虚证。命门属督脉，督脉总督一身之阳经，故取命门以补真阳。肾俞穴为肾之背俞，大赫亦为肾经穴，灸二穴可益肾壮阳。关元是任脉经穴，可温补下焦元气而理冲任，取足三里补脾胃而益气血。气血充足，冲任调和，则经痛自止。

本方亦可加取归来、脾俞、三阴交、太冲。

4. 寒凝气滞

（1）主症。经期少腹疼痛难忍，因经来不畅，气血不和而致痛经。脉沉迟。

（2）治法。补气和血，散寒止痛。用平补平泻手法。

（3）处方。合谷（右），三阴交（左）。

（4）方义。患者胞宫内寒凝气滞。合谷为多气多血之手阳明之原穴，三阴交属足太阴脾经主血分。因左边主血，右边主气，右合谷配左三阴交可补气和血，而寒自散，痛自止。

第十一章　按摩推拿

第一节　中医康复治疗

中国传统康复治疗技术历史悠久，远在两千多年前，《内经》已有关于瘫痪、麻木、肌肉关节挛缩等的康复治疗的记载。此后，中国传统康复治疗技术不断发展，推陈出新，广泛用于中国的康复实践中，并取得显著功效，受到国际医学界的重视。中国传统康复治疗技术包括按摩推拿、针灸、拔罐、五禽戏、八段锦、太极拳等。本节主要叙述前三种。

（一）按摩推拿疗法概述

按摩推拿是治疗人员用手、肘、膝、足或器械等，在人体体表施行各种手法，来防治疾病的一种医疗方法。中医按摩常与推拿并称，具有以中国传统医学理论为基础的独特手法和治疗法则，为中国康复治疗技术的一个重要组成部分，对多种病损具有良好的康复效果。

1. 主要作用

按摩推拿是根据经络腧穴、营卫气血的原理，以及依循神经、运动、循环、消化、代谢等解剖和生理学知识，用各种手法的物理刺激，通过经络、穴位和神经，使机体发生各种应答性的反应，进而达到治疗疾病与损伤、促进功能恢复的目的，其主要作用可以归纳为：

（1）调节神经系统和内脏功能。按摩推拿使神经兴奋或抑制，从而反射性地引起机体的各种反应。例如，在头部轻缓地推摩，或是在某个穴位上用较重手法，均可以引起脑电图波增强，说明按摩推拿加强了大脑皮质的抑制

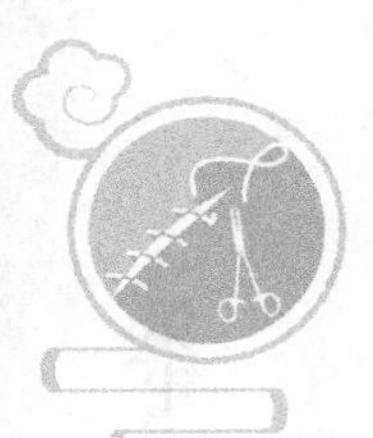

过程,而在身体上作快速的揉滚、捶拍,可提高神经肌肉的兴奋性。按摩推拿亦可影响内脏功能,如用拇指推揉两侧脾俞、胃俞可引起胃蠕动增强,而推揉足三里穴可出现胃蠕动减弱。

(2)改善血液与淋巴循环。按摩推拿可使局部毛细血管扩张,加速淋巴液与静脉血液的回流,从而加速了组织水肿及病变产物的吸收,使肿胀消除或减轻。

(3)修复创伤组织。实验证实,创伤的早期按摩推拿可引起组织出血,不利于创伤修复;后期可促进坏死组织的吸收和细胞的有序排列,使得创伤部位的成纤维细胞和破纤维细胞增多,细胞的吞噬作用活跃,使创伤组织较快修复。

(4)整骨、复位。按摩推拿可改善组织结构间的相互关系,能整复脱位的关节,理正滑脱的肌腱,还纳突出的椎间盘等。例如:桡骨小头半脱位、骶髂关节半脱位等,可通过按摩推拿手法使其复位,滑脱的肱二头肌长头肌腱、腓骨长短肌腱可用按摩推拿将其理正。

(5)松解粘连与挛缩的组织,改善关节活动范围。应用适当的按摩推拿手法,可松解粘连,解除或减轻挛缩,从而改善关节活动范围。例如:跟腱缝合术后如应用按摩推拿,可观察到开始时瘢痕硬而大、皮肤粘连、距小腿关节活动受限,经过一段时间按摩推拿后,瘢痕逐渐变软,与皮肤粘连逐渐松解,踝关节活动范围逐渐增大。

(6)改善肌肉功能状态、消除肌肉疲劳。按摩推拿可提高肌肉工作能力与耐力,消除肌肉疲劳。例如:运动员在训练或比赛之前按摩推拿可作为准备活动的一部分,改善肌肉、韧带的功能状态,使其适应高难度动作的要求;在比赛或大运动量训练后应用按摩推拿,可使紧张或痉挛的肌肉迅速得到放松,有利于肌肉疲劳的消除。

(7)增强体质及抗病能力。按摩推拿可致血液成分和代谢变化,提高机体免疫力。实验证明:按摩推拿后白细胞总数、吞噬能力及血清补体效价均增高,氧需要量、排氮量、排尿量及二氧化碳的排泄量也都增加。

此外，按摩推拿尚具有移痛、止痛，清除皮肤脱落的上皮，有利汗腺和皮脂腺分泌，改善皮肤营养等作用。

2. 基本手法

按摩推拿重视手法。按摩的手法很多，为便于叙述，将其归纳为以下五类基本手法：

（1）推揉类。共分 4 种。一是推法。为用拇指或手掌在一个部位、一个穴位或沿一条经络上施压并向前推动的手法。其中，用拇指指面推，称平推；用拇指侧面推，称侧推；用拇指尖端推，称指尖推。指推作用范围小而掌推作用范围大。推法常用于头面、四肢、胸腹及腰背部。二是揉法。这是用手指或手掌紧贴皮肤，带动其来回或环形移动，使皮下组织发生摩擦的手法。此法轻柔缓和，刺激量小，适用于全身各部位。三是滚法。是用小鱼际及手背部着力来回揉动，其作用深而广，常用于肌肉丰厚处。四是搓法。是用双手在肢体上相对用力搓动，使各层组织间发生摩擦，常用于上肢。

（2）摩擦类。可分为 3 种。一是摩法。使用指或手掌，加压在皮肤表面上滑动，其作用表浅，刺激轻柔缓和。又可分为指摩、掌摩及掌根摩 3 种，常用于胸腹、胁肋部。二是擦法。是用手指或手掌在体表作迅速的擦动，直至皮肤红热。三是抹法。用两手拇指向两边分开抹动，常用于头面部和穴位等处。

（3）按拿类。分为 6 种。一是按法。用手指或手掌或肘部鹰嘴突，在身体某处或穴位上用力向下按压。此法作用较深，刺激较强，常与揉法结合应用。拇指按法适用于全身各部穴位，掌按法常用于腰背及下肢，肘按法常用于腰背及臀部。二是拿法。用两指或数指拿住肌肉并稍用力向上提拿。此法刺激较强，常用于肌肉较多处或穴位上。三是掐法。这是用拇指或示指或中指在穴位上做深入的下掐动作，使患者产生较明显的酸胀感觉，又称指针法。四是拨法。这是用拇指端按入某处软组织的缝隙中，然后作横向拨动。五是捏法。用手指抓住皮肤、肌肉，相对用力进行捏挤，并且边捏边向前推进，常用于四肢及腰部。六是踩跷法。用足底搓动或踩踏腰部或臀部或大腿。

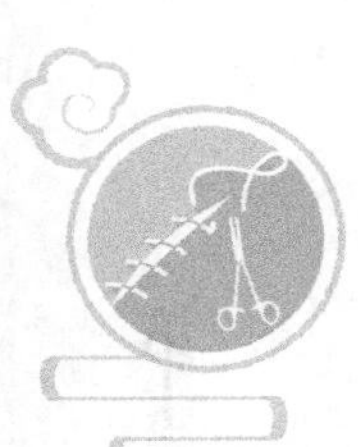

此法刺激量很大,应用时须慎重。

(4)拍振类。可分为3种。一是拍捶法。使用指面或指掌、手掌尺侧缘或空拳,拍打或捶击患处,以放松肌肉或提高兴奋性,常用于肩背、腰部及四肢。二是振法。用手指或手掌按住体表作快速振动,常用以放松肌肉与止痛。三是叩法。用手指轻轻叩击患处,一般用于头面部与关节处。

(5)摇动类:分为4类。①屈伸法。以刚柔相济的手法被动屈伸关节,常用于肩、肘和膝等关节。②摇法。这是顺势轻巧地作各关节的旋转、绕环等被动运动的一种手法,如摇肩、摇髋等。③抖法。用手握住肢体末端并略加牵引,然后稍用力作连续的小幅度的上下抖动以放松肌肉,主要用于上肢。④引伸法。这是在肢体放松时,突然施加轻巧的被动牵伸的一种手法,常起牵伸与复位作用。

3. 操作顺序和手法规律

每种按摩推拿手法,都需按一定操作顺序和手法规律进行。具体操作顺序如下:一般顺序是先上后下,先左后右,先前再后,先头面后躯干,先上肢后下肢,先胸腹部后腰背部。

按摩推拿时需要有条不紊,这就必须深入体会手法的规律。具体如下:

(1)手法始终是由面到线,由线到点,由点到面。施治时,从面上开始以缓解肌肉紧张,给患者以舒适的感觉,随之循经络或沿静脉和淋巴液回流方向按摩推拿,再取穴位施以手法,最后转至面上而结束。

(2)手法的力量是由轻到重,再由重到轻。按摩开始时,用力要轻而柔和,而后逐渐加强至需要施治的强度,维持一定时间后,再逐渐减轻力量。

(3)手法的动作是由慢到快,再由快到慢。一般手法动作起始慢,然后逐渐加快到一定速度,再逐渐缓慢下来。

(4)手法的功夫是由浅入深,深入浅出。

4. 手法选择

在临床上,对于按摩推拿手法,还应有所选择。这是因为手法很多,应用时须针对不同疾病和根据按摩推拿所起的作用,选择合适的手法:

（1）为调节神经和内脏功能，或减轻损伤部位疼痛，应选用穴位按摩推拿。如用拇指指尖推法、拇指指面按法、拇指掐法、中指叩法等。这些手法的强度一般较大，以穴位上有酸胀串麻感为好。

（2）为促进血液和淋巴循环，帮助消肿和促进创伤修复，应选用手指或手掌摩法和揉法、手背滚法、手掌推法等，一般以见到局部皮肤色泽变红、血液循环好转、肿胀消退为好。

（3）为恢复组织的解剖结构，改善关节活动范围，应选择对关节的摇动、抖动、屈伸和轻巧的引伸手法，以及对肌肉、肌腱的顺筋和理筋等手法，强度以能恰如其分地改善组织的不正位置为好。

（4）为松解组织粘连和挛缩，可选针对粘连组织的拨法、针对肌肉的拿法和捏法、针对肌腱和韧带的引伸法等，强度以不引起明显疼痛及组织肿胀反应而渐见松解效果为好。

5. 适应证与禁忌证

在采用按摩法进行治疗之前，还应注意其适应证与禁忌证：

（1）适应证。按摩的适应范围较广，主要为四肢骨折后关节功能障碍；截肢、断肢再植术后，软组织损伤后，颈、腰椎间盘突出症；颈椎病，肩周炎及肌性斜颈等。

（2）禁忌证。主要有恶性肿瘤、出血性疾病、骨结核及其他部位结核进展期、局部有皮肤病、脓毒血症等。妇女怀孕或月经期，其腰骶部、腹部及下肢不宜按摩推拿。极度疲劳或酒醉后，亦不宜按摩推拿。

6. 注意事项

为提高按摩推拿疗效，在治疗时不发生差错，以及便于实施手法，具体实施按摩推拿时须注意以下事项：

（1）热情接待患者，详细诊察病情，明确诊断。

（2）患者须全身放松，体位舒适，衣着不能过紧，尤其是靠近治疗部位的衣物。治疗部位应裸露。

（3）施术者应随时注意自己的体位，使自己既能用得上力，又可节省体力。

(4)按摩推拿时要全神贯注，密切观察患者反应，并需根据患者反应随时调整手法程序、强度及时间。

(5)施术者须勤修指甲，双手应保持清洁和温暖，按摩推拿时须用介质。

(6)患者过饱和过饥时，不宜进行按摩推拿。一般饭前半小时或饭后一个半小时内最好不进行。

(二)针灸疗法

详见本书“针灸技术”章。

(三)拔罐疗法

拔罐疗法是利用各种罐子(竹罐、玻璃罐等)，使其内部形成负压后，吸附在体表，造成局部血管扩张和充血，而达到治疗目标的治疗方法。本法设备简单、操作方便、效果较好。

1. 主要作用

从中西医的角度而言，拔罐疗法有下述主要作用：中医学认为拔罐疗法可祛风散寒、祛湿除邪、温通经络、疏通血脉，并能活血散瘀、舒筋止痛。现代医学认为，由于罐内形成负压后吸力甚强，可使局部毛细血管扩张，甚至破裂，随即可产生一种类组胺物质，随体液周流全身，刺激各个器官，使其功能加强；另一方面，负压的机械刺激，通过反射途径，可调节大脑皮质的兴奋与抑制过程；温热刺激能促进局部血液循环，加速新陈代谢，改善局部组织的营养状况，还可增加血管壁的通透性，增强白细胞的吞噬能力。因此，拔罐疗法具有镇静、止痛、消炎、消肿等作用。

2. 常用方法

在中医临床实践中，由于拔罐的用具、方法、形式等不断演进，使得拔罐疗法的种类较多，其中常用的有以下几种：

(1)火罐。这是最常用的一种拔罐法，又可分为3种：一是闪火法。先用镊子夹住酒精棉球，点火后在罐内燃烧片刻，立即拿出，迅速将罐扣于皮肤上。二是点火法。用一小金属盖盛酒精棉球放在治疗部位中央，点火后将罐扣于皮肤上。三是投火法。用小纸条点燃后投入罐内，迅速将罐扣于治疗部位皮肤上。

(2)排罐。这是在一个较大面积的部位(如腰、背、臀、大腿等)同时排列吸附较多的罐。其操作同闪火法。

(3)走罐。这是在平整光滑的罐口边与治疗部位涂一薄层凡士林后,将罐子按闪火法拔上,然后用力将罐子上下或左右推移。

(4)刺络拔罐。为刺血法、皮肤针法与拔罐法的综合应用,在散刺、叩刺后进行拔罐。

3. 适应证与注意事项

有一些病症适合运用拔罐法。如在临床上,拔罐疗法常用于软组织急性扭伤、挫伤,慢性劳损,局部风湿痛等病症。

而在应用时,须注意一些事项:有出血性疾病、水肿等情况时,不宜采用拔罐法;消瘦者及患者毛发处,不宜应用拔罐法。应用拔罐疗法时,还应注意选择好拔罐部位,一般以肌肉丰满、皮下脂肪丰富的部位为宜。拔罐时要注意防止烫伤患者皮肤,取罐时须先用指尖在罐旁按压使空气进入,不能硬拉。胸肋间及腹部勿用大罐拔,以免损伤患者肋间神经及引起肠梗阻的发生。

第二节　按摩推拿手法分类和要求

一、手法分类

据统计,中国民间流传的按摩推拿手法有 500 多种,最早见于文字记载的也有 110 多种。在这众多中医手法中,有按、振、揉等方式,较多的是用指腹进行操作,但也时常用手背、肘部以及指关节等进行按摩推拿。一般对于腹部和头部穴位时,按摩师不会用太大力量。在进行腹部穴位按摩推拿时,按摩者还会指导被按者以呼吸相配合,以收气血流畅运行效果。而对四肢、背部穴位,按摩者多用较大力量。

对应用按摩推拿方法的临床医生而言,所用手法最少也应掌握二三十

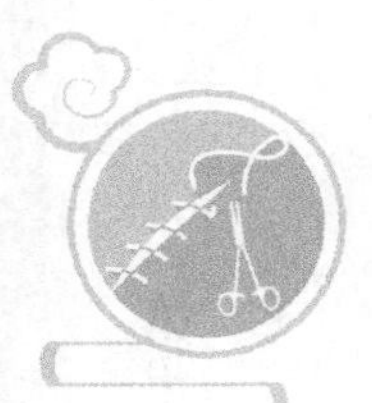

种，而专门学保健按摩的按摩师，要学会六七十种手法才够用。这些手法有一定的规律，掌握这些规律对于手法的学习与应用都有十分重要的意义。

（一）用力形式

1. 垂直

如按、压、点、掐、一指禅推、踩桥等手法，都是由上往下施加不同的力。

2. 平面

如摩、擦、平推、直推、旋推等手法，在体表做上下、左右、前后或盘旋往返施力。当然，在平面施力时也有向下的压力，但在技术上有明显的侧重。

3. 对称

如拿、捏、拧、挤、捻等手法，都是用手或双指、三指同时相对施力。

4. 对抗用力

如拔伸、牵引、斜板等手法，都是向相反方向用力。

5. 被动用力

如摇、扳、腰椎旋转等手法。主要以复合动作旋转、屈伸运动关节，属被动运动性质。

6. 传导

如振法、颤法等。这些手法都是作用在受术人体表的某一部位，对全身各系统内进行调节，从而达到治疗保健效果。

（二）动作样式

这种分类是最常用的分类方法之一，将手法分为五大类，包括摆动、摩按、挤压、叩击及摇抖等类。

1. 摆动类

这是以指或掌侧、腕关节着力在体表做协调的连续摆动。此类手法具有活血散结、软坚止痒的作用，主要包括一指禅推法、揉法等。

2. 摩擦类

这是用手指或手掌着力于体表上，做前后左右直线或环形的有节律的回旋移动，具有提高肌肉的兴奋度、祛瘀散结、调和气血的作用。它主要包括推法、擦法、摩法和搓法等。

3. 挤压类

这是用指、掌或肢体其他部位按压或对称性挤压体表特定部位。此手法刺激性较强，具有舒筋通络、行气活血、缓解疼痛作用，主要手法有按、捏、振、点、拿、捻、捋、扯等法。

4. 叩击类

这是用手指、手掌、拳背和掌侧面，运用肘关节的屈伸并腕部自然放松，轻巧有力、平稳而有节奏地叩打体表。此类手法具有舒筋活络、行气活血、缓解肌肉痛的作用，主要包括击法、叩法、拍法、弹法、弹拨法等。

5. 摇抖类

这是对关节做被动性活动，使关节有松动感的手法。此类手法具有滑利关节、松解粘连、增强关节活动功能的作用，主要包括抖法、摇法、扳法、拔伸法等。

另外，有以手法的应用为对象分类的，如成人、妇女、小儿、美容等按摩推拿法等。有以手法流派分类的，如内功推拿法、一指禅推拿法等。有以手法的作用为分类的，如放松手法、复位手法、镇静手法等。有以治疗过程分类的，如准备手法、治疗手法和结束手法等。有以手法轻重分类的，如轻手法、重手法等。还有以按摩推拿术方式分类的，如单式手法、复合式手法等。

二、对手法的要求

（一）基本条件

按摩推拿手法是治疗疾病、保健养生的基本方法，为一项专门的基本技能。因此要研究它的技巧，也就是说，作为手法它不是一般简单的随意动作，而是有一定规范和技术要求的技术动作。按摩推拿治疗和保健主要靠熟练的手法，而不是粗暴的蛮力。

《医宗金鉴・正骨心法要旨》在谈到手法时说：“法之所施，使患者不知其苦，方称得手法也。”严格地说，不讲究技巧的简单动作不能称之为“法”。

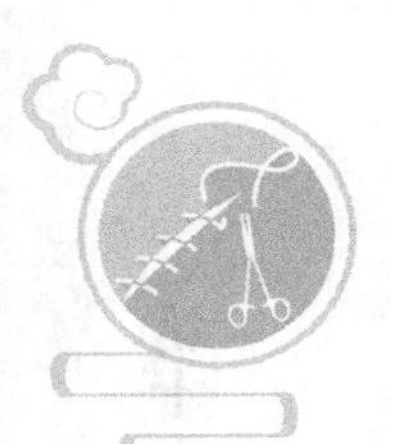

有些人认为按摩推拿，只要有力气就行，甚至认为力气越大越好，因此，在治疗保健时，动作生硬、粗暴，把病人按得痛苦不堪。这种方法是片面的，甚至是有害的。早在中国明朝时，名医张介宾对此就曾提出过批评。他曾说：“今见按摩之流，不知利害，专门用刚强手法，极力困人，开人关节，走人元气，莫此为甚；病者亦以谓法所当然，即有不堪，勉强忍受，多见强者致弱，弱者不起，非惟不能去病，而适以增害。用若此辈者，不可不为知慎。”（见《类经》）由此可见，中国古人非常重视手法技术。需要说明的是，运用手法并不是说手法操作时不要用力，更不是否定力的作用，而是强调力的运用与手法技巧结合起来。临床实践证明，突然而猛力的手法常常有危险性，它总是不舒服的，并会增加病人的痛苦。所以仅在有限的范围内使用，而渐进的稳柔的手法就不致产生危险性，且总是舒服的。即便有酸胀疼痒的感觉，病人也乐于接受。

“工欲净其事，必先利其器”。按摩推拿在临床治疗和保健康复过程中，必须要有熟练的手法，并根据辨证论治的精神，灵活地配合和运用这手法，才能收到良好的效果。手法熟练与否，可直接影响疗效。因此，作为一个按摩师，在具有一定的中医理论知识的同时，还必须经过长期刻苦的手法锻炼，以达到熟练。手法应具备持久、有力、均匀、柔和、深透的基本要求，才能在临床和保健应用上得心应手，使它成为有效的治疗保健工具。

所谓“有力”是指手法必须具备一定的力量。这种力量不是固定不变的，而是要根据体质、病症、部位等不同情况增减。“持久”是指手法持续运用一定时间，保持动作和力量的连贯性，不能断断续续。“均匀”是指手的活动要有节奏性，速度不要时快时慢，压力不要时轻时重。“柔和”是说手法应轻而不浮，重而不滞，用力不可生硬粗暴，变换动作要自然。以上四个方面是密切相关，相辅相成的。只有这样才能刚柔相济，从而达到深透治疗和保健康复的目的。也就是说持久能使手法逐渐深透有力，均匀协调的动作使手法更趋柔和，而力量与技巧相结合则使手法既有力又柔和。在临床和保健运用上，力量是基础，手法技巧是关键，两者必须兼之，缺一不可。

（二）手法的补泻

按摩推拿补泻指的是通过手法刺激体表的某部位以促进人体的功能，或是抑制身体的兴奋喜动状态。补泻之力可在短时间里由轻而变重，或由重变轻，调节自如。大体上，按摩推拿补泻为一种具温和刺激的手法，轻盈、柔软、持续较长时间，以激发及激活人体脏腑、器官的生理作用。例如，脾胃虚弱时可用补泻法在胃俞、脾俞、气海、中脘等穴位按一定节奏进行长时间刺激，可获得良好效果。

在临床上，“虚则补之，实则泻之”是中医基本治疗原则之一。在施术时，应根据受术人的身体强弱、虚实采用不同手法，以达到补泻目的。机体因组织器官衰老痿弱，或因过度疲乏而使机能减退，发生麻痹不仁、虚损无力的虚症病，治疗时要用补法，以达到补其不足及扶助正气的目的。如因过度紧张而机能亢进，或遇内外因素伤害使组织遭到破坏或发生障碍，产生肿聚瘀结的实症病，治疗时主要用泻法，以达到泻其有余，被动祛除邪气的目的。

在治疗过程中，通常认为顺时针操作手法是“补”，逆时针操作手法是“泻”。又以轻者为补、重者为泻，缓者为补、快者为泻，顺经施术为补、逆经施术为泻。在保健按摩的过程中，一般用平补平泻的方法，即手法强度、频率与操作的时间适中。在经络走行线上往复施术，有调和人体阴阳、改善内脏生理功能的作用，也称和法。

第三节　按摩手法

一、按法

（一）定义

施术者用身体的某一部位着力在受术者体表某一部位上，逐渐用力加压的方法。按压方向要垂直，用力要由轻到重、稳而持续，使刺激充分透达到机体组织深部。切忌用迅猛的暴发力。一个按的动作至少要有两个力的灌注过程。

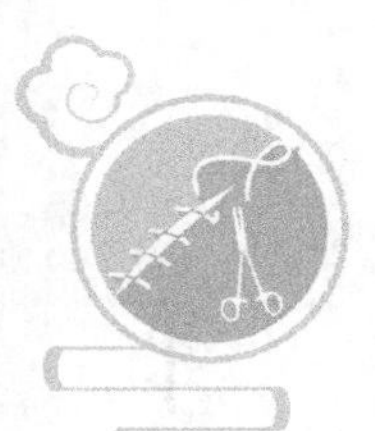

（二）分类

1. 指按法

这是用指端或指腹按压体表的方法。指按法又分单指、双指、叠指和四指等按法。单指按法通常用拇指或一指在身体某一穴位上进行，双指按法则多用于背部膀胱经。叠指按法是用双手拇指做“十”字形逐渐垂直下压施力，多用于头、面、下肢等部位的穴位。四指按法是拇指内屈，其余四指伸直下压，此法多用在点按腹股沟动脉、胸腹部正中线、腋前线等处。

2. 掌按法

即用手掌按压体表的方法。可分为单掌、双掌、叠掌及交叉掌等按压法。操作时着力部位要紧贴体表，不可移动，用力要由轻至重。单掌按压法多用在背部、腰骶部、下肢部。双掌按压法多用在臀横纹以上的部位。叠掌按压法一般沿背部膀胱经往腰部带脉方向进行施术。交叉掌按压法多用于肩部和腰部。

3. 肘按法

用肘部鹰嘴着力施术于体表，进行按压的方法，称肘按法。此方法刺激强度较大，故操作中切记由轻至重。此法多用在臀部和肌肉较丰满的部位。

4. 复合按揉手法

按法在操作中常与揉法结合使用，组成按、揉复合手法。强调边按边揉，按中有揉、揉中有按、按揉结合，为治疗和保健手法中最常用的手法之一，适用于全身各个部位。可分为掌按揉复合手法和指按揉复合手法。

5. 按法的衍变手法

（1）点法。用指端、指关节、肘端鹰嘴部着力点压，并旋转或快速垂直用力。点法强度及所用的力均大于按法，且操作频率快，多用于点穴等。

（2）掐法。以两指指尖用力或以对称用力按压的手法。多用于人中穴、十宣、昆仑穴等急救时，有开窍醒脑的作用。

二、摩法

(一)定义

“摩”有抚摸的意思。摩法就是用掌或指腹着力在体表某一部位,做灵活轻巧、有节奏的连续环形或平面的移动。宛如春风抚摸脸庞,非常舒服。摩法是推拿按摩中最轻柔的一种手法。操作时微屈肘、腕放松,指掌带动前臂作缓和协调环旋滑动。

(二)分类

1. 指摩法

这是用指腹在体表做轻微的环形或平面移动。顺、逆时针操作都要均匀。摩法有缓摩为补、急摩为泻的讲究。施术时比较强调速度和手法的力度,所以要灵活运用。指摩法亦可单指摩、双指摩、多指摩,主要适用于颈项、胸腹、四肢等部位。

2. 掌摩法

掌摩法又可分为环形摩法、横向摩、斜向摩法等。环形摩法多用于腹部,主要沿结肠走行方向摩动,做向心运动,操作时间较长,在出现肠鸣音效果为最佳。横向摩法与斜向摩法多用于胸腹部、背部、下肢部等,且两手法往往交替运用。横摩法、斜摩法是用掌在体表做横向的或沿对角方向的抚摸。

(三)注意事项

在女性胸部操作时,横斜摩法多沿环乳线作“∞”字形摩动,应避免手触及乳头。掌摩法是按摩治疗保健中重要的手法之一,学习时一定要掌握摩法的操作特点。

三、揉法

(一)定义

手掌某一部位着力,附于体表一固定部位,做带动皮下组织轻快、柔和的环旋活动称为揉法。可分为指揉、掌揉、大鱼际揉、小鱼际揉等。操作时手腕要放松,前臂带动腕关节一起做回旋运动。腕部活动幅度可逐步加大,

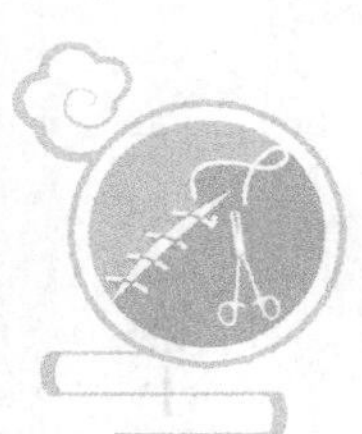

先压后揉，渗透至皮下组织甚至到骨。

（二）分类

1. 指揉法

这是用指腹轻按在特定部位做轻柔小幅度环旋运动。操作可单指、双指或三指揉。单指揉常用在揉按穴位和骨与骨之间的间隙，双指或三指揉常用在背部肩胛骨外侧缘、膀胱经等。

2. 掌揉法

要求手腕放松，以前臂带动腕关节做幅度较小的回旋运动。压力轻柔，揉动频率一般在每分钟 120 ~ 160 次。掌揉法分单掌揉和叠掌揉，单掌揉法多用于体表面积较大部位，叠掌揉法多用于背部和腰骶部。

3. 大（小）鱼际揉法

操作时用力要轻柔，动作要协调、匀称有节律。大（小）鱼际揉法有加速气血循环、改善营养供给、健肤美容的作用，常在面部和健胸中使用，也可在骨性突出部位上操作。

4. 掌顶合揉

以双掌根夹持施术部位，做带动皮下组织的旋转回环移动，称为掌顶合揉。亦可用双拳做类似手法，称拳顶合揉。操作时要求手稳，不能随意滑动，主要用在肩部、四肢部等。

四、擦法

（一）定义

用手的某一部位着力于体表的特定部位上，进行快速直线的往返移动，称为擦法。操作时腕关节要伸直，使前臂与手着力部位接近相平。用掌擦时，手指自然分开，整个指掌要贴在治疗部位上，以肩关节为支点，上臂带动手做前后或上下往返的快速移动，朝向掌下的压力不宜太大。

(二)分类

1. 指擦法

常用在身体的某一穴位上。如擦涌泉穴、承浆穴、迎香穴等。此法有开窍通气作用。

2. 掌擦法

多用在胸肋及腹部。具有温经通脉、行气活血、消肿止痛、健脾和胃等作用。

3. 小鱼际擦法

多用在肩、背、腰、臀及下肢部。具有祛风散寒、温补元阳作用。

4. 大鱼际擦法

多用在上肢、胸腹部、腰背部等。具有温热、舒筋活络作用。

(三)注意事项

擦法易产热,使用时要暴露被操作部位,并涂抹适量的按摩介质,既防止擦破皮肤,又可以增强疗效。擦法以擦至皮肤潮红为佳。在保健推拿按摩中,擦法用于沐浴、桑拿场合较多。在治疗过程中,由于擦法渗透力较强,故多用在祛寒补气方面等。

五、搓法

(一)定义

这是指两手自然伸开,五指并拢或用任意两指对称用力,紧贴体表特定部位,做方向相反的快速的移动。两前臂用力,搓动时频率要快,移动时快慢要均匀,用力要对称。切禁在操作中出现间歇。此方法适用于上肢、下肢、手、足等部位。

(二)分类

1. 搓指法

一手的双指夹住一指,从指根部向指尖部做频率较快、移动相对较慢的捻动。也可在捻动后,拔伸指关节,发出弹响声。

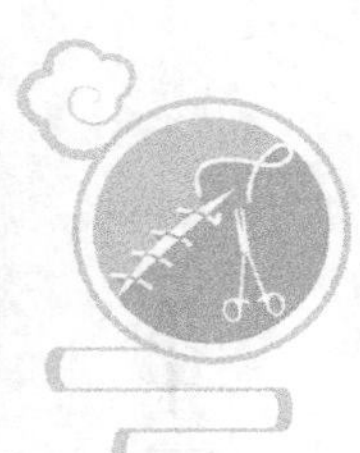

2. 掌搓法

（1）搓上肢法。双手夹住肩关节做揉球状，使其充分运动，然后再向手指方向搓动。

（2）搓下肢法。操作时被施术人屈膝，术者可拉伸其踝关节数次，然后再从大腿根部向足做揉搓。

第四节　推拿手法

一、推法

（一）定义

用指、掌、拳、肘等部位着力于体表的特定部位上，做单方向的直线或弧形的移动。推法讲究推于线，连线成面。推法的频率不宜过快。前臂主动用力，沿着人体生理自然曲线推行，手法要求稳、实、柔、缓，节律均匀。

（二）分类

1. 拇指推

拇指着力，其余四指分开协助用力，按经络循行或肌纤维方向做单方向或弧形推进。一般可连续操作 5 ~ 10 遍，适用于胸、背、腰部，手、足及四肢部等。

2. 指推法衍变手法

（1）开天门法。术者双手中指与示指点按双睛明穴，然后交替沿前额正中线推行，过上星穴，至百会穴止。若需要加强，可在上星穴用双拇指对压做十字下压或用力切捻下压至百会穴数次。

（2）推前额法。也称前额分阴阳法。这是用双手拇指交替从前额正中线向一侧太阳穴推行，再从太阳穴推至回正中线，然后推另一侧，最后止于前额正中线。

3. 掌推

此法发力于掌根，用手掌贴覆于体表，向身体某一部位推进。掌法刺激缓和,这是活血化瘀的有效手法,也是保健、推拿、按摩重要的放松过渡法。此法常用于面积较大部位,如胸、背腰、腹、四肢部等。掌推法包括平掌推法、斜掌(虎口)推法、重叠掌推法。需要增加压力时,可用一手重叠推进,也称重叠推法或叠推。虎口推法是术者斜掌置于体表,沿生理曲线自然推行。在下肢操作时,虎口置于足跟时做快速牵拉,也称斜掌推法。保健推拿按摩中把这三种推法合称为“三推法”。

4. 掌推衍变手法

(1)掌理法。受术者俯卧或仰卧于床,施术者双手掌面沿全身生理曲线做快速的S形移动。因宛如溪水沿山林流动的样子,故又称为“高山流水”。掌理法一般用在全身推拿刚开始时,起到放松疏理的作用。还可以让受术者消除紧张情绪,进入推拿状态。

(2)平斜掌复合推法。即双掌在胸、背部用平掌推,在下肢部做斜掌推,也称“顺藤摸瓜”。反过来,先在下肢做斜掌推法,然后在腰骶部或胸腹部转换至肩,肩部外展下压叫“逆藤摸瓜”。此手法在全身按摩中运用较多,起到舒展筋骨、疏通经络作用。

5. 分法

用双手拇指指腹或双掌面自体表施术部位中心向两相反方向推开,也称分推法。

(1)指“一”字分法。用两手指腹做“一”字形推开,常用于面、手足等部位。其起点较重、过程较轻、呈放射状,通常起点是在穴位上。在眼睑操作时,手法应当轻柔,不可向下施压力,做3 ~ 5次即可。

(2)指“八”字分法。用两指指腹做“八”字形推开。此方法常用于面部,眉以上部位终点均应向上挑,归结在前发际线上;眉以下的部位终点都归在太阳穴上。它的特点是起止点较重、过程较轻、呈牛角状,多数情况起止点都在穴位上,做3 ~ 5次即可。

(3)掌“一”字和“八”字分法。用双手掌先做垂直用力手法,然后再做“一”或“八”字形推开。此方法常用于仰卧位或俯卧位的全身按摩。在胸

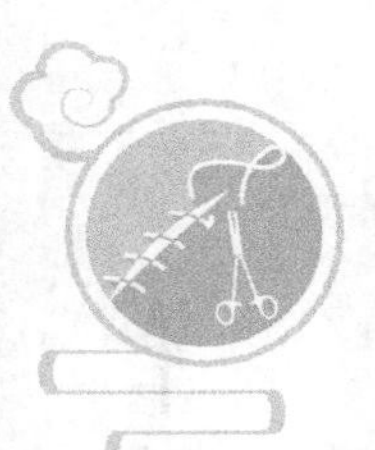

部和膝关节部位操作时禁忌向下用力压,要直接做“一”或“八”字形推。下肢做到踝关节时,应从踝关节再回拉到膝关节,起到弥补手法不足的作用掌的分推法在推拿中常起到连结过渡的作用。

6. 拳推

握拳,以指关节着力体表,向一定方向推进。这是推法中刺激较强的一种手法,适于腰背部、四肢部、腹部。拳推法操作时类似刮痧中刮板,故也称为刮法。在操作前,一定要在治疗部位上涂抹介质。此手法常用于桑拿沐浴场所的保健、推拿。

7. 肘推

屈肘,用鹰嘴部着力,沿一定方向推进。此方法是推法中刺激最强的一种手法,仅在体形较胖、肌肉丰满的患者中使用,不要在骨性标志、骨突起比较明显部位操作。肘推法多用于腰背部脊椎旁开的膀胱经、臀部和下肢部但在下肢部操作时,腓肠肌部位不宜使用。

二、拿法

(一)定义

用掌指关节相对用力捏、提体表某一部位,有节律性的逐渐施力,称拿法。操作时沉肩垂肘,腕部放松,指掌蓄劲,捏、提、揉的动作连续不断,手法须讲究由轻到重,再由重到轻。拿法适用广泛,是按摩推拿中的重要支柱手法之一。具有祛风散寒、镇静止痛、开窍提神、解除疲劳、美容保健的作用它适用于肩部、腹部、上肢和下肢部等。

(二)分类

1. 三指法

拇指与示指、中指对称用力地捏、提、揉的复合手法,称三指拿法。在操作中,无名指与小指辅助施力。它适用于颈项、上肢、手部、足部等部位。

2. 五指法

用拇指与其余四指相对着力于体表某一部位的方法。五指拿法应用在头部时也称五指拿头或拿五经，但中指要对准督脉在头部走行的方向，示指与无名指要对准膀胱经在头部走行的方向，小指与大拇指要对准胆经在头部走行的方向。

3. 捏法

这是拿法的衍变手法，是用拇指与示指或拇指与食、中指相对，捏提皮肤或肌肉，边捏边提，双手交替捻动，或静止不动的方法。此法用在脊椎部称为捏脊、提脊等。捏脊有顺提和逆提之分，术者手心向下时为顺，手心向上时为逆。

三、滚法

（一）滚法的定义

利用腕关节伸屈、内外旋转的连续复合动作，带动手背部往返滚动，称为滚法。操作时肩、臂、手腕要放松，微屈肘关节，滚动时要紧贴被操作部位的皮肤，用力要均匀、要有节律，不能跳动，频率一般在每分钟 120 ~ 160 次。

（二）滚法的分类

（1）小指掌滚法。这是用小指掌关节为支点的滚法。它的手形酷似握杯状，适用于全身较小的肌肉和条索状肌肉组织。临床上常用于对风湿酸痛、麻木不仁、肢体瘫痪等疾患治疗。

（2）四掌指滚法。用示指、中指、无名指、小指的掌指关节为支点的滚法，称四掌指滚法。它适用于全身肌肉面积较大、较丰厚部位，如臀部、下肢等。此法具有增强肌肉韧带活动能力、舒筋活血、解除痉挛、促进血液循环和消除疲劳的作用。

（3）小鱼际滚法。以小鱼际为附着点的滚法，称小鱼际滚法。它适用于全身各个部位，特别是骨性突出较明显的部位。

（4）滚法的衍变手法。①托膝滚腰法。术者一手托住受术人的膝关节，做顺、逆时针的摇动，另一手在摇动过程中在受术人的腰骶部做滚法。操作时受术人采取俯卧位。②摇膝滚臀法。受术人采取俯卧位，术者一手握住

其踝关节,做顺、逆时针的摇动,另手在其臀部做滚法,边摇边滚。③双手滚法。也称“龙凤呈祥”。操作时双手在被施术部位做方向相同或不同的前后左右的滚法。多用在操作视野较大的部位,如背部、腹部等。④辅助滚法偶有称“狮子滚绣球”。一手在被施术部位做滚法,另一手辅助施力,边滚动边施力,多用在腹部,宛如狮子爪下滚动着的绣球。⑤捻动滚法。严格地说此法不称为滚法,但广泛应用在保健按摩场合,故称为抢动滚法。操作时双手交叉屈拳,以掌指关节由下至上捻动。多用在下肢和背部膀胱经上,可起到放松肌肉、整理筋骨的作用。

四、抖法

(一)定义

用单手或双手握住被施术部位,沿单一方向用力,做小幅度的上下连续颤动,使关节有松动感,称为抖法。操作时摆动幅度要尽量小,但频率要快。抖动时,施术者的肩关节要放松,肘关节微屈,同时要有节奏感和连续性。

(二)分类

1. 握腕法

施术人右手握住受术人腕关节,略做拉伸,并连续做上下左右摆动。抖动的幅度由小到大,使波动沿腕向上直到肩部,甚至胸部。

2. 握手法

两人手相握,术者另一手置于受术人被握手臂的肩关节,略作拉伸,同时做频率较快但幅度较小的上下左右颤抖。

3. 握把法

施术人只握其一手指,术者另一手置于受术人被握之手臂的肩关节,略作拉伸,同时做频率较快、幅度较小的上下左右的颤抖。要求每一指都要依次相握。

4. 抖下肢法

(1)受术人取俯卧位,施术人一手握住其足跟,另一手握其同足足背,略作拉伸并抬起 20 ~ 30 厘米，同时做上下起伏的摆动。

（2）仰卧位，放松下肢，术者站其足后方，双手握住其双足足趾，使足跟吸定在床上，略作拔伸，同时做左右起伏的摆动。此手法具解除痉挛、活血散瘀、舒筋通络、滑利关节作用。

五、叩法

（一）定义

用手在被施术部位上做频率较快、有节奏的击打、叩拍，称为叩法。操作时肩、肘关节要放松，以腕发力，做节律性协调运动。手法的力度可以循序渐进地增加击、叩、拍、打等的次数和强度，频率一定要快。

此手法往往用在全身按摩手法结束之前，因为叩法类手法的响声，可以提示受术人手法即将结束。另外，还可弥补全身按摩中其它手法操作的不足。

（二）分类

1. 单掌击法

五指自然伸开，靠腕关节带动手指做快速的往返运动。多用在肩、背、腰、臀及四肢部。也可双掌同时交替叩击，衍变成双掌五指、四指、三指击法等。

2. 鼓状叩

握空拳，用小鱼际在被施术部位上做有节奏的击打，并叩出马蹄音。可双拳交替，宛如喜庆丰收敲鼓的样子，故又称“吉庆有余”。广泛地用于全身各个部位。

3. 拳背击法

虚拳，用拳背叩击被施术部位，也可在被施术部位上垫放另一掌，掌背在掌上相击，间接作用在被施术部位上；亦可鼓状击法和拳背击法在另一掌上联合运用，在头、背、腰部等处施术，称“隔山打牛”。

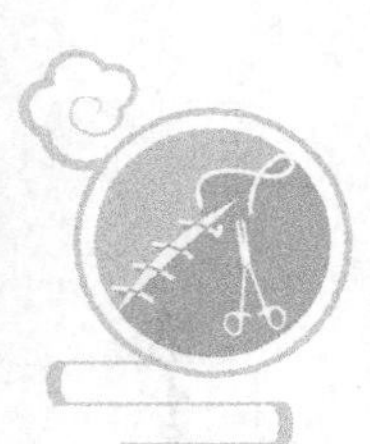

4. 拍打

虚掌,腕部放松,用力稳实,可一掌亦可双掌拍打被施术部位。主要用大小鱼际指关节面着力于被操作面。此法具有行气活血、舒筋通络的作用。

5. 啄法

五指自然并拢成锤形,以指峰叩击被施术部位,其状态如小鸡啄米,故称为啄法。主要运用于头、肩、背、腰和四肢部。

参考书目

[1] 刘玉光，孟凡刚 . 临床神经外科学 [M]. 3 版 . 北京：人民卫生出版社，2023.

[2] 高凤云，刘红霞 . 外科护理技术 [M]. 北京：北京大学医学出版社，2023.

[3] 黄健，张旭，魏强，等 . 中国泌尿外科和男科疾病诊断治疗指南 [M]. 北京：科学出版社，2022.

[4] 赵玉沛，吴文铭，陈规划，等 . 普通外科学 [M]. 3 版 . 北京：人民卫生出版社，2020.

[5] 陈孝平，汪建平，赵继宗，等 . 外科学 [M]. 9 版 . 北京：人民卫生出版社，2018.

[6] 李乐之，路潜 . 外科护理学 [M]. 6 版 . 北京：人民卫生出版社，2017.

[7] 洪英财，杨鹤鸣，雍利军，等 . 现代医学基础与临床 · 外科学 [M]. 北京：华龄出版社，2015.

[8] 张志勇，窦来喜 . 现代医学与临床 · 介入与外科学 [M]. 北京：华龄出版社，2015.

[9] 李风芝，李淑丽 . 现代医学基础与临床 · 护理学 [M]. 北京：华龄出版社，2015.

[10] 莫晓琼，张娜，宗艳红，等 . 现代医学与临床 · 护理学 [M]. 北京：华龄出版社，2015.

[11] 张月娥，任佳伟 . 当代医学基础与临床 · 中医学 [M]. 北京：华龄出版社，2015.

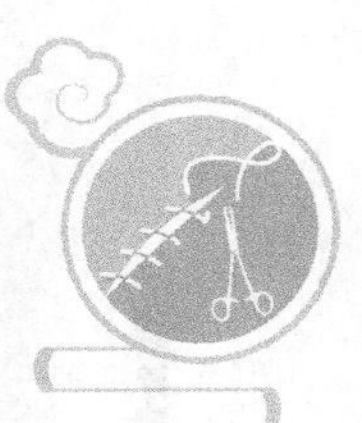

[12] 吴凤金 . 现代临床医学诊疗 · 外科学 [M]. 北京 : 中医古籍出版社,2014.

[13] 张钊华,崔晏君,梁锐,等 . 临床医学理论与实践 · 外科学诊疗 [M]. 北京 : 知识产权出版社,2014.

[14] 陈玉铭,鲁海龙,张忠山,等 . 现代临床医学诊疗 · 中医学 [M]. 北京 : 中医古籍出版社,2014.

[15] 唐博,吴凤金,杨秋军,等 . 实用临床医学·外科学 [M]. 北京 : 知识产权出版社,2013.

[16] 谢艳飞,杨传英,康凤河,等 . 临床医学研究 · 中医学 [M]. 北京 : 知识产权出版社,2013.

[17] 司丽云,张忠霞,王作艳,等 . 实用临床医学 · 护理学 [M]. 北京 : 知识产权出版社,2013.

[18] 李军改,杨玉南 . 外科护理学 [M]. 北京 : 科学出版社,2012.

[19] 李君鹏 . 当代医学研究 · 下卷 · 外科学 [M]. 北京 : 华龄出版社,2012.

[20] 陈蕾,郑春梅,程明荣,等 . 临床医学 · 肿瘤学 [M]. 北京 : 中医古籍出版社,2012.